REPRODUÇÃO ANIMAL

Fisiologia e biotecnologia avançada

REPRODUÇÃO ANIMAL

Fisiologia e biotecnologia avançada

EDITORES
Marcelo Rezende Luz
Eneiva Carla Carvalho Celeghini
Felipe Zandonadi Brandão

manole
editora

EDITORES: Marcelo Rezende Luz, Eneiva Carla Carvalho Celeghini e
Felipe Zandonadi Brandão
PRODUÇÃO EDITORIAL: Retroflexo Serviços Editoriais
CAPA: Ricardo Yoshiaki Nitta Rodrigues
IMAGEM DA CAPA: Freepik
PROJETO GRÁFICO: Departamento Editorial da Editora Manole
EDITORAÇÃO ELETRÔNICA: Elisabeth Miyuki Fucuda
ILUSTRAÇÕES: Luargraf Serviços Gráficos

CIP-BRASIL. CATALOGAÇÃO NA PUBLICAÇÃO
SINDICATO NACIONAL DOS EDITORES DE LIVROS, RJ

R336
v. 1

Reprodução animal : fisiologia e biotecnologia avançada, vol. 1 / editores Marcelo Rezende Luz, Eneiva Carla Carvalho Celeghini, Felipe Zandonadi Brandão. – 1. ed. – Santana de Parnaíba [SP] : Manole, 2024.
: il. ; 24 cm.

Inclui bibliografia e índice
ISBN 9788520465424

1. Medicina veterinária. 2. Animais – Reprodução. I. Luz, Marcelo Rezende. II. Celeghini, Eneiva Carla Carvalho. III. Brandão, Felipe Zandonadi.

23-86095 CDD: 636.082
CDU: 636.082:591.16

Gabriela Faray Ferreira Lopes – Bibliotecária – CRB-7/6643

1ª edição – 2024

Editora Manole Ltda.
Alameda América, 876 – Tamboré
06543-315 – Santana de Parnaíba – SP – Brasil
Tel.: (11) 4196-6000
www.manole.com.br | https://atendimento.manole.com.br/

Impresso no Brasil
Printed in Brazil

Editores

Marcelo Rezende Luz

Médico-veterinário pela Universidade Federal Fluminense (UFF). Residência em Clínica, Cirurgia e Reprodução de Bovinos pela Clínica de Bovinos de Garanhuns – Universidade Federal Rural de Pernambuco (UFRPE). Mestre e doutor em Reprodução Animal pela Universidade Estadual Paulista Júlio de Mesquita Filho (Unesp). Professor associado de Reprodução Animal da Escola de Veterinária da Universidade Federal de Minas Gerais (UFMG). Presidente do Colégio Brasileiro de Reprodução Animal (CBRA) – 2019-2023.

Eneiva Carla Carvalho Celeghini

Médica-veterinária pela UNIFEOB. Mestre e doutora em Reprodução Animal pela Faculdade de Medicina Veterinária e Zootecnia da Universidade de São Paulo (FMVZ-USP). Professora associada do Departamento de Reprodução Animal da FMVZ-USP.

Felipe Zandonadi Brandão

Médico-veterinário pela Universidade Federal Fluminense (UFF). Mestre e doutor em Ciência Animal pela Escola de Veterinária da Universidade Federal de Minas Gerais (UFMG). Professor titular do Setor de Reprodução Animal da Faculdade de Veterinária da UFF. Bolsista em produtividade em pesquisa do CNPq – Nível 1B e Cientista do Nosso Estado da Fundação de Amparo à Pesquisa do Estado do Rio de Janeiro (Faperj).

Coordenadores de seção

Eneiva Carla Carvalho Celeghini

Médica-veterinária pela UNIFEOB. Mestre e doutora em Reprodução Animal pela Faculdade de Medicina Veterinária e Zootecnia da Universidade de São Paulo (FMVZ-USP). Professora associada do Departamento de Reprodução Animal da FMVZ-USP.

Felipe Zandonadi Brandão

Médico-veterinário pela Universidade Federal Fluminense (UFF). Mestre e doutor em Ciência Animal pela Escola de Veterinária da Universidade Federal de Minas Gerais (UFMG). Professor titular do Setor de Reprodução Animal da Faculdade de Veterinária da UFF. Bolsista em produtividade em pesquisa do CNPq – Nível 1B e Cientista do Nosso Estado da Fundação de Amparo à Pesquisa do Estado do Rio de Janeiro (Faperj).

Marcelo Rezende Luz

Médico-veterinário pela Universidade Federal Fluminense (UFF). Residência em Clínica, Cirurgia e Reprodução de Bovinos pela Clínica de Bovinos de Garanhuns – Universidade Federal Rural de Pernambuco (UFRPE). Mestre e doutor em Reprodução Animal pela Universidade Estadual Paulista Júlio de Mesquita Filho (Unesp). Professor associado de Reprodução Animal da Escola de Veterinária da Universidade Federal de Minas Gerais (UFMG). Presidente do Colégio Brasileiro de Reprodução Animal (CBRA) – 2019-2023.

Colaboradores

Adriano Felipe Perez Siqueira

Doutor em Reprodução Animal pela Universidade de São Paulo (USP). Mestre em Reprodução Animal pela USP. Professor doutor na Universidade Cruzeiro do Sul. Professor doutor na Universidade Guarulhos.

Alexandre Rodrigues Silva

Médico-veterinário. Doutor em Ciências Veterinárias pela UECE. Docente do Centro de Ciências Agrárias da UFERSA. Pesquisador de produtividade Nível 1B do CNPq-MCT.

Alexsandra Fernandes Pereira

Doutora em Ciências Veterinárias pela Universidade Estadual do Ceará (UECE). Docente da Universidade Federal Rural do Semi-Árido (UFERSA). Bolsista de Produtividade 1D do CNPq.

Aline Fernanda de Souza

Bióloga pelo Centro Universitário da Fundação de Ensino Octávio Bastos. Mestre e doutora em Ciências pela FMVZ-USP, com período na Leiden University Medical Centrum, Holanda. Pós-doutoramento pela FZEA-USP, com período na Universidade de Guelph, Canadá.

Amanda Fonseca Zangirolamo

Doutora em Ciências pela Faculdade de Medicina de Ribeirão Preto (FMRP-USP). Médica-veterinária pela Universidade Estadual de Londrina (UEL).

Ana Clara Canto Souza

Especialista em Reprodução de Grandes Animais pela Universidade Estadual de Londrina (UEL). Médica-veterinária pela UEL com diplomação sanduíche pelo Institut Agro Montpellier em Sistemas de Produção Animal, França.

Ana Paula Ribeiro Rodrigues

Doutora em Ciências Veterinárias pela Universidade Estadual do Ceará (UECE). Pós-doutora pela McGill University, CA. Professora da Faculdade de Medicina Veterinária da UECE. Pró-reitora de Pós-Graduação e Pesquisa na UECE. Pesquisadora 1A do CNPq.

Andréia Maria da Silva

Zootecnista. Mestre e doutora em Ciência Animal pela Universidade Federal Rural do Semi-Árido (UFERSA).

Christina R. Ferreira
Doutora em Reprodução Animal pela Unesp Jaboticabal. Cientista especializada em Espectrometria de Massas na Universidade de Purdue, West Lafayette, Indiana, EUA.

Danielle Cristina Calado de Brito
Graduação em Ciências Biológicas pela Universidade Federal do Pará (UFPA). Mestrado em Ciência Animal e doutorado em Biotecnologia na UFPA.

Fabiana Fernandes Bressan
Professora associada da FZEA-USP. Livre-docente na área de Genética, Epigenética e Biotecnologia Animal. Médica-veterinária pela FMVZ-USP. Mestre em Reprodução Animal pela FMVZ-USP. Doutora em Ciências pela FZEA-USP.

Fabio Morotti
Médico-veterinário. Mestre e doutor em Ciência Animal. Pós-doutorado em Reprodução Animal.

Felipe Perecin
Médico-veterinário. Doutor em Medicina Veterinária, área de Reprodução Animal, pela Unesp. Livre-docente em Biologia do Desenvolvimento e Biotecnologia da Reprodução pela USP. Professor associado do Departamento de Medicina Veterinária da FZEA-USP.

Fernanda da Cruz Landim-Alvarenga
Graduação em Medicina Veterinária pela Universidade Estadual Paulista Júlio de Mesquita Filho (Unesp). Mestrado e doutorado em Ciências Biológicas (Genética) pela Unesp. Pós-doutorado na Colorado State University. Professora titular aposentada da FMVZ-Unesp. Professora voluntária na Unesp.

Flavio Vieira Meirelles
Professor titular da FZEA-USP. Livre-docente na área de Biologia Celular e do Desenvolvimento. Médico-veterinário pela Universidade Estadual Paulista Júlio de Mesquita Filho. Mestre em *Sciences Vétérinaires Option Reproduction* – Université de Montreal. Doutor em Genética pela Universidade de São Paulo.

Gildas Mbemya Tetaping
Bioquímico. Graduação e mestrado pela Universidade de Dschang, Camarões. Doutor em Reprodução Animal pela Universidade Estadual do Ceará (UECE).

Guilherme de Paula Nogueira
Mestre e doutor em Reprodução Animal pelo VRA-FMVZ-USP. Médico-veterinário pela UFRRJ. Sabático na UW-Madison, na TUM-Munique e no Roslin Institute-Edimburgo.

Jeanne Broch Siqueira
Doutora em Medicina Veterinária com área de concentração em Reprodução Animal pela Unesp Botucatu. Professora associada na Universidade Federal dos Vales do Jequitinhonha e Mucuri, atuando principalmente em Andrologia, Biotecnologia do Sêmen e Bovinos e Fisiopatologia da Reprodução de Bovinos.

Juliano Coelho da Silveira
Biólogo. PhD em Ciências Biomédicas pela Colorado State University. Livre-docente em Biologia da Reprodução pela USP. Professor associado do Departamento de Medicina Veterinária da FZEA-USP.

Juliano Rodrigues Sangalli
Médico-veterinário. Doutor em Ciências pela Faculdade de Medicina Veterinária e Zootecnia da USP.

Kelly Annes

Doutora em Biotecnociência pela Universidade Federal do ABC (UFABC). Doutora em Ciências Veterinárias pela Università Degli Studi di Napoli "Federico II". Bacharel em Ciência e Tecnologia e Ciências Biológicas pela UFABC. Pesquisadora de pós-doutorado no Departamento de Genética e Evolução da Universidade Federal de São Carlos (DGE-UFSCar).

Laís Vicari de Figueiredo Pessôa

Doutora em Ciências pela Universidade de São Paulo. Médica-veterinária pela Universidade Estadual de Maringá.

Laritza Ferreira de Lima

Doutora em Ciências Veterinárias pela Universidade Estadual do Ceará (UECE). Professora da Faculdade de Medicina Veterinária da UECE.

Lawrence Charles Smith

Doutor em Embriologia e Genética Animal. Professor titular de Biomedicina Veterinária pela Universidade de Montreal. Canada Research Chair in Animal Cloning and Stem Cells. São Paulo Excellent Chair pela Universidade de São Paulo e Fapesp.

Leticia Signori de Castro

Mestre em Ciências pela Universidade de São Paulo (USP). Doutora em Ciências pela USP.

Luiz Renato de França

Pós-doutor no Departamento de Fisiologia da Universidade do Sul de Illinois. Doutor em Biologia Celular pela UFMG. Ex-diretor do Instituto Nacional de Pesquisas da Amazônia (INPA). Professor titular aposentado da UFMG.

Maíra Bianchi Rodrigues Alves

Médica-veterinária e doutora em Ciências, área de Reprodução Animal, pela FMVZ-USP. Professora assistente doutora de Reprodução Animal no Departamento de Patologia, Reprodução e Saúde Única da FCAV-Unesp.

Marcella Pecora Milazzotto

Bióloga. Mestre em Genética pela Universidade Estadual Paulista (Unesp) e doutora em Biotecnologia pela Universidade de São Paulo (USP). Docente da área de Biologia Celular e Molecular do Centro de Ciências Naturais e Humanas da Universidade Federal do ABC (UFABC).

Marcelo Marcondes Seneda

Pós-doutor em Ciência Animal pela McGill University. Doutor em Reprodução Animal e mestre em Patologia Animal, ambos pela Unesp. Professor do curso de Medicina Veterinária da Universidade Estadual de Londrina.

Marcos Roberto Chiaratti

Zootecnista pela USP. Doutor em Fisiopatologia Médica na área de Biologia Estrutural, Celular, Molecular e do Desenvolvimento pela Unicamp. Professor associado do Departamento de Genética e Evolução da UFSCar.

Maria Christina W. Avellar

Mestre pela Universidade Federal de São Paulo – Escola Paulista de Medicina. Doutora em Farmacologia pela USP. Pós-doutorado em Biologia Molecular na área de Biologia da Reprodução pela Universidade da Carolina do Norte – Chapel Hill. Docente e pesquisadora do Departamento de Farmacologia, líder do Laboratório de Farmacologia Molecular, Endócrina e da Reprodução na Universidade Federal de São Paulo – Escola Paulista de Medicina.

Mateus José Sudano

Doutor em Reprodução Animal pela FMVZ-Unesp com estágio sanduíche na University of Florida. Professor adjunto do Departamento de Genética e Evolução da Universidade Federal de São Carlos (UFSCar). Docente e orientador dos Programas de Pós-graduação em Genética Evolutiva e Biologia Molecular (PPGGEv, UFSCar) e em Biotecnociência (PPG-BTC, UFABC).

Mayra Elena Ortiz D'Avila Assumpção

Mestre e doutora em Reprodução Animal pelo Programa de Pós-graduação em Reprodução Animal do Departamento de Reprodução Animal da Faculdade de Medicina Veterinária e Zootecnia da Universidade de São Paulo (FMVZ-USP). Professora associada do Departamento de Reprodução Animal da FMVZ-USP, atuante na área de Biotecnologia da Reprodução Animal.

Paulo Fantinato Neto

Médico-veterinário pela Universidade Federal do Paraná – *Campus* Palotina. Mestre em Ciências pela Faculdade de Zootecnia e Engenharia de Alimentos (USP) e doutor em Ciências pela Faculdade de Medicina Veterinária e Zootecnia (USP).

Rafael Vilar Sampaio

Biólogo e mestre em Biologia Celular pela Universidade Federal do Pará. Doutor em Ciências pela USP. Pós-doutor pela Universidade de Montreal.

Ramon Cesar Botigelli

Doutor em Farmacologia e Biotecnologia pelo Instituto de Biociências de Botucatu-Unesp. Mestre em Ciências pela Faculdade de Zootecnia e Engenharia de Alimentos-USP.

Suellen Miguez González

Doutora em Ciência Animal, ênfase em Reprodução Animal – UEL.

Thais Rose dos Santos Hamilton

Médica-veterinária (Unisa). Doutora em Ciências com ênfase em Reprodução Animal pela Faculdade de Medicina Veterinária e Zootecnia da Universidade de São Paulo (FMVZ-USP). Mestre em Medicina Veterinária com ênfase em Reprodução Animal pela FMVZ-USP. Pesquisadora nível pós-doutorado pelo Departamento de Reprodução Animal da FMVZ-USP (2015-2022). Professora colaboradora no Departamento de Reprodução Animal da FMVZ-USP (2020-2022). Professora assistente doutora no Departamento de Morfologia e Fisiologia Animal na Faculdade de Ciências Agrárias e Veterinárias da Universidade Estadual Paulista "Júlio de Mesquita Filho" (FCAV-Unesp).

Tiago Henrique Camara De Bem

Biólogo. Doutor em Ciências pelo Departamento de Genética da Faculdade de Medicina de Ribeirão Preto (FMRP/USP). Pós-doutorado em Biociência Animal pelo Departamento de Medicina Veterinária da Faculdade de Zootecnia e Engenharia de Alimentos (FZEA-USP).

Vera Fernanda Martins Hossepian de Lima

Professora adjunta do Departamento de Reprodução Animal da Unesp, *Campus* de Jaboticabal/SP. Doutora em Genética com ênfase em Genética da Reprodução e Reprodução Assistida.

Sumário

Seção II – Biotecnologia avançada

Eneiva Carla Carvalho Celeghini, Felipe Zandonadi Brandão, Marcelo Rezende Luz

Apresentação

O Brasil é um país expoente na Reprodução Animal, tanto no meio produtivo como no acadêmico. A área figura como um componente central para o desenvolvimento e a sustentabilidade do agronegócio, um setor que tem sido historicamente crucial para a sua economia e desenvolvimento. O Brasil possui o maior rebanho bovino do mundo, sendo o maior exportador mundial de carne bovina e de frango, e o 4º maior exportador mundial de carne suína. Além disso, o país detém o 4º maior plantel de equinos do mundo e a 2ª maior população mundial de cães e gatos, movimentando o mercado *pet*. Quanto aos pequenos ruminantes, temos um mercado consumidor ávido por produtos de qualidade. A eficiência reprodutiva desempenha papel vital nesse sucesso.

A Reprodução Animal é um campo de estudo e aplicação em constante evolução. É uma área do conhecimento que pode ser subdividida em diversas subáreas que contemplam as particularidades e os propósitos distintos de cada espécie animal, englobando aspectos relacionados a machos e fêmeas, como a andrologia, ginecologia, obstetrícia e neonatologia, e a aplicação das diversas biotécnicas da reprodução. Portanto, atuar na Reprodução Animal demanda um compromisso substancial com estudo e atualização contínuos.

Nos últimos 30 anos, o campo da Reprodução Animal passou por um avanço notável. No início da década de 1990, o Brasil inseminava (com detecção de cio) aproximadamente 5% a 6% de seu rebanho bovino, em contraste com os atuais 23% (predominantemente por IATF). A técnica de transferência de embriões na espécie bovina evoluiu do método cirúrgico para o transcervical (não cirúrgico), e a produção de embriões migrou predominantemente de embriões produzidos *in vivo*, por superovulação, para embriões produzidos *in vitro* (PIVE). Na área da ultrassonografia reprodutiva, houve um crescimento substancial. O conhecimento foi progressivamente adquirido e aprofundado, de maneira que a Reprodução Animal de qualidade está praticamente indissociável dessa técnica. Congelar sêmen equino com bons resultados pós-descongelação era quase impossível, mas, com o tempo, esse desafio foi superado. A reprodução de cães e gatos, que antes era praticamente inexistente em nosso país, passou a se desenvolver e, em grande parte, se estabeleceu. Graças aos avanços tecnológicos, à internet, à cooperação entre grupos de pesquisa, a técnica da PIVE avançou consideravelmente, e novas conquistas, como sexagem espermática, clonagem e transgenia, foram alcançadas. Foram desenvolvidas ferramentas genômicas e ciências ômicas, como a proteômica, metabolômica, lipidômica e transcriptômica, que vêm ajudando na compreensão dos mecanismos que regem a reprodução. O espermatozoide, que se pensava ter seu papel somente na fertilização com a entrega do DNA, hoje se sabe que também contribui com outras organelas, entre elas os microRNAs, cujas funções são variadas e envolvidas no desenvolvimento embrionário e fetal. Agora, com o lançamento desta obra, estamos testemunhando o surgimento da era da inteligência artificial.

Assim, é com imensa satisfação que apresentamos o livro *Reprodução animal*, que nasceu com a finalidade de entregar ao leitor, estudante ou profissional, conteúdo de alta qualidade, atualizado, versando sobre as diferentes espécies animais, que possibilite o aprendizado e o aperfeiçoamento do conhecimento. *Reprodução animal* se propõe a ser uma referência abrangente para os profissionais da área.

Esta obra é composta por 5 volumes, divididos por temas ou espécie(s) animal(is), cujos conteúdos se complementam. Seus capítulos foram escritos com dedicação e cuidado por especialistas brasileiros e/ou estrangeiros, todos renomados em sua área de atuação e com grande capacidade de gerar e transmitir conhecimentos. O primeiro volume é dedicado à fisiologia reprodutiva, juntamente com os últimos avanços da biotecnologia na área. O segundo volume é uma imersão na reprodução de ruminantes, englobando bovinos, caprinos e ovinos. O terceiro volume abrange a reprodução equina. O quarto volume, por sua vez, refere-se à reprodução de cães e gatos. Por fim, o quinto volume aborda a reprodução de suínos e aves domésticas.

É a primeira obra nacional abrangente na área, no que diz respeito a temas e espécies. Mesmo assim, não seria possível e nem foi pretensão dos autores esgotar o assunto de cada capítulo. De qualquer forma, buscou-se produzir conteúdo sólido, escrito de maneira didática e bem ilustrado, para uma leitura agradável. Desejamos a todos uma boa leitura, e que todos "guardem" com carinho seus conhecimentos.

Os Editores

GUARDAR

Guardar uma coisa não é escondê-la ou trancá-la.
Em cofre não se guarda coisa alguma.
Em cofre perde-se a coisa à vista.

Guardar uma coisa é olhá-la, fitá-la, mirá-la por
admirá-la, isto é, iluminá-la ou ser por ela iluminado.

Guardar uma coisa é vigiá-la, isto é, fazer vigília por
ela, isto é, velar por ela, isto é, estar acordado por ela,
isto é, estar por ela ou ser por ela.

Por isso melhor se guarda o voo de um pássaro
Do que um pássaro sem voos.

Por isso se escreve, por isso se diz, por isso se publica,
por isso se declara e declama um poema:
Para guardá-lo:
Para que ele, por sua vez, guarde o que guarda:
Guarde o que quer que guarda um poema:
Por isso o lance do poema:
Por guardar-se o que se quer guardar.

Antônio Cícero – Poeta (1996)

Prefácio

Começamos a trabalhar nesta obra em 2020, bem no início da pandemia de Covid-19. A reunião inicial, em que discutimos o conceito do livro, ocorreu de forma remota. E logo ficou claro o nosso objetivo, o de produzir um livro de referência na área de Reprodução Animal. O entendimento era que faltava uma obra completa na área, no Brasil, que envolvesse várias espécies. Entendíamos também que temos profissionais no país extremamente capacitados nas diferentes áreas da Reprodução Animal e que estes professores/pesquisadores possuem redes de contatos importantes fora do país que também poderiam colaborar com a obra. Estava clara a nossa missão, conectar essas pessoas e assim produzir um livro completo e de qualidade elevada na área de Reprodução Animal.

Em reuniões seguintes, começamos a discutir as espécies e os temas a serem contemplados em cada uma destas. A próxima fase foi de escolha e posteriormente convite aos colegas, quando passamos orientações quanto ao conteúdo e tamanho de cada capítulo. Entretanto, ao término do recebimento dos capítulos, em reunião com a Editora, nos foi informado que o livro tinha extrapolado em muito o seu tamanho original quanto ao número de páginas. Diante dessa situação e da qualidade do material apresentado por todos os colaboradores nas diferentes espécies, foi consenso manter todo o conteúdo apresentado e assim dividir o livro em volumes.

Passamos então para a fase de definição dos conteúdos e quantidade dos volumes. Não foi uma tarefa fácil, pois tínhamos que organizar a obra de acordo com a necessidade do leitor. Por fim, definimos que nesta primeira edição o livro seria composto por cinco volumes.

Este livro foi organizado de maneira a atender o discente de graduação e assim motivá-lo a se dedicar à área de Reprodução Animal, que sem dúvida nenhuma é uma das que mais avançam na Medicina Veterinária. Avanço esse quanto ao entendimento dos processos fisiológicos e consequentemente suas aplicações no desenvolvimento das diferentes biotécnicas. Pensamos também no profissional, que cada vez mais tem procurado conhecer e se especializar em uma determinada área.

Este primeiro volume contempla os processos gerais, de fisiologia e biotecnologia avançada, aplicados às diferentes espécies, dividido em duas seções. A primeira seção foi construída com o intuito de fornecer aos leitores conceitos básicos do funcionamento dos aparelhos reprodutores feminino e masculino, da fecundação e do desenvolvimento embrionário inicial, os quais servirão para formar o alicerce dos conhecimentos e facilitar o entendimento das diferenças entre as espécies, contempladas nos volumes seguintes. A segunda seção foi desenvolvida para entregar aos leitores informações sobre as biotécnicas mais avançadas aplicadas à reprodução animal, de uso em diversas espécies animais, permitindo assim vislumbrar possibilidades de ferramentas para estudo, diagnóstico e tratamento de afecções, multiplicação e preservação de espécies, bem como para aprofundar os conhecimentos da reprodução animal. Para a redação de cada capítulo, a escolha dos autores foi baseada no reconhecimento consolidado nacional e internacional de cada um sobre o tema abordado. Dessa forma, estamos certos da valorosa contribuição deste volume para a área.

Acreditamos que estamos oferecendo ao leitor uma obra de qualidade, escrita por profissionais dedicados a estudar a Reprodução Animal, apoiados em conhecimentos científicos e detentores de ampla experiência aplicada na área. Portanto, cabe ao leitor desfrutar o conhecimento aqui disponibilizado.

Antes de terminar este prefácio, gostaríamos de agradecer a todos os profissionais envolvidos na escrita dos capítulos e na organização deste livro.

Os Coordenadores

SEÇÃO I

FISIOLOGIA

Coordenadores da Seção

Marcelo Rezende Luz
Eneiva Carla Carvalho Celeghini
Felipe Zandonadi Brandão

CAPÍTULO 1

Hormônios reprodutivos e suas interações nas fêmeas

Guilherme de Paula Nogueira

INTRODUÇÃO

O controle dos eventos reprodutivos nas fêmeas dos animais com fecundação interna é muito mais complexo que o dos machos. Nestes, a produção de gametas é constante, enquanto na fêmea a liberação do gameta tem que coincidir com a entrada dos gametas masculinos no sistema reprodutor. Essa relação espacial e temporal é coordenada com a mudança no comportamento na fêmea para a aceitação do macho associada à preparação do trato reprodutivo feminino para a manutenção de uma gestação. Considerando que o sistema reprodutor é o último a ser ativado e o primeiro a ser interrompido, desequilíbrios no meio interno, desde desconforto (estresse), chegando às disfunções (enfermidades), afetam diretamente a eficiência reprodutiva, como uma forma de garantir a sobrevivência do indivíduo.[1]

Há inúmeras particularidades no controle reprodutivo das fêmeas de animais domésticos, e impensáveis interações hormonais nas fêmeas de animais selvagens. Pretende-se abordar neste capítulo conceitos básicos que possam ser aplicados à maioria das espécies. Serão mencionadas especificidades, quando pertinentes. Iniciar-se-á descrevendo os hormônios e os aspectos fisiológicos controlados por eles e por fim a interação com o eixo-hipotálamo-hipófise-gônadas (HHG) de maneira abrangente, uma vez que os detalhes de cada espécie serão abordados nos capítulos específicos.

Por conceito, hormônios são substâncias produzidas por uma célula que interferem na função da mesma célula, de outras células, tecido ou órgão, através da corrente circulatória ou do líquido extracelular. Podem ser classificados de várias maneiras, e uma possível classificação se refere à característica físico-química da molécula.

HORMÔNIOS PROTEICOS E GLICOPROTEICOS

Os hormônios proteicos, formados por cadeias de aminoácidos, são mais complexos que os peptídeos e os esteroides, e as estruturas são diferentes entre os animais. Eles podem até agir entre espécies, mas a resposta pode ser diferente da original. Alguns hormônios proteicos precisam ser glicosilados, revestimento necessário para ativar os receptores de membrana ligados à proteína G.[2] Normalmente o processo de glicosilação ocorre no retículo endoplasmático e está intimamente ligado à mudança na forma da proteína. A remoção do revestimento de carboidratos do hormônio pode ser conseguida pela exposição da proteína a um pH baixo por 30 a 120 minutos. Como não ativam o receptor, os hormônios deglicosilados funcionam como antagonistas competitivos do hormônio glicosilado.

Hormônio liberador de gonadotrofinas

O hormônio liberador de gonadotrofinas (GnRH) foi identificado em mamíferos, sendo responsável pelo início da puberdade e pela manutenção do trato reprodutivo. É um decapeptídeo (Glu-His-Trp-Ser-Tyr-Gli-Leu-Arg-Pro-Gli-NH_2) altamente conservado entre as espécies, sendo encontrado em todas as classes de vertebrados. Além de seu papel como hormônio liberador hipotalâmico, exerce outras funções, como modular o comportamento reprodutivo.

Com receptores na hipófise, o GnRH estimula a síntese e a secreção das gonadotrofinas – hormônio luteinizante (LH) e hormônio folículo-estimulante (FSH). Já foram identificadas pelo menos 15 isoformas de GnRH, que podem ser expressas em tecido neural ou não, com funções distintas. Produzido no hipotálamo e secretado no sistema porta hipotalâmico-hipofisário, trafega por uma distância curta até atingir a hipófise, sendo rapidamente degradado (meia-vida de 5-10 minutos) por proteases plasmáticas. Considerando essas características, concentrações insignificantes de GnRH são encontradas na circulação, sendo usual quantificar o LH assumindo que ele reflete a variação do GnRH.

Para o controle da reprodução, o GnRH é secretado pelo hipotálamo de maneira pulsátil. O pulso de GnRH tem duração de 5 minutos seguido por um período de 30 a 60 minutos sem secreção. Próximo ao pico pré-ovulatório de GnRH/LH, no final da fase folicular do ciclo estral, esse padrão muda, com a diminuição do intervalo entre os pulsos, por interferência dos esteroides ovarianos. A sensibilidade do SNC aos hormônios esteroides depende da presença de receptores nos neurônios.[3]

É interessante observar que na fase folicular a expressão de receptores para progesterona no hipotálamo (MPN – *medial preoptic nucleus* – e VMN – *ventromedial nucleus*) é estimulada pelo estradiol, preparando o hipotálamo para responder à progesterona da fase luteínica que está por vir. A associação de estradiol à progesterona potencializa o efeito supressor da progesterona na secreção de GnRH, muito utilizada na elaboração de anticoncepcionais femininos.

O principal local de controle da secreção de GnRH acontece no núcleo arqueado do hipotálamo envolvendo a kisspeptina, a neuroquinina B e a dinorfina (KNDy), os dois primeiros estimulam, enquanto a dinorfina inibe a pulsatilidade do GnRH. O mensageiro enviado pela rede KNDy que estimula os neurônios a secretarem GnRH é a kisspeptina. No início a neuroquinina aumenta a atividade no grupo de neurônios KNDy, provocando a liberação de kisspeptina e a secreção de GnRH, e após 5 minutos a dinorfina começa a conter a atividade dos neurônios KNDy bloqueando a secreção de kisspeptina, interrompendo o pulso de GnRH (Figura 1).[4]

Hormônio luteinizante

O LH, assim como o FSH, é produzido na hipófise. Eles são conhecidos como gonadotrofinas por agirem principalmente nas gônadas. São hormônios diméricos compostos por uma subunidade alfa comum a outros hormônios hipofisários que está associada, através de uma ligação não covalente, com a subunidade beta específica para cada hormô-

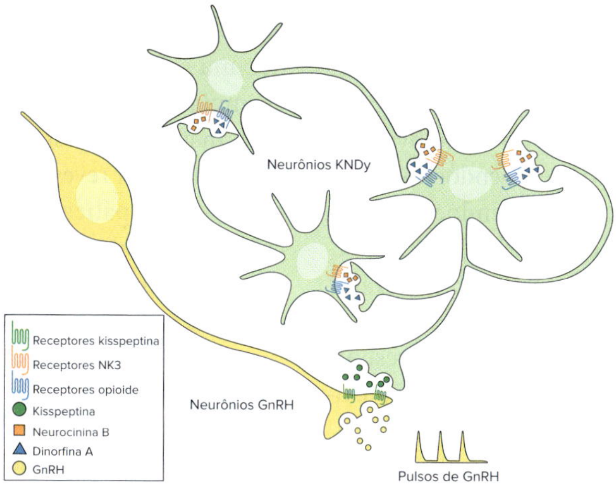

FIGURA 1 Representação da interação entre os neurônios do sistema KNDy, que controlam a secreção de GnRH no hipotálamo da fêmea.

GnRH: hormônio liberador de gonadotrofinas; KNDy: dinorfina.

Fonte: adaptada de *Wikimedia Commons*.

nio. Secretado em resposta à ligação do GnRH a superfície do gonadotrofo hipofisário, essa gonadotrofina fica armazenada em grânulos, o que permite sua secreção pulsátil rapidamente. A menor glicosilação e o revestimento com ácido siálico determinam seu rápido *clearance* hepático, com meia-vida em torno de 30 minutos. Sua secreção pulsátil, associada à rápida remoção, garante a variação abrupta na concentração do LH, refletindo a variação na concentração de GnRH.[5]

O LH controla a atividade das enzimas esteroidogênicas, funcionando como um potente estimulador da síntese de progesterona e de testosterona. Participa da maturação folicular (depois da dominância), é essencial para que ocorra a ovulação do folículo ovariano e a posterior luteinização das células da granulosa. Posteriormente continua estimulando a produção de progesterona pelo corpo lúteo. Dada sua relevância, a concentração do LH exerce importante papel nos ciclos reprodutivos. Nos períodos de anestro (sazonal, lactacional, nutricional, pré-puberal), a concentração de LH está baixa.

Hormônio folículo-estimulante

De maneira semelhante ao LH, é composto de duas subunidades, com a especificidade na porção beta, mas, diferentemente do LH, tem mais revestimento com ácido siálico, o que lhe confere uma meia-vida de 3 a 4 horas. Produzido e secretado pela adeno-hipófise, apresenta variação na concentração menos abrupta que o LH. Sua ação não precisa ser tão imediata, como deflagrar a ovulação.

Enquanto o LH estimula a esteroidogênese, o FSH desempenha uma função mais direcionada para a gametogênese. Na fêmea é responsável pelo recrutamento dos folículos no início da onda de crescimento, e a diminuição na concentração do FSH vai ser responsável pela regressão dos folículos subordinados. Embora o estímulo do FSH para a expressão da aromatase nas células da granulosa seja fundamental para a conversão da testosterona produzida (por estímulo do LH) nas células da teca interna, em estradiol nas células da granulosa, há outras funções extragonadais do FSH, por exemplo, estimular a perda de massa óssea e o aumento da deposição de gordura, que ficam evidentes após a menopausa na mulher.

A síntese e a secreção do FSH envolvem estímulo hipotalâmico (neuroendócrino) pelo GnRH, modulação gonadal (endócrino) e da hipófise (autócrino e parácrino), e é importante lembrar que há modulação pós-transcricional na glicosilação da molécula. Aparentemente a maior parte do FSH presente na circulação é secretada de maneira constitutiva logo após sua síntese. Como a meia-vida do FSH é maior, fica menos evidente a secreção pulsátil dessa gonadotrofina.

Normalmente os esteroides gonadais exercem efeito negativo na secreção de GnRH hipotalâmico, reduzindo a secreção de gonadotrofinas; nos gonadotrofos hipofisários, modificam a expressão do receptor de GnRH, a transcrição da porção beta do FSH e a secreção de FSH.[6] A secreção de FSH também é regulada por proteínas secretadas pelas gônadas: a ativina, que aumenta a sinalização intracelular do gonadotrofo, aumentando a produção de subunidade beta e a secreção do FSH, e a inibina e a folistatina, que parecem suprimir a secreção de FSH por antagonizar a ação da ativina.

Gonadotrofinas coriônicas

As gonadotrofinas coriônicas são produzidas e secretadas pela unidade fetoplacentária. A gonadotrofina coriônica equina (eCG) começa a ser produzida aos 40 dias de gestação e tem seu pico de produção entre 55 e 70 dias, continuando até o 110º dia de gestação da égua. Pode ser utilizada nas outras espécies para estimular o crescimento folicular e a ovulação, já que possui bioatividade de FSH e de LH. A gonadotrofina coriônica humana (hCG), produzida pela placenta, começa a ser detectada 10 dias após a fecundação, atingindo o pico de concentração em torno da décima semana. Com ação de LH, a hCG estimula o corpo lúteo a produzir progesterona, mantendo a gestação.[6] Pelo fato de apresentarem maior revestimento de ácido siálico, a remoção hepática das gonadotrofinas coriônicas é mais lenta que a remoção das gonadotrofinas hipofisárias, já que aquelas possuem meia-vida em torno de 24 horas.

Prolactina

A prolactina é um hormônio sintetizado e secretado pelos lactotrofos na hipófise anterior. É o único hormônio hipofisário cuja secreção é controlada por uma inibição tônica do hipotálamo, através da dopamina, mas foi observado que o estradiol estimula a secreção de prolactina na hipófise.[7] Tem como principal função controlar a produção de leite na fêmea, estimulando a proliferação e a diferenciação das células da glândula mamária, mas foram identificadas mais de 300 diferentes ações em várias espécies.[8] Entre elas pode-se citar a participação no metabolismo, promovendo aumento do ganho de peso, aumento da deposição de gordura, estímulo ao crescimento das células pancreáticas e à secreção de insulina; na pele, estimula o crescimento dos pelos, participando na variação do crescimento sazonal; ainda estimula o comportamento maternal de cuidado com a cria, esta envolvida com o comportamento de pseudociese na cadela. Apresenta estrutura semelhante à do hormônio do crescimento e à do lactogênio placentário. Os receptores para prolactina também se assemelham aos do hormônio do crescimento. Agonistas dopaminérgicos (como a bromocriptina e a cabergolina) são usados para suprimir a secreção de prolactina, para interromper a lactação de vacas antes da secagem, ou interromper a pseudociese na cadela.[9]

Ocitocina

Trata-se de um peptídeo com 9 aminoácidos, que pode ser classificado como um neuromodulador produzido no hipotálamo e secretado na corrente sanguínea através dos prolongamentos dos neurônios na neuro-hipófise. Desempenha várias funções, entre elas a contração do miométrio durante o trabalho de parto e a contração das células mioepiteliais que envolvem os alvéolos mamários, provocando a ejeção do leite. Estímulos periféricos como a amamentação e a distensão vaginal chegam ao hipotálamo provavelmente através de neuromodulações com o ácido gama-aminobutírico (Gaba) e o glutamato, modulando a secreção de ocitocina.

Ao se ligar aos receptores, a ocitocina aumenta a concentração de cálcio citosólico (abrindo canais de cálcio, do retículo endoplasmático), o cálcio se liga à calmodulina, que ativa a miosina quinase, e esta fosforila as cadeias leves de miosina, que fixa os filamentos de actina, provocando com isso a contração da musculatura lisa. A ocitocina também regula o balanço hidroeletrolítico e interfere nos comportamentos sociais, como a formação de pares, no reconhecimento social e no início do comportamento maternal. Além disso, modula os comportamentos de medo e ansiedade.[10]

Leptina

A relação da nutrição com a reprodução faz muito sentido, considerando que a reprodução demanda um elevado gasto de energia, tanto para a corte e a cópula como, depois, para a gestação, amamentação e cuidados com a prole. A desnutrição severa compromete a reprodução, uma vez que a sobrevivência do animal tem prioridade sobre a reprodução. Um dos importantes sinalizadores sobre o *status* nutricional do animal é a leptina, peptídeo com 167 aminoácidos, produto do gene *Lep* dos adipócitos, que fornece referência sobre a reserva de gordura.[11]

No sistema nervoso central (SNC) a leptina provoca uma retroalimentação negativa, diminuindo a ingestão de alimentos e aumentando o gasto de energia. Foi demonstrado que fêmeas sem receptores para leptina apresentavam concentrações significativamente reduzidas de GnRH e FSH, sugerindo um papel permissivo da leptina na função reprodutiva. Interferindo no balanço energético, o aumento na concentração de estradiol eleva em 140% a concentração de leptina. O aumento da concentração de estradiol na fase folicular é acompanhado pelo aumento da concentração de leptina, próximo ao pico pré-ovulatório de LH. Por outro lado, a testosterona diminui em 80% a quantidade de RNA mensageiro (mRNA) para leptina.

HORMÔNIOS ESTEROIDES

São moléculas lipossolúveis derivadas do colesterol, e, considerando o receptor a que se ligam, podem ser divididos em 5 grupos:

1. Glicocorticoides.
2. Mineralocorticoides.
3. Andrógenos.
4. Estrógenos.
5. Progestágenos.

Existem análogos sintéticos. Alguns análogos, mesmo apresentando uma estrutura diferente, ativam o receptor de esteroide. Por serem lipossolúveis, podem ser administrados por várias vias: oral, cutânea, intravaginal e intramuscular, entre outras. Pelo fato de passarem com facilidade pela membrana celular, os esteroides difundem-se por todas as células, mas só vão interferir na função das células que têm receptores para eles (intracelulares ou de superfície). Ao se ligarem aos receptores intracelulares, modulam a transcrição nuclear de proteínas específicas que interferem na função celular. Além do mecanismo clássico de ação através dos receptores citoplasmáticos/nucleares, os esteroides podem agir em receptores de membrana, uma ação conhecida como não genômica. A principal diferença entre os dois tipos de ação é o tempo necessário para se observar o efeito provocado: a ativação de receptores de membrana acontece em menor tempo, por não envolver a transcrição de proteínas.

A concentração dos hormônios esteroides na circulação depende tanto do controle da atividade das enzimas esteroidogênicas nos tecidos produtores quanto da intensidade da excreção por conjugação hepática. O principal controlador da expressão das enzimas envolvidas na síntese dos esteroides reprodutivos (P450scc e 3β-HSD) é o LH, e, como a gonadotrofina coriônica humana (hCG) se liga ao mesmo receptor que o LH, pode ser usada para estimular a produção de esteroides (Figura 2). Depois de produzidos, os esteroides se difundem através da célula para a corrente circulatória, onde são transportados inespecificamente pela albumina ou por transportadores específicos como a *corticosteroid binding globulin* (CBG) ou a *sex hormone binding globulin* (SHBG).[12]

A excreção dos esteroides acontece no fígado, após a conjugação com o sulfato ou com o glicuronato, sendo os esteroides normalmente eliminados pela bile. Assim, essa via de excreção permite que os metabólitos de esteroides sejam quantificados nas fezes. Considerando que após a conjugação hepática o aumento da densidade os torna mais

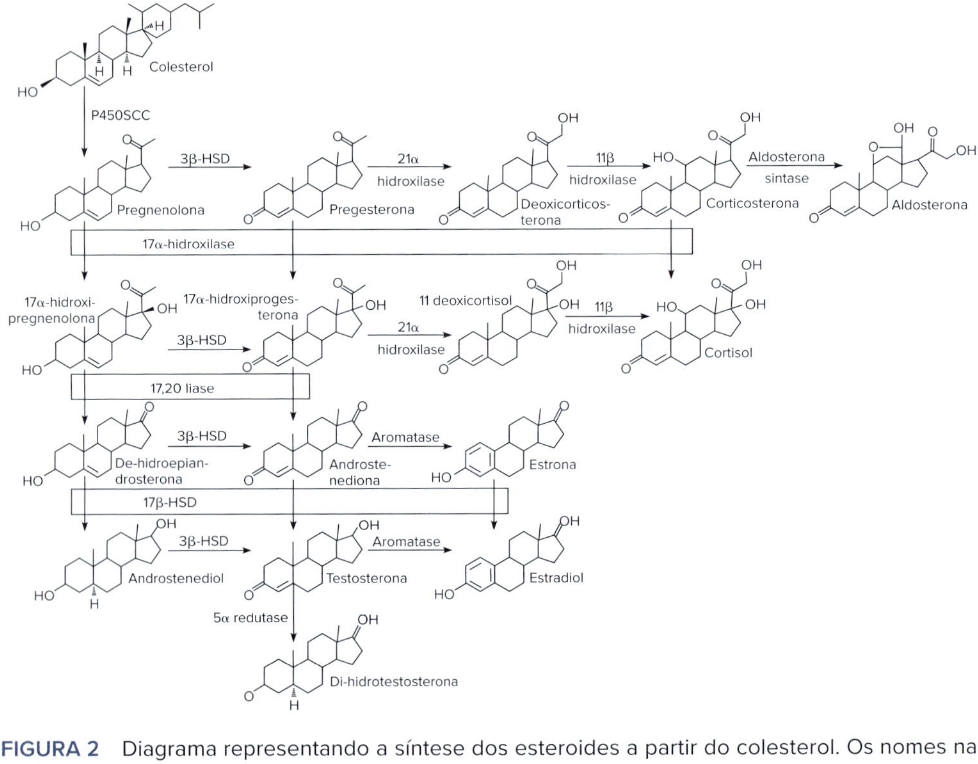

FIGURA 2 Diagrama representando a síntese dos esteroides a partir do colesterol. Os nomes nas setas representam as enzimas envolvidas no processo.

Fonte: adaptada de *Wikimedia Commons*.

hidrossolúveis, também podem ser quantificados na urina.

Os esteroides podem se incorporar ao pelo (associam-se à melanina e/ou à queratina) durante a formação no folículo piloso, ou pela secreção sebácea das glândulas adjacentes ao folículo. A quantificação do cortisol no pelo pode ser utilizada para avaliar o estresse crônico, já que os pelos refletem a variação hormonal por um período (acumulativamente). É interessante aparar o pelo do animal e esperar que cresça, para que se conheça o intervalo de tempo que o hormônio quantificado acumulou no pelo que cresceu no local previamente aparado.

Estradiol

Esse esteroide com 18 carbonos ($C_{18}H_{24}O_2$) é o principal hormônio feminino, produzido pela aromatização da testosterona nas células da granulosa dos folículos em crescimento (vários outros tecidos também expressam aromatase). Sendo mais conhecido por estimular o comportamento de cio (estro), o estradiol participa de várias outras funções, tanto para estimular como para suprimir a secreção de LH. O estradiol também interfere no balanço energético, diminuindo o consumo de alimento, o que ajuda a explicar o aumento de peso observado quando as concentrações de estradiol diminuem nas fêmeas ovariectomizadas ou após a menopausa na mulher.[13] A supressão do apetite acontece pela potencialização do estímulo vagal da colicistocinina (CCK) iniciado no intestino, além de atenuar os efeitos orexigênicos da grelina ou de peptídeos como o NPY.

O estradiol pode inibir o efeito lactogênico da prolactina, assim como o efeito do hormônio do crescimento, suprimindo a ação de segundos mensageiros após a ligação do hormônio proteico com seu receptor de membrana.[14] Na maioria das espécies o estradiol provoca o crescimento endometrial, preparando o útero para a implantação de um possível embrião. O estradiol também participa do comportamento maternal no período pós-parto, associado à prolactina, ao cortisol e à ocitocina liberada durante o trabalho de parto. Sua excreção acontece após conjugação hepática, mas a maior excreção acontece pela urina. A meia-vida na circulação depende da via de administração e do veículo do produto; por via oral tem meia-vida de 13 a 30 horas.

Progesterona

Produzida pelo corpo lúteo (estimulado pelo LH) que se forma após a ovulação dos folículos ovarianos, a progesterona ($C_{21}H_{30}O_2$) também pode ser sintetizada pela placenta de algumas espécies. Como a maioria dos esteroides, a progesterona se liga a receptores intracelulares, e esse complexo receptor-hormônio atua no elemento responsivo à progesterona na região promotora dos genes alvo, agindo como um fator de transcrição nuclear.

Funcionando como um importante modulador da secreção de LH, elevadas concentrações de progesterona coincidem com baixas concentrações de LH, sendo um dos princípios ativos dos anticoncepcionais femininos. O aumento da concentração de progesterona aumenta a secreção de dinorfina (um opioide endógeno), os neurônios secretores de dinorfina têm receptores para progesterona e esse opioide diminui os pulsos de secreção de GnRH. Sua excreção acontece por metabolismo hepático e tem meia-vida de 5 minutos quando administrada oralmente.[3] Depois de conjugada no fígado, a maior parte da progesterona é glicuronada, e acaba sendo excretada pelos rins.

Testosterona

Apesar de ser um hormônio caracteristicamente masculino, a testosterona ($C_{19}H_{28}O_2$) exerce importantes funções reprodutivas nas fêmeas. As baixas concentrações de testosterona podem ter origem nos ovários, na adrenal e em tecidos periféricos. Sua produção é estimulada pelo GnRH/LH, e, como na maioria dos eixos, o aumento da concentração de testosterona ou a administração exógena suprime a secreção de LH. Assim como os outros esteroides, a maior parte da testosterona conjugada no fígado (85%) é excretada na urina. Sem modificações na molécula, quando injetada, a testosterona tem meia-vida de 10 minutos. Nas fêmeas de primatas a testosterona participa da diferenciação da vagina e na manutenção de sua funcionalidade no período pós-natal. A testosterona pode ser utilizada para o tratamento da síndrome de atrofia vulvovaginal/geniturinária depois da menopausa. Baixa concentração de testosterona está associada com risco de anemia e depressão em ambos os sexos.[15]

Cortisol

Este esteroide produzido pela glândula suprarrenal está diretamente envolvido na resposta ao estresse, preparando o animal para luta ou fuga. O estímulo para sua produção vem do hormônio adrenocorticotrófico (ACTH – *adrenocorticotropic hormone*) produzido pelos corticotrofos da adeno-hipófise em resposta ao hormônio liberador hipotalâmico (CRH – *corticotropin releasing hormone*). Quando secretado, o cortisol ($C_{21}H_{30}O_5$) aumenta a concentração de glicose no sangue, melhora a captação de glicose pelo cérebro, suprime a inflamação, aumenta a pressão sanguínea e regula o ciclo sono/vigília. Em contrapartida, a estimulação crônica do eixo hipotálamo-hipófise-adrenal (HHA) suprime a atividade reprodutiva.

A ativação do eixo HHA e a supressão do eixo HHG acontecem envolvendo endorfinas, dinorfina ou β-endorfina, já que antagonista de opioide (naloxona) reverte esse efeito.[16] No grupo de neurônios KNDy (*kisspeptin*, *neurokinin* e *dynorphin* – Figura 1), que controla a secreção de GnRH, há receptores para glicocorticoides em 70% das células. Essa informação facilita entender por que a infusão de estradiol associado ao cortisol potencializa a diminuição na frequência de pulsos de LH. Possivelmente o cortisol pode aumentar o *feedback* negativo do estradiol no hipotálamo. O efeito supressor do cortisol sobre a reprodução fica evidente em situações de estresse crônico.[17] Nos primatas, os efeitos na reprodução começam depois de 21 dias de administração de cortisol. Importante lembrar que a resposta a um estímulo estressor varia entre espécies, entre sexos e entre indivíduos.[18]

O cortisol pode ser quantificado no soro, na saliva, nas fezes, na urina e incorporado aos pelos.[19] A administração de glicocorticoides exógenos por um período prolongado pode suprimir a secreção de CRH/ACTH e com isso a de cortisol endógeno. A interrupção da administração de glicocorticoides tem que ser gradativa, permitindo que a adrenal restabeleça a produção de cortisol endógeno.

HORMÔNIOS DERIVADOS DE AMINOÁCIDOS

Mais simples que os hormônios proteicos, normalmente não são espécie-específicos; podem ter a mesma estrutura e ação independentemente da espécie em que circulam ou são administrados. Podem ter análogos sintetizados com modificações que repercutem em maior meia-vida na circulação e com isso um efeito mais prolongado. Pode-se incluir aqui os derivados da tirosina como a tiroxina, a tri-iodotironina, a melatonina e as catecolaminas (noradrenalina e adrenalina ou epinefrina e norepinefrina).

Melatonina

Produzida pela glândula pineal a partir do triptofano, a melatonina é uma indolamina com caráter anfifílico (tem uma porção polar e outra apolar – Figura 3), permitindo que se difunda facilmente pelas membranas celulares. Trata-se de um sinalizador do fotoperíodo, sendo produzida nos períodos de escuro. A secreção começa no início do período de escuro, com o pico de secreção entre 2 e 4 horas da manhã, funcionando como um marcador do relógio biológico interno. Quando a retina detecta a luz, estimula o núcleo supraquiasmático (SCN) a secretar Gaba no núcleo paraventricular (PVN), que inibe a secreção de melatonina. Já na ausência de luz, o SNC secreta glutamato no PVN, que então secreta melatonina. Além de modular a reprodução nos animais sazonais, a melatonina pode ainda exercer efeito protetor nos gametas e embriões.[20] Sua ação depende de um receptor de membrana ligado à proteína G, que ativa segundos mensageiros e está presente em vários tecidos. Essa pequena molécula tem ação rápida, sendo eliminada em 20 a 40 minutos.

PROSTAGLANDINAS

As prostaglandinas ($C_{20}H_{32}O_5$), apesar de exercerem ação local, apresentam características de hormônios, podendo agir a distância. São eicosanoides derivados do ácido araquidônico que têm o nome de prostaglandinas porque foram isoladas do sêmen humano – supunha-se que eram sintetizadas na próstata (uma glândula). No início da síntese da prostaglandina a fosfolipase A2 hidrolisa fosfolipídios da membrana celular, produzindo o ácido araquidônico. Este sofre ação das cicloxigenases (COX), produzindo tromboxanos e prostaglandinas, e pela via da lipoxigenase produz os leucotrienos. O mecanismo de ação envolve ligação tanto a receptores de membrana quanto a receptores nucleares, com a posterior ativação dos segundos mensageiros, que interferem na função celular. Entre as ações provocadas pelas prostaglandinas estão o relaxamento da musculatura uterina, a ovulação, a regressão do corpo lúteo, além de funções endócrinas e neuroendócrinas.

Nos animais há trabalhos mostrando que alterações na dieta, com aumento da quantidade de ácidos poli-insaturados (Pufa, n-3 ou n-6), podem alterar a síntese de prostaglandinas, interferindo na atividade reprodutiva das fêmeas. Pode-se, por exemplo, aumentar a quantidade de folículos, o diâ-

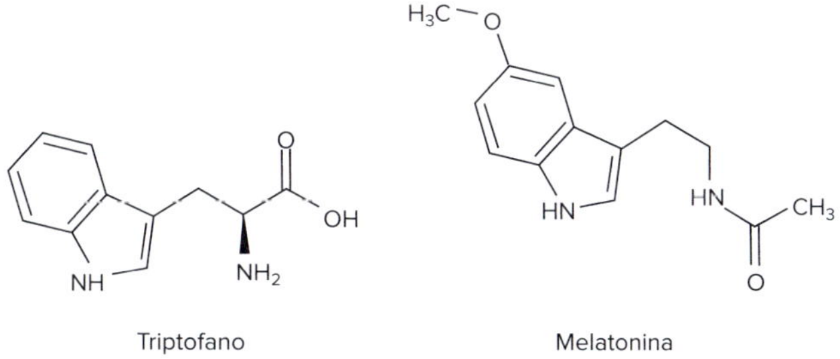

FIGURA 3 Estrutura do triptofano e depois da melatonina, com elevada permeabilidade através da membrana celular.

Fonte: adaptada de *Wikimedia Commons*.

metro do folículo ovulatório, a produção de progesterona pelo corpo lúteo, entre outros.

CONSIDERAÇÕES FINAIS

Os conhecimentos básicos sobre os hormônios que modulam a reprodução e a interação entre eles permitiram interferências na fisiologia reprodutiva das fêmeas, procurando aumentar a eficiência reprodutiva e contornar alguns problemas individuais. Importante ressaltar, como mencionado em várias partes do texto, que os hormônios que interferem na reprodução também exercem várias outras ações no meio interno, interferindo no consumo de alimento, na deposição de gordura, no metabolismo, no comportamento, entre outros. Assim como ocorre com a tecnificação da produção animal e mesmo com as interferências humanas na alimentação dos *pets*, foram introduzidos possíveis disruptores endócrinos (substâncias que interferem no equilíbrio do sistema endócrino)[21] que a cada ano ficam mais em evidência. Em paralelo, os manejos envolvidos nos sistemas de produção interferem na expressão do comportamento e de socialização inerentes a cada espécie.

Recentemente mais atenção tem sido voltada para esses "detalhes", que podem repercutir positivamente no bem-estar animal e na reprodução.

REFERÊNCIAS

1. Concannon PW. Reproductive cycles of the domestic bitch. Animal Reproduction Science 2011;124(3-4):200-10.
2. Goth CK, Petäjä-Repo UE, Rosenkilde MM. G protein-coupled receptors in the sweet spot: glycosylation and other post-translational modifications. ACS Pharmacology & Translational Science 2020;3(2):237-45.
3. Nestor CC, Bedenbaugh MN, Hileman SM, Coolen LM, Lehman MN, Goodman RL. Regulation of GnRH pulsatility in ewes. Reproduction 2018;156(3):R83-R99.
4. Whitlock KE, Postlethwait J, Ewer J. Neuroendocrinology of reproduction: is gonadotropin-releasing hormone (GnRH) dispensable? Frontiers in Neuroendocrinology 2019;53:100738.
5. Casarini L, Santi D, Brigante G. Simoni M. Two hormones for one receptor: evolution, biochemistry, actions, and pathophysiology of LH and hCG. Endocrine Reviews 2018;39(5):549-92.
6. Padmanabhan V, Cardoso RC. Neuroendocrine, autocrine, and paracrine control of follicle-stimulating hormone secretion. Molecular and Cellular Endocrinology 2020;500:110632.
7. Freeman ME, Kanyicska B, Lerant A, Nagy G. Prolactin: structure, function, and regulation of secretion. Physiological Reviews; 2000.
8. Bernard V, Young J, Binart N. Prolactin: a pleiotropic factor in health and disease. Nature Reviews Endocrinology 2019;15(6):356-65.
9. Lezama-García K, Mariti C, Mota-Rojas D, Martínez-Burnes J, Barrios-García H, Gazzano A. Maternal behaviour in domestic dogs. International Journal of Veterinary Science and Medicine 2019;7(1):20-30.
10. Janeček M, Dabrowska J. Oxytocin facilitates adaptive fear and attenuates anxiety responses in animal models and human studies: potential interaction with the corticotropin-releasing factor (CRF) system in the bed nucleus of the stria terminalis (BNST). Cell and Tissue Research 2019;375(1):143-72.
11. Childs GV, Odle AK, MacNicol MC, MacNicol AM. The importance of leptin to reproduction. Endocrinology 2021;162(2):bqaa204.
12. Strel'chyono, OA, Avvakumov GV. Specific steroid-binding glycoproteins of human blood plasma: novel data on their structure and function. Journal of Steroid Biochemistry 1990;35(5):519-34.
13. Butera PC. Estradiol and the control of food intake. Physiology & Behavior 2010;99(2):175-80.
14. Tong JJ, Thompson IM, Zhao X, Lacasse P. Effect of 17β-estradiol on milk production, hormone secretion, and mammary gland gene expression in dairy cows. Journal of Dairy Science 2018;101(3):2588-601.
15. Zitzmann M. Testosterone, mood, behavior and quality of life. Andrology 2020;8(6):1598-605.
16. Dobson H, Smith RF. What is stress, and how does it affect reproduction?. Animal Reproduction Science 2000;60:743-52.
17. Fernandez-Novo A, Pérez-Garnelo SS, Villagrá A, Pérez-Villalobos N, Astiz S. The effect of stress on reproduction and reproductive technologies in beef cattle: a review. Animals 2020;10(11):2096.
18. Acharya RY, Hemsworth PH, Coleman GJ, Kinde JE. The Animal-human interface in farm animal production: animal fear, stress, reproduction and welfare. Animals 2022;12(4):487.
19. Koren L, Bryan H, Matas D, Tinman S, Fahlman Å, Whiteside D, et al. Towards the validation of endoge-

nous steroid testing in wildlife hair. Journal of Applied Ecology 2019;56(3):547-61.

20. Talpur HS, Chandio IB, Brohi RD, Worku T, Rehman Z, Bhattarai D, et al. Research progress on the role of melatonin and its receptors in animal reproduction: a comprehensive review. Reproduction in Domestic Animals 2018;53(4):831-49.
21. Hashem NM, Gonzalez-Bulnes A, Simal-Gandara J. Polyphenols in farm animals: source of reproductive gain or waste? Antioxidants 2020;9(10):1023.

CAPÍTULO 2

Oogênese e foliculogênese

Marcelo Marcondes Seneda
Amanda Fonseca Zangirolamo
Ana Clara Canto Souza
Suellen Miguez González
Fabio Morotti

INTRODUÇÃO

Este capítulo abordará os principais aspectos da foliculogênese e da oogênese, trazendo os conceitos mais relevantes e as descobertas científicas mais recentes na área da ciência básica e aplicada utilizando a espécie bovina como modelo animal principal. Primeiramente serão abordados os conhecimentos fundamentais da formação, crescimento e desenvolvimento dos folículos. Também serão discutidas a possível influência e a correlação entre a contagem de folículos antrais (CFA) na fertilidade e a *performance* reprodutiva das fêmeas. Por último, serão apresentadas as hipóteses mais recentes sobre renovação folicular e novas descobertas em torno das modificações epigenéticas ocorridas ao longo da foliculogênese.

A reserva folicular ovariana é formada ainda durante a vida fetal. Ao nascimento, os folículos primordiais já estão presentes nos ovários. Nos mamíferos, os ovários desempenham duas funções principais, uma endócrina e outra gametogênica, sendo esta última responsável pela produção de milhares de oócitos e folículos.

As células germinativas primordiais são originadas na parede do saco vitelínico e migram para as cristas gonadais nas fases iniciais da vida embrionária. A multiplicação das células germinativas primordiais por meio de mitose dá origem às oogônias, organizadas em grupos e circundadas por células somáticas. Essa organização forma os cordões primordiais, que são os precursores celulares dos folículos primordiais. As oogônias se diferenciam em oócitos, e as células em seu entorno se diferenciam em células da granulosa achatadas, formando assim os folículos primordiais. Os oócitos iniciam a divisão meiótica, que é interrompida na prófase da meiose I, ainda em estágio diplóteno, e a divisão celular só é retomada a partir do recrutamento folicular.

O principal hormônio atuante no recrutamento e emergência das ondas foliculares em vacas é o hormônio folículo-estimulante (FSH). A ativação contínua dos folículos primordiais ocorre a cada novo recrutamento devido ao aumento na liberação do FSH. Após os estágios de folículo primário e secundário, os folículos em crescimento desenvolvem uma cavidade repleta de fluido, denominada antro folicular. A formação do antro demarca a fase terciária de crescimento dos folículos, que passam a ser nomeados folículos antrais.

A população total de folículos ovarianos compreende milhares de folículos, e a maior parte deles encontra-se na fase de folículo primordial (90%-95%). Entretanto, somente uma pequena parcela desses folículos atinge a ovulação. Os demais sofrem um processo apoptótico denominado atresia, um evento fisiológico de duração desconhecida. Dessa maneira, a reserva folicular, ou seja, a quantidade de folículos primordiais, é um importante indicativo da capacidade reprodutiva da fêmea, e pode influenciar nos resultados da aplicação de biotécnicas reprodutivas, como a criopreservação de tecido ovariano, a cultura *in vitro* de folículos, a aspiração folicular (*ovum pick-up* – OPU) e a produção *in vitro* de embriões (PIVE).

OOGÊNESE E FOLICULOGÊNESE

A reserva folicular ovariana é formada por meio de dois processos diferentes, oogênese e foliculogênese, e ambos ocorrem no estágio inicial da vida fetal. A oogênese refere-se ao desenvolvimento e diferenciação das células germinativas primordiais, que resultarão na formação dos oócitos haploides. A foliculogênese, por sua vez, refere-se à formação dos folículos, iniciando pela formação do folículo primordial até o desenvolvimento de um folículo pré-ovulatório e encerrando-se com o evento da ovulação.

Ao longo da foliculogênese, os oócitos passam por diversas modificações morfológicas e citológicas que possibilitam atingir a competência de desenvolvimento e permitem que o oócito seja fertilizado e se desenvolva como embrião. As células germinativas primordiais se formam nos estágios iniciais de desenvolvimento fetal, e migram da parede do saco vitelínico para a região das cristas gonadais, onde iniciam o processo de mitose, dando origem aos grupamentos celulares de oogônias. Esses grupos de células estão interligados por processos citoplasmáticos, e são denominados cistos germinativos ou ninhos. As oogônias agrupadas estão circundadas por células somáticas oriundas do mesonefro, formando os cordões corticais, que posteriormente darão origem aos folículos primordiais. As células que darão origem às células da granulosa se diferenciam a partir das células do mesonefro.

Os eventos de multiplicação celular mitótica e o equilíbrio entre a produção de oogônias e a ocorrência de apoptose determinam o número de oócitos disponíveis para a reprodução nas espécies mamíferas. Após sucessivas mitoses, as oogônias se diferenciam em oócitos e iniciam a primeira fase da meiose, que é interrompida na prófase I, ainda em estágio diplóteno, até o momento em que ocorre o recrutamento folicular.

Em fêmeas bovinas, o processo de divisão meiótica tem continuidade em resposta aos estímulos do FSH e do hormônio luteinizante (LH). A partir desse estímulo, têm início as fases de metáfase I, anáfase I e telófase I, culminando na liberação do primeiro corpúsculo polar. Esse evento marca didaticamente e fisiologicamente a maturidade do oócito, que passa então a ser chamado de oócito secundário. O processo de maturação *in vivo* ocorre somente no folículo dominante em fase pré-ovulatória, e, além do FSH e do LH, participam também desse processo outros hormônios, como o estradiol, a inibina e o fator de crescimento semelhante à insulina tipo 1 (IGF-1).

Na maioria dos mamíferos, a meiose é interrompida novamente na fase de metáfase II, permanecendo assim do momento da ovulação até o transporte através da tuba uterina. A meiose é retomada somente na ocorrência de fecundação, e finalizada com a extrusão do segundo corpúsculo polar, marcando assim o final do processo de oogênese.

POPULAÇÃO FOLICULAR OVARIANA

A população folicular ovariana varia individualmente conforme a espécie, raça, genética, idade, concentrações hormonais e *status* reprodutivo. Esses fatores influenciam tanto na quantidade de folículos como em sua distribuição no ovário. Estima-se que a população folicular ovariana na espécie bovina seja de 235 mil folículos ao nascimento.[1] A reserva folicular ovariana pode variar amplamente em outras espécies, sendo cerca de 160 mil folículos em ovelhas, entre 30 mil e 150 mil em éguas e cerca de 2 milhões em mulheres.

Estudos mais recentes indicam que a população folicular em cada ovário é semelhante para animais *Bos indicus* e *Bos taurus*, e varia significativamente de acordo com a fase da vida, sendo maior a reserva folicular em fetos quando comparada à reserva folicular de novilhas ou de vacas.[2] A correlação entre a população folicular antral e a pré-antral também foi estudada em ambas as subespécies, demonstrando que vacas com alta CFA teriam menor quantidade de folículos pré-antrais quando comparadas a vacas de baixa CFA.[3]

FOLÍCULOS OVARIANOS

O folículo é a unidade morfofuncional básica do ovário e consiste em um oócito circundado por células da granulosa e células da teca. Os folículos apresentam atividade endócrina e exócrina e são um elemento essencial na manutenção da viabilidade do oócito, promovendo ambiente ideal para seu crescimento e maturação até o momento da ovulação.

Na maioria das espécies animais, os folículos são distribuídos na porção mais externa do ovário, denominada córtex ovariano. Entretanto, nas éguas a maior concentração de folículos está na porção medular do ovário, próximo à fossa ovulatória. A população folicular ovariana é didaticamente dividida em população pré-antral ou não cavitários (folículos primordiais, primários e secundários) e população antral ou cavitários (terciários e pré-ovulatórios) (Figura 1). Nas fases iniciais de crescimento há predominância de fatores locais, entre os quais estão o *kit* ligante (KL), o fator de crescimento e diferenciação 9 (GDF-9), o fator de crescimento fibroblástico básico (bFGF) e o fator inibidor de leucemia (LIF).

Os folículos pré-antrais (primordial, primário e secundário) representam 90% de toda a população folicular do ovário, e são responsáveis pela renovação contínua dos folículos antrais. Entretanto, estima-se que 99,9% dos folículos pré-antrais não atingem a ovulação e entram em atresia. De acordo com a teoria clássica, não há formação de novos folículos na idade adulta, sendo finita a reserva folicular nas espécies mamíferas.[5]

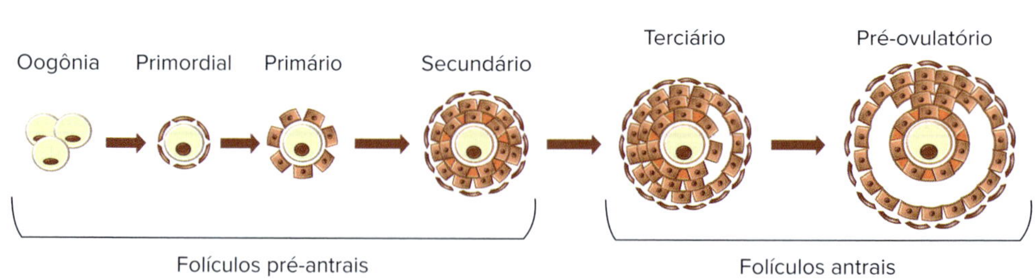

FIGURA 1 Sequência esquemática do crescimento e desenvolvimento folicular.
Fonte: adaptada de Seneda et al. (2016).[4]

Folículos pré-antrais

Os folículos pré-antrais, ou seja, não cavitários, são diferenciados de acordo com o formato e o número de camadas de células que circundam o oócito imaturo. Esses folículos são classificados como primordiais, primários e secundários. Histologicamente, os folículos primordiais são caracterizados por um oócito circundado por uma única camada de 4 a 8 células da granulosa achatadas, enquanto os folículos primários apresentam entre 11 e 12 células da granulosa de formato cuboide. Já os folículos secundários apresentam mais de uma camada de células da granulosa (Figura 2).

Os folículos também podem ser classificados segundo sua integridade. Folículos considerados viáveis são aqueles que apresentam todas as suas estruturas intactas: oócito, vesícula germinal, lâmina basal e nucléolo. Folículos considerados degenerados são classificados como em atresia, sendo ainda classificados em atresia inicial (estágio I: oócito com mais de 3 vacúolos e início da descondensação da cromatina), atresia moderada (estágio II: oócito e citoplasma fragmentados e alta condensação de cromatina) ou atresia completa (estágio III: oócito completamente fragmentado ou ausente).

Folículos primordiais

Os folículos primordiais se individualizam a partir dos cordões corticais assim que tem início a divisão meiótica do oócito. Durante o período fetal, uma camada de células somáticas achatadas, denominadas células pré-granulosas, passa a circundar o oócito primário, compondo assim o estágio mais primitivo da formação do folículo. A multiplicação das células pré-granulosas e a divisão meiótica do oócito são interrompidas e o folículo primordial entra em quiescência até o momento do recrutamento folicular, que pode ocorrer entre meses até anos após essa interrupção.

O núcleo do oócito ocupa posição central, e o nucléolo é bastante evidente. As demais organelas são distribuídas uniformemente no citoplasma, sendo as mitocôndrias bastante evidentes e com formato arredondado. O retículo endoplasmático liso e o complexo de Golgi são pouco desenvolvidos, com algumas vesículas distribuídas pelo citoplasma. Muitos folículos sofrem degeneração ainda na fase primordial, e o restante dos folículos constituirá a reserva folicular ovariana. Após o estabelecimento dessa reserva, um número regular de folículos é recrutado, aparentemente de acordo com a cronologia de sua formação. O processo de recrutamento ocorre de forma contínua durante toda a vida reprodutiva da fêmea, durando cerca de 80 a 100 dias entre a fase primordial e a fase pré-ovulatória.

Folículos primários

Os mecanismos envolvidos no recrutamento folicular ainda não são completamente esclarecidos. A predominância de fatores locais é a hipótese mais aceita para os estágios iniciais de crescimento folicular. Dentre esses fatores, são listados KL, GDF-9, bFGF e LIF. A partir do recrutamento, o folículo se transforma para a fase de folículo primário, quando as células da granulosa aumentam em quantidade e apresentam formato cuboide em relação ao folículo primordial.

Ao longo dessa transição, o oócito passa também pela maturação, porém sem mudanças significativas em seu tamanho. A característica marcante desse processo de maturação é o aparecimento da zona pelúcida, entre o oócito e as células da granulosa. Variações genéticas nas proteínas que compõem a zona pelúcida são associadas a resultados insatisfatórios na produção *in vitro* de embriões, destacando a importância dessa estrutura na avaliação e desenvolvimento dos oócitos. As numerosas mitocôndrias presentes no citoplasma do oócito ainda apresentam formato arredondado na fase de folículo primário, e passam a adquirir formato alongado com o desenvolvimento nas próximas fases foliculares.

Folículos secundários

Folículos secundários apresentam um oócito significativamente maior em relação aos folículos primários. Nessa fase, o folículo apresenta uma zona pelúcida bem desenvolvida e há o recrutamento das células da teca, que circundam pelo menos duas camadas de células da granulosa (Figura 2). O núcleo do oócito se desloca do centro para uma região excêntrica, entre a zona pelúcida e o centro do oócito. As demais organelas também se deslocam para regiões periféricas em relação ao centro da célula, o retículo endoplasmático se desenvolve e as mitocôndrias assumem um formato alongado.

Alguns marcadores moleculares são detectados na fase de folículo secundário, como: activina-A, fator de crescimento epidermal (EGF) e proteína morfogenética óssea 15 (BPM-15). A activina-A e sua proteína ligante (folistatina) são detectadas desde a fase de folículo primordial até as fases antrais de desenvolvimento. Na fase de folículo secundário a ação das gonadotrofinas pode ser detectada, e os papéis do FSH e do LH ganham importância no desenvolvimento do folículo. A partir do estágio secundário, a comunicação do oócito com as células da granulosa é realizada principalmente por junções celulares do tipo GAP.

Folículos antrais

A classe de folículos antrais, ou folículos cavitários, compreende os estágios de folículo terciário e de folículos pré-ovulatórios, também conhecidos como maduros, dominantes ou folículo de Graaf. Com a proliferação intensa das células da granulosa, o antro folicular é detectado como uma cavidade preenchida por fluido folicular, caracterizando a fase de folículo antral (Figura 3).

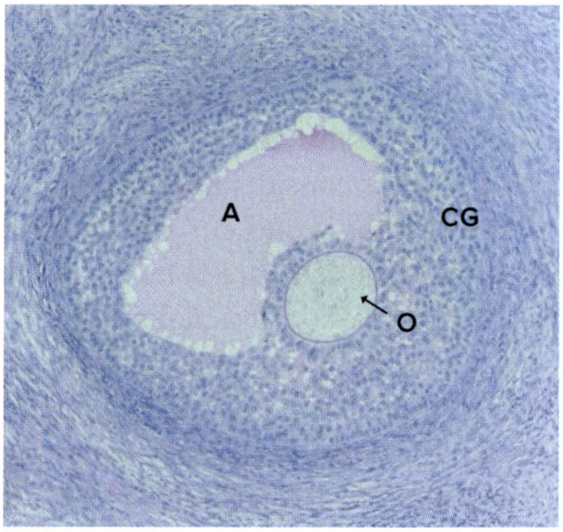

FIGURA 3 Folículo antral bovino. A: antro folicular; CG: células da granulosa; O: oócito.

Fonte: acervo dos autores.

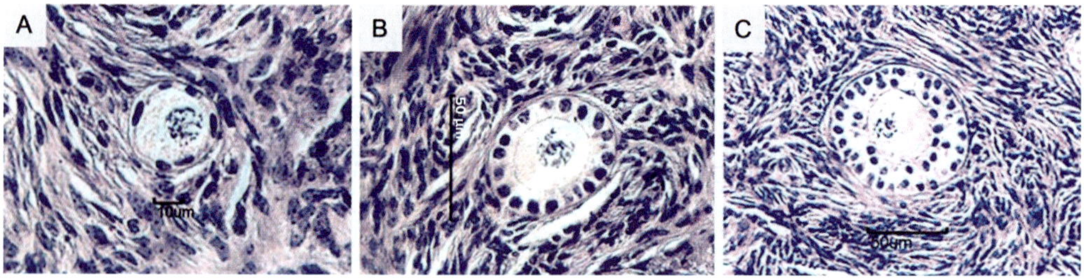

FIGURA 2 Folículos pré-antrais da espécie equina. A: folículo primordial. B: folículo primário. C: folículo secundário.

Fonte: adaptada de Seneda et al. (2016).[4]

Na espécie bovina, o diâmetro total do antro dos folículos evolui de 0,02 a 0,04 mm na fase primordial para mais de 10 mm na fase pré-ovulatória. De maneira geral, o tempo decorrido entre o início do aparecimento do antro até a fase pré-ovulatória é por volta de dois ciclos estrais.

Os folículos terciários são constituídos de um oócito circundado pela zona pelúcida e diversas camadas de células da granulosa, uma cavidade antral repleta por fluido folicular, uma membrana basal e duas camadas de células da teca (camada interna e externa). Os oócitos são caracterizados pela presença de diversos microvilos na zona pelúcida e diversas partículas lipídicas e mitocôndrias alongadas no citoplasma. Há ainda grande desenvolvimento de diversos complexos de Golgi e grânulos corticais, além da detecção dos microtúbulos.

Folículos pré-ovulatórios representam o estágio final do desenvolvimento folicular. Nessa fase há predominância de mitocôndrias arredondadas, grande desenvolvimento dos retículos endoplasmáticos liso e rugoso e detecção dos microtúbulos e grânulos corticais. O espaço perivitelínico é formado nessa fase, assim como um aumento no número de vesículas e complexos de Golgi. No final desse estágio, a função do nucléolo é inativada, como indica a marginalização dos centros fibrilares. Ao mesmo tempo, a atividade transcricional do oócito é reduzida.

Nesse contexto, o FSH é considerado um fator essencial devido a seus efeitos endócrinos e parácrinos. O FSH atua na regulação dos fatores de crescimento de fibroblastos (FGF), por exemplo, no FGF-8, resultando na formação do antro folicular. Os eventos de desvio e dominância folicular também são cruciais no desenvolvimento dos folículos pré-ovulatórios, e o LH e seu receptor têm papel fundamental na regulação desses acontecimentos. Além disso, a presença de líquido preenchendo o antro folicular permite o uso da ultrassonografia na avaliação da dinâmica folicular em estudos *in vivo*.

Atresia folicular

De todos os folículos primordiais formados, apenas uma pequena proporção atinge a ovulação. O restante dos folículos passa por um processo de morte celular programada, conhecido como atresia. A atresia folicular varia em prevalência conforme a fase de desenvolvimento folicular e tem duração desconhecida, o que parece ser o mecanismo de controle sobre o número de folículos em crescimento até o estágio pré-ovulatório.

Os processos envolvidos na ocorrência da atresia folicular são diferentes entre as fases pré-antrais e antrais. Nos folículos pré-antrais (primordiais, primários e secundários), os primeiros sinais celulares de atresia ocorrem no oócito, como a retração nuclear da cromatina e a fragmentação do citoplasma, o que desencadeia o processo irreversível de eliminação dos folículos nesse estágio de desenvolvimento. Na Figura 4 tem-se a imagem histológica de um folículo pré-antral bovino, no qual é possível observar os seguintes sinais de atresia: células da granulosa desorganizadas, início de fragmentação do citoplasma e, no oócito, retração nuclear da cromatina.

Em folículos pré-antrais, as alterações em células da granulosa são raramente observadas. Após a formação do antro folicular, há uma mudança importante na sensibilidade das células da granulosa e no oócito. Nas fases antrais, o oócito se torna altamente resistente, e os primeiros sinais de atresia geralmente são observados nas células da granulosa. Alguns sinais de atresia folicular, como núcleo picnótico, condensação da cromatina e retra-

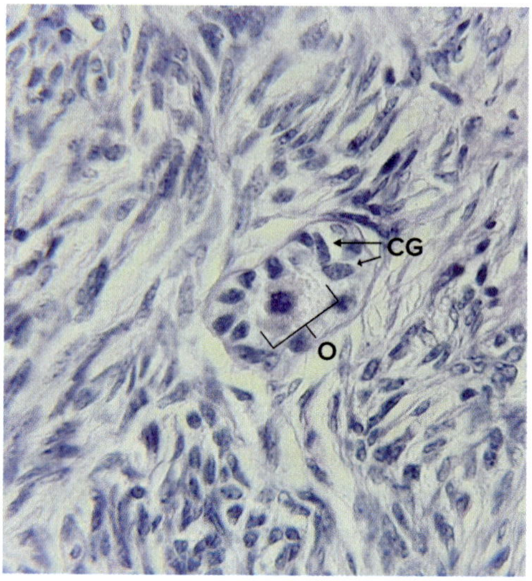

FIGURA 4 Folículo pré-antral bovino em atresia. CG: células da granulosa desorganizadas; O: oócito apresentando fragmentação do citoplasma e retração nuclear da cromatina.
Fonte: acervo dos autores.

ção nuclear, são detectados inicialmente nas células da granulosa próximas ao antro folicular. Em sequência, alguns fragmentos dessas células podem ser encontrados no fluido do antro folicular.

Com a continuidade do processo de atresia, observa-se a redução nas camadas de células da granulosa e a invasão do folículo por fibroblastos e macrófagos. Depois das alterações drásticas nas células da granulosa, o oócito passa por um processo de pseudomaturação e em seguida se fragmenta, sendo então eliminado ao final do processo de atresia. Apesar de ser um processo fisiológico, a atresia folicular leva a uma redução significativa no número de oócitos viáveis produzidos ao longo da vida reprodutiva da fêmea.

CONTAGEM DE FOLÍCULOS ANTRAIS

A formação e o desenvolvimento folicular, conforme descrito anteriormente, têm início ainda na vida fetal. No momento do nascimento a reserva folicular de uma bezerra, que será utilizada ao longo da vida reprodutiva, já está estabelecida. E, após o recrutamento e o desenvolvimento das fases primária e secundária, o folículo então inicia as fases antrais de desenvolvimento. Essa fase de desenvolvimento é caracterizada pela presença do antro, que deriva da transudação do plasma através da membrana basal do folículo. A presença do líquido permite a condução de estudos *in vivo* por meio da avaliação ultrassonográfica do ovário, monitorando a ocorrência do recrutamento, crescimento, atresia e ovulação.

Apesar de a reserva folicular ovariana ser muito maior em relação à população de folículos antrais, devido à alta correlação entre elas, é possível conhecer de forma relativamente precisa a reserva folicular de uma fêmea utilizando uma única avaliação ultrassonográfica para estimar a CFA. Também é possível monitorar a população folicular por meio da dosagem do hormônio antimülleriano (AMH). O AMH faz parte da superfamília dos fatores de crescimento beta, e é sintetizado pelas células da granulosa em folículos antrais e pré-antrais.

Contagem de folículos antrais: uma característica reprodutiva de alta repetibilidade

A população de folículos antrais é formada por folículos terciários e pré-ovulatórios. A primeira detecção de folículos terciários é ainda na vida fetal, aos 230 dias de gestação (vaca), e o antro folicular é a principal estrutura que define esse estágio do desenvolvimento folicular.

O antro folicular é um espaço preenchido por fluido folicular, resultante da intensa multiplicação das células da granulosa. Considerando apenas o antro folicular, este pode atingir diâmetros entre 14 e 28 mm, e são necessários entre dois e três ciclos estrais para que um folículo terciário no início da formação do antro consiga atingir o tamanho pré-ovulatório. Dessa forma, o antro folicular é a principal estrutura que permite a avaliação do desenvolvimento folicular por meio da ultrassonografia.

Em vacas, o número de folículos antrais é bastante variável entre as fêmeas, mas observa-se alta repetibilidade no mesmo indivíduo. A repetibilidade dessa característica foi estimada entre 0,86 e 0,96 em fêmeas *Bos taurus*,[6] 0,93 em fêmeas *Bos indicus*[7] e 0,90 a 0,92 em fêmeas mestiças *indicus-taurus* avaliadas dos 9 aos 24 meses de idade.[3,8]

A raça e a subespécie da fêmea parecem ter influência importante sobre essa característica, ficando bastante evidente em uma comparação direta entre animais *Bos indicus* e *Bos taurus*. Entretanto, dentro dos grupos genéticos é possível utilizar a CFA (folículos ≥ 3 mm) como ferramenta de seleção devido a sua alta repetibilidade individual independentemente da raça, idade, estação do ano, fase de lactação e condições de manejo.[9] De maneira geral, a CFA pode ser determinada em um dia aleatório do ciclo estral com alta acurácia para determinar fêmeas de alta, intermediária ou baixa CFA.

Um estudo em novilhas de corte da raça Braford (*Bos indicus-taurus*, 3/8 Hereford × 5/8 Nelore, N = 137) avaliou a variação da CFA desde o período pré-púbere até o início da puberdade.[8] As fêmeas foram avaliadas a cada 60 dias, dos 9 aos 24 meses de idade, para determinação do número de folículos antrais ≥ 3 mm de diâmetro. De todas as fêmeas avaliadas, 18,3% foram consideradas como alta CFA, 63,5% como intermediária e 18,3% como baixa CFA, e o número de folículos variou 21 vezes entre os indivíduos (contagens entre 3-64 folículos), mas foi altamente repetível no mesmo indivíduo ao longo do estudo (entre 0,89-0,92 – Figura 5).

Com base nesses resultados é possível selecionar fêmeas de acordo com a CFA, utilizando uma avaliação mesmo em idades pré-puberdade. Além disso, a avaliação da CFA pela ultrassonografia é um método rápido, de baixo custo e alta eficiência na determinação do número de folículos.

Contagem de folículos antrais e produção de embriões

A CFA tem sido apontada como fator importante na seleção de fêmeas para aplicação

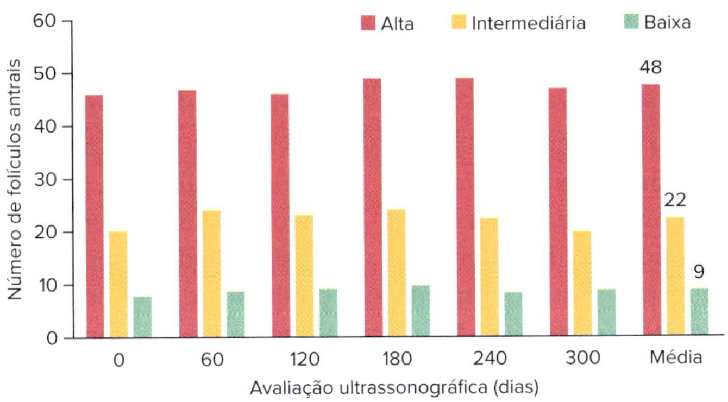

FIGURA 5 Contagem de folículos antrais durante as avaliações ultrassonográficas dos 9 aos 24 meses de idade em fêmeas bovinas de corte com alta, intermediária ou baixa CFA.

CFA: contagem de folículos antrais.

Fonte: adaptada de Morotti et al. (2017).[8]

de biotecnologias de auxílio à reprodução. Doadoras de embrião com alta CFA apresentam boas características de fertilidade, como maior número de oócitos e embriões viáveis produzidos por coleta,[6,9] maior concentração sérica de progesterona e maior taxa de prenhez quando comparadas a vacas de baixa CFA.[10] Dessa maneira, uma avaliação ultrassonográfica prévia à aplicação de uma biotecnologia possibilita a melhor recomendação técnica quando leva em conta a CFA como parâmetro.

A avaliação ultrassonográfica da CFA também auxilia na melhor compreensão da regulação e dos mecanismos envolvidos na fertilidade das fêmeas bovinas. A alta CFA está relacionada a maior responsividade a tratamentos com gonadotrofinas em protocolos de superovulação (SOV), maior número de oócitos recuperados para fertilização *in vitro*,[11] maior porcentagem de oócitos viáveis, embriões transferíveis e maiores taxas de prenhez na transferência de embriões produzidos *in vitro*,[12,13] além de intervalo entre partos mais curtos e alta fecundidade.

A concentração sérica do AMH também tem alta correlação com a CFA. O AMH é considerado um marcador endócrino para a resposta a protocolos de superovulação, e está relacionado aos melhores resultados em doadoras de oócitos para a produção *in vitro* de embriões (PIVE)[12] e como preditor da fertilidade e longevidade do rebanho. Tanto em animais *Bos taurus* como em animais *Bos indicus* ou em cruzamentos *indicus-taurus*, animais com alta concentração sérica de AMH apresentam maior CFA do que animais com baixa concentração sérica do hormônio. Outras particularidades de fêmeas de alta CFA são maiores taxas de concepção, menor intervalo entre partos e menor número de coberturas por prenhez,[14] além de maior número de oócitos morfologicamente viáveis.[15]

Quando submetidas a protocolos de superovulação para coleta de embriões, doadoras de alta CFA apresentam maior número de embriões viáveis produzidos por animal quando comparadas às doadoras de baixa CFA. Na técnica *in vivo*, Silva-Santos et al. (2014)[3] demonstraram que o número de estruturas recuperadas por coleta foi maior em vacas de alta CFA, entretanto não houve diferença na proporção de embriões transferíveis entre fêmeas de alta e baixa CFA (78,4 *vs.* 89,5%).[3] De maneira similar, na coleta de oócitos por aspiração folicular (OPU), as fêmeas de alta CFA apresentaram maior número de embriões viáveis produzidos *in vitro*.[13] Em um estudo com animais mestiços *indicus-taurus*[9] foi demonstrada maior recuperação de complexos *cumulus*-oócito de fêmeas de alta CFA, resultando em maior número de embriões produzidos na técnica *in vitro* (Figura 6).

Apesar de a maioria dos estudos apontar para maior número de embriões produzidos a partir de fêmeas de alta CFA, tanto na produção *in vivo* como na produção *in vitro*, a proporção de embriões em relação à contagem de folículos ainda não está completamente estabelecida. Alguns estudos demonstraram que há uma vantagem numérica na recuperação de oócitos para a produção *in vitro*, entretanto a qualidade desses oócitos e as taxas de clivagem e blastocistos não diferem entre os diferentes grupos de CFA.[13,16] Por outro lado, na produção *in vivo* de embriões, doadoras de alta CFA apresentam altas taxas de produção e recuperação de embriões.[3,9]

Esses estudos reforçam a hipótese de que a produção de embriões de uma doadora está intimamente relacionada a sua população folicular, e detectaram vantagens numéricas na utilização de vacas de alta CFA na aplicação das biotécnicas. Um aspecto interessante do estudo foi o de que, para fêmeas de alta CFA, tanto a PIVE quanto a SOV apresentam

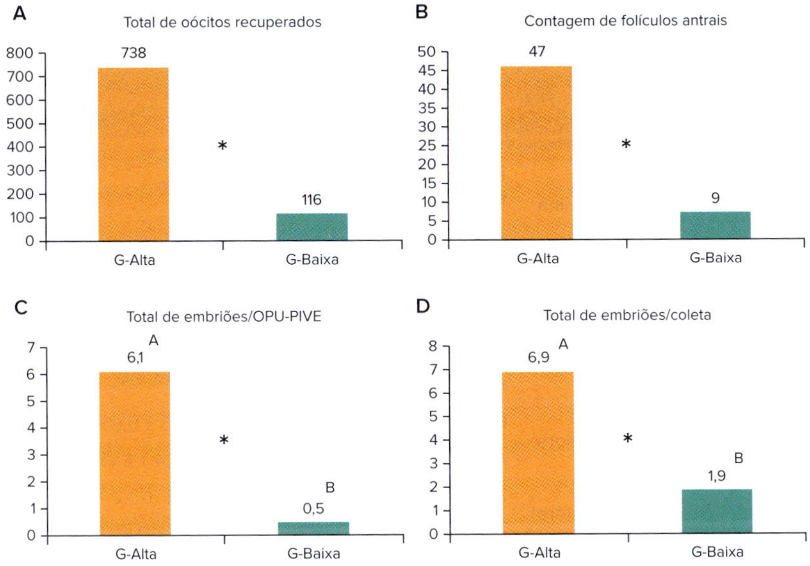

FIGURA 6 *Performance* reprodutiva de doadoras *Bos indicus-taurus* de alta (≥ 40 folículos) ou baixa (≤ 10 folículos) contagem de folículos antrais. A: total de oócitos recuperados durante a aspiração folicular. B: quantidade de fêmeas classificadas como sendo do grupo de alta e baixa CFA. C: total de embriões produzidos *in vitro* (OPU-PIVE). D: total de embriões coletados pela biotécnica de produção *in vivo* de embriões (superovulação).

CFA: contagem de folículos antrais; OPU: *ovum pick-up*; PIVE: produção *in vitro* de embriões.

* Indica diferença significativa ($p < 0,05$) entre grupos de alta e baixa CFA.

A e B acima das barras indicam diferença significativa ($p < 0,05$) entre as biotécnicas (PIVE *vs.* SOV).

Fonte: adaptada de Silva-Santos et al. (2014).[3]

resultados satisfatórios, ao passo que, em vacas de baixa CFA, a melhor performance foi atingida na técnica *in vivo* quando comparada à técnica *in vitro*.

Até o momento não é possível considerar uma única perspectiva em relação à influência da CFA sobre a fertilidade e resultados reprodutivos de fêmeas submetidas às biotécnicas reprodutivas. Ainda existem diferenças importantes entre os estudos em relação ao manejo, nutrição, delineamento experimental, metodologias aplicadas, dentre outros. Os principais resultados dos estudos em torno da CFA são apresentados nas tabelas a seguir, considerando estudos com o método *in vitro* (Tabela 1) e *in vivo* (Tabela 2) para a produção de embriões. Alguns autores sugerem que as diferenças entre resultados também estão relacionadas às diferenças endócrinas entre fêmeas de alta e baixa CFA. Maior número, porém menor qualidade, de embriões em vacas de alta CFA seria explicado pela menor concentração sérica de FSH endógeno durante o crescimento das ondas foliculares. Esses achados são importantes para o entendimento da dinâmica ovariana e da influência das gonadotrofinas no processo de recrutamento e crescimento de folículos na fase antral, que resultam na CFA.

TABELA 1 Resultados da produção *in vitro* de embriões (PIVE) bovinos em fêmeas *Bos taurus*, *Bos indicus* e *Bos indicus-taurus* classificadas como de alta ou baixa contagem de folículos antrais (CFA)

<table>
<tr><th>Autores</th><th>Subespécie/raça</th><th>Grupo CFA</th><th>Oócitos (média ± ep)</th><th>Blastocisto (média ± ep)</th><th>Taxa de blastocisto (%)</th></tr>
<tr><td rowspan="2">Ireland et al., 2007</td><td rowspan="2">Bos taurus (novilha de corte)</td><td>Baixa ≤ 15 folículos</td><td>$7,5^b$</td><td>$1,3^b$</td><td>29,6</td></tr>
<tr><td>Alta ≥ 25 folículos</td><td>$29,5^a$</td><td>$4,9^a$</td><td>30,9</td></tr>
<tr><td rowspan="2">Silva-Santos et al., 2014</td><td rowspan="2">Bos indicus-taurus (Braford)</td><td>Baixa ≤ 10 folículos</td><td>$5,8 \pm 3,4^b$</td><td>$0,5 \pm 0,8^b$</td><td>9,5</td></tr>
<tr><td>Alta ≥ 40 folículos</td><td>$36,9 \pm 13,7^a$</td><td>$6,1 \pm 4,5^a$</td><td>16,5</td></tr>
<tr><td rowspan="2">Santos et al., 2016</td><td rowspan="2">Bos indicus (Nelore)</td><td>Baixa ≤ 7 CCO</td><td>$3,8 \pm 1,1^b$</td><td>$0,6 \pm 0,6^b$</td><td>13</td></tr>
<tr><td>Alta ≥ 40 CCO</td><td>$40,4 \pm 10,6^a$</td><td>$18,4 \pm 6,7^a$</td><td>41,9</td></tr>
<tr><td rowspan="2">Monteiro et al., 2017</td><td rowspan="2">Bos indicus (Nelore)</td><td>Baixa < 15 CCO</td><td>10 ± 0,4</td><td>3,6 ± 0,2</td><td>33,9</td></tr>
<tr><td>Alta ≥ 15 CCO</td><td>21,2 ± 1</td><td>7,1 ± 0,4</td><td>34,2</td></tr>
<tr><td rowspan="2">Rosa et al., 2018</td><td rowspan="2">Bos indicus (Nelore)</td><td>Baixa ≤ 31 folículos</td><td>536</td><td>203</td><td>38,6</td></tr>
<tr><td>Alta ≥ 92 folículos</td><td>617</td><td>251</td><td>40,6</td></tr>
<tr><td rowspan="2">Garcia et al., 2020</td><td rowspan="2">Bos indicus (Nelore)</td><td>Baixa ≤ 15 folículos</td><td>$7,9 \pm 0,6^b$</td><td>$1,7 \pm 0,2^b$</td><td>$28,8 \pm 3,9^b$</td></tr>
<tr><td>Alta ≥ 25 folículos</td><td>$30,1 \pm 2,2^a$</td><td>$10,3 \pm 0,9^a$</td><td>$41,9 \pm 2,8^a$</td></tr>
</table>

CCO: complexos *cumulus*-oócito; CFA: contagem de folículos antrais.
Letras minúsculas diferentes (a-b) no mesmo autor indicam diferenças ($P \leq 0,05$) entre os grupos de CFA.
Fonte: adaptada de Ireland et al. (2007),[9] Silva-Santos et al. (2014),[3] Santos et al. (2016),[13] Monteiro et al. (2017),[17] Rosa et al. (2018)[16] e Garcia et al. (2020).[11]

TABELA 2 Resultados da produção *in vivo* de embriões por superovulação (SOV) em fêmeas *Bos taurus* e *Bos indicus-taurus* classificadas como de alta ou baixa contagem de folículos antrais (CFA)

<table>
<tr><th>Autores</th><th>Subespécie/raça</th><th>Grupo CFA</th><th>Embriões transferíveis/animal (média ± ep)</th><th>Proporção de embriões transferíveis (%)</th></tr>
<tr><td rowspan="2">Ireland et al., 2007</td><td rowspan="2">Bos taurus (novilhas de corte)</td><td>Baixa ≤ 15 folículos</td><td>$3,8 \pm 0,8^b$</td><td>$79,8^a$</td></tr>
<tr><td>Alta ≥ 25 folículos</td><td>$5,4 \pm 1,3^a$</td><td>$50,7^b$</td></tr>
<tr><td rowspan="2">Silva-Santos et al., 2014</td><td rowspan="2">Bos indicus-taurus (novilhas de corte)</td><td>Baixa ≤ 10 folículos</td><td>$1,9 \pm 2,1^b$</td><td>$89,5^a$</td></tr>
<tr><td>Alta ≥ 40 folículos</td><td>$6,9 \pm 5,3^a$</td><td>$78,4^a$</td></tr>
</table>

CFA: contagem de folículos antrais.
Letras minúsculas diferentes (a-b) no mesmo autor indicam diferenças ($P \leq 0,05$) entre os grupos de CFA.
Fonte: adaptada de Ireland et al. (2007)[9] e Silva-Santos et al. (2014).[3]

A fase em que os folículos são aspirados também influencia os resultados da técnica OPU/PIVE. Segundo Cavalieri et al. (2018),[18] doadoras de oócitos submetidas à sincronização da onda folicular apresentaram melhores resultados na PIVE e na prenhez após a transferência de embriões (TE) quando comparada à aspiração realizada em dias aleatórios do ciclo estral.[18] Considerando essas variáveis, outro estudo comparou vacas de baixa e alta CFA sincronizando a emergência da onda folicular ou em dias aleatórios do ciclo.[11] Nesse estudo, as vacas de alta CFA apresentaram maior número total de oócitos, oócitos viáveis, número de embriões e prenhez após TE quando comparadas às vacas de baixa CFA, e a sincronização da onda beneficiou os resultados obtidos quando comparada à OPU em dia aleatório do ciclo (Tabela 3). Nesse contexto, na seleção de doadoras para aplicação da técnica *in vitro* tem sido considerado primeiramente o mérito genético, posteriormente pode ser realizada a avaliação pela CFA, escolhendo doadoras de alta CFA, e por fim se pode sincronizá-las, a fim de obter os melhores resultados possíveis na aplicação da PIVE.[8]

A sincronização da emergência da onda folicular pode ser realizada pelo uso de protocolos hormonais (Figura 7). Em um dia aleatório do ciclo estral, o protocolo é iniciado pela inserção de um dispositivo intravaginal impregnado com progesterona e a administração de 2 mg de benzoato de estradiol e 530 mcg de D-cloprostenol. Após cinco dias, o dispositivo intravaginal é removido e a OPU é realizada.[11]

Contagem de folículos antrais e fertilidade na inseminação artificial em tempo fixo

A *performance* das doadoras nas biotécnicas de produção de embriões é positivamente correlacionada à CFA, como mencionado anteriormente. Entretanto, a relação entre a CFA e os resultados na inseminação artificial em tempo fixo (IATF) é controversa. Alguns estudos relatam alta taxa de concepção na IATF em fêmeas de baixa CFA na subespécie *Bos indicus*.[19,20] Adicionalmente, Jimenez-Krassel et al. (2017)[21] observaram que vacas Bos taurus de alta CFA têm fertilidade reduzida e vida reprodutiva mais curta do que vacas de baixa CFA.[21] Outros estudos relacionaram vacas de baixa CFA a características de baixa fertilidade,[12-14] e, dessa forma, a ligação entre a CFA e a fertilidade na inseminação artificial ainda não está completamente estabelecida.

Em vacas Nelore (*Bos indicus*), o estudo da dinâmica folicular revela que animais de baixa CFA apresentam diâmetro folicular e taxas de prenhez maiores em programas de IATF quando comparados a animais de alta CFA[7] (Tabela 4). Outros achados demonstram que a proliferação celular de folículos em estágio final de crescimento é maior em fêmeas de baixa CFA, e ainda há uma interação entre

TABELA 3 Efeito da interação entre contagem de folículos antrais (CFA, alta e baixa) e a sincronização da emergência da onda folicular (aleatório ou sincronizado) nos resultados da produção *in vitro* de embriões de doadoras Nelore (*Bos indicus*)

Interações	Oócitos viáveis (média ± ep)	Embriões (média ± ep)	Taxa de blastocisto (média ± ep)	Prenhez (média ± ep)
Baixa-aleatório	7,9 ± 0,8^b	3,1 ± 0,5^c	41,1 ± 4,95^b	1,1 ± 0,2^c
Baixa-sincronizado	6,3 ± 0,7^b	3,2 ± 0,4^c	41,5 ± 5,09^b	1,2 ± 0,3^{bc}
Alta-aleatório	16,7 ± 1^a	6,4 ± 0,7^b	39 ± 3,43^b	2,5 ± 0,4^b
Alta-sincronizado	20,4 ± 1,3^a	9,8 ± 0,7^a	49,8 ± 2,94^a	3,8 ± 0,4^a

CFA: contagem de folículos antrais.
Letras minúsculas diferentes (a-c) para uma mesma variável indicam diferenças ($P \leq 0,05$) entre os grupos.
Fonte: adaptada de Garcia et al. (2020).[11]

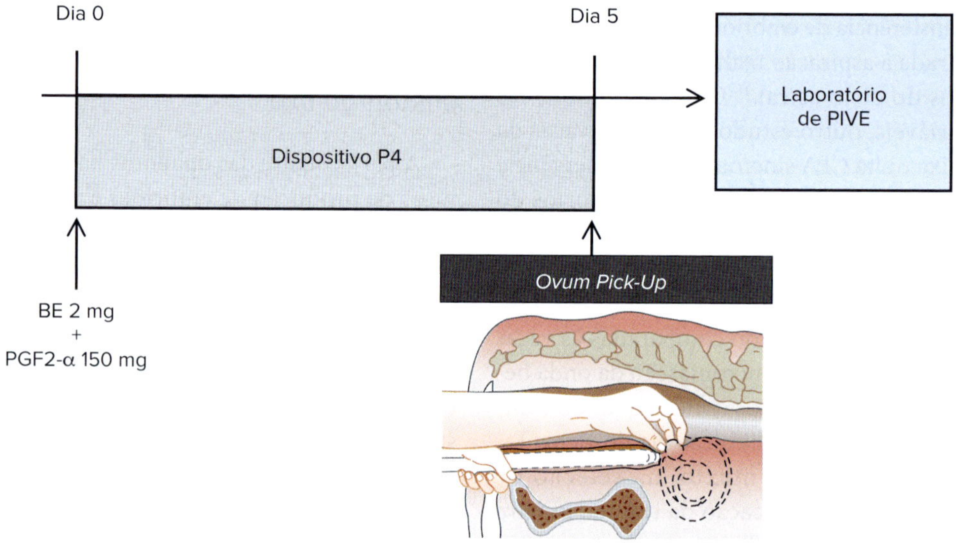

FIGURA 7 Protocolo hormonal para controle da emergência da onda folicular de crescimento antes da realização da aspiração folicular (OPU) e produção *in vitro* de embriões.

BE: benzoato de estradiol; OPU: *ovum pick-up*; P4: progesterona; PGF2-α: prostaglandina F2-α; PIVE: produção *in vitro* de embriões.

Fonte: adaptada de Garcia et al. (2020).[12]

TABELA 4 Taxa de concepção em vacas Nelore (*Bos indicus*) com diferentes contagens de folículos antrais (CFA) submetidas a programas de inseminação artificial em tempo fixo (IATF)

Autores	Grupos de CFA	CFA (média ± dp)	Taxa de concepção % (n/N)
Morotti et al., 2018	Baixa (≤ 15 folículos)	$11,3 \pm 2,8^c$	$61,7^a$ (150/243)
	Intermediária (20-40 folículos)	$29,4 \pm 6^b$	$52,9^b$ (210/397)
	Alta (≥ 45 folículos)	$52,8 \pm 7,7^a$	$49,5^b$ (96/194)
	Valor de p	0,001	0,02
Moraes et al., 2019	Baixa (≤ 10 folículos)	$7,7 \pm 2,6^c$	$57,7^a$ (176/305)
	Intermediária (11-29 folículos)	$18 \pm 3,4^b$	$49,7^b$ (155/312)
	Alta (≥ 30 folículos)	$38 \pm 12,4^a$	$47,9^b$ (57/119)
	Valor de p	< 0,0001	0,008
Lima et al., 2020	Muito baixa (≤ 15 folículos)	$10,6 \pm 0,2^d$	$57,9^a$ (374/646)
	Baixa (16-30 folículos)	$23,9 \pm 0,2^c$	$53,1^a$ (214/403)
	Intermediária (31-44 folículos)	$37,3 \pm 0,3^b$	$54,9^a$ (116/211)
	Alta (≥ 45 folículos)	$53,1 \pm 0,6^a$	$45,2^b$ (76/168)
	Valor de p	< 0,0001	0,001

CFA: contagem de folículos antrais.

Letras minúsculas diferentes (a-d) no mesmo autor indicam diferenças (P ≤ 0,05) entre os grupos de CFA.

Fonte: adaptada de Morotti et al. (2018),[7] Moraes et al. (2019)[19] e Lima et al. (2020).[20]

o escore de condição corporal (ECC) e a CFA sobre os resultados reprodutivos em vacas *Bos indicus*.[19] Além disso, alguns genes relacionados à comunicação intercelular, controle meiótico, modulação epigenética, divisão celular, crescimento folicular, esteroidogênese e resposta ao estresse estão positivamente regulados em células do *cumulus* de animais de baixa CFA, e que demonstraram maior concentração sérica de progesterona e maior fertilidade na IATF.[20]

Até o momento, os estudos indicam que vacas de alta CFA apresentam vantagens numéricas para serem doadoras em programas de OPU/PIVE ou SOV/TE, enquanto vacas de baixa CFA apresentariam vantagens em biotécnicas de inseminação artificial. Dessa forma, uma preocupação seria o impacto sobre a fertilidade geral dos rebanhos ao utilizar a CFA como ferramenta de seleção. Felizmente, a CFA apresenta herdabilidade de média a baixa em bovinos. Não há relação entre a CFA e a produção de leite em animais da raça Holandês, assim como em animais de corte há baixa correlação entre a CFA e características produtivas.[21] Dessa maneira, o uso da CFA como parâmetro na escolha de animais para aplicação de biotécnicas reprodutivas não prejudica o valor genético das futuras gerações. Assim, a aplicação da CFA é recomendada na seleção de fêmeas após a avaliação do mérito genético ter sido considerada.[8]

O contexto da população folicular antral aplicado às biotécnicas reprodutivas ainda é pouco compreendido. Seria necessário ajustar as doses hormonais? Qual o real impacto da nutrição e sanidade sobre a CFA de fêmeas em idade reprodutiva? Estaria a CFA relacionada a diferenças moleculares, de expressão gênica ou outros mecanismos relacionados à fertilidade? Questões como essas têm sido investigadas, e algumas encontram-se parcialmente respondidas. No entanto, mais estudos são necessários para melhor elucidar a relação da CFA com a fertilidade.

EPIGENÉTICA E NOVOS CONCEITOS: NEOFOLICULOGÊNESE

O conhecimento acerca da oogênese e da foliculogênese aumentou significativamente nos últimos anos. O crescimento da indústria de embriões avançou mundialmente, sobretudo nas tecnologias relacionadas à PIVE, assim como na IATF e na transferência de embriões em tempo fixo (TETF), o que impulsionou ainda mais o conhecimento nessa área da reprodução.

Alguns tópicos da pesquisa básica na fisiologia folicular permanecem desconhecidos. A cultura *in vitro* de folículos pré-antrais surgiu como um modelo útil, porém ainda com algumas limitações técnicas. Outras teorias também surgiram acerca da população folicular, reacendendo debates sobre oogênese, foliculogênese e mecanismos de reposição folicular. Finalmente, novas linhas de pesquisa, como a epigenética, trouxeram perspectivas diferentes no entendimento da fisiologia ovariana. Portanto, também serão abordadas as novas hipóteses em torno da produção continuada de oócitos, e ao final serão apresentados novos estudos sobre crescimento folicular e epigenética.

Produção contínua de oócitos?

Como estabelecido pelo conceito clássico, uma premissa básica da fisiologia reprodutiva das fêmeas é a reserva finita e não renovável de células germinativas do ovário. O declínio gradual no número de oócitos após o nascimento ocorre principalmente pela ocorrência de apoptose, em que a ausência de células germinativas na idade senil é aceita de forma geral pela comunidade científica. Apesar de esse fenômeno ter sido primeiramente descrito em 1870 por Waldeyer e aceito por 150 anos, Johnson et al. (2004 e 2005)[22,23] apresentaram evidências e propuseram a revisão desse tópico. Esses autores descreveram a ocorrência de oogênese e foliculogênese após o nascimento, estando as células-tronco envolvidas na origem desse processo.

As células-tronco têm grande importância no cenário científico atual. As características de autorreplicação e diferenciação em outras células especializadas fazem delas ferramentas importantes da terapia celular e genômica. A plasticidade encontrada nas células tronco pode estar em diferentes níveis. A característica de plasticidade significa a habilidade dessas células para gerar diferentes tecidos, independentemente de qual camada embrionária estes originam. Até o momento, foi demonstrado que células-tronco da medula óssea são capazes de se diferenciar em células nervosas, miócitos, hepatócitos e células cardíacas.

A plasticidade das células-tronco é considerada argumento favorável à hipótese de neo-oogênese. Porém, a teoria foi bastante criticada, e questões importantes foram levantadas sobre o tema. Além disso, em aspectos clínicos, a inatividade ovariana em fêmeas em idade senil é um fenômeno comprovado e amplamente aceito.

Folículos multioócitos em ovários de mamíferos adultos

A maioria dos folículos possui somente um oócito. Entretanto, foi constatado que mais de um oócito pode existir no mesmo folículo. Esse tipo de folículo é bastante encontrado nas fases fetais de desenvolvimento, mas sua presença nos ovários de fêmeas adultas suscita uma questão fisiológica intrigante. A origem e o destino dessas estruturas, assim como sua contribuição para a ovulação e a fertilidade em fêmeas adultas, serão discutidos neste tópico.

A formação e o desenvolvimento dos folículos é bastante documentada para a maioria das espécies, e o momento exato das modificações celulares é diferente entre estas, porém o padrão geral é relativamente semelhante para todas as espécies mamíferas descritas. Ao alcançar as cristas genitais, as células germinativas primordiais se diferenciam em oogônias e se desenvolvem em grupamentos, também chamados de ninhos de oogônias. Essa estrutura tem sido conservada ao longo da evolução. A partir da multiplicação por mitose, as oogônias passam a interagir com as células somáticas em seu entorno, dando origem aos cistos germinativos. Nesses cistos, as oogônias se ligam por pontes intercelulares e interagem com as células pré-granulosas em chamados cordões ovarianos ou cordões ovígeros, de onde posteriormente surgirão os folículos primordiais.

Após várias gerações mitóticas, as oogônias iniciam a meiose, tornando-se oócitos, que interrompem o processo de divisão no estágio diplóteno na prófase da meiose I. A formação dos folículos primordiais ocorre com a individualização dos oócitos, com a divisão programada dos cistos germinativos. Dessa forma, a maior parte dos folículos abriga um único oócito, apesar de haver relatos de dois ou mais oócitos em um único folículo de espécies mamíferas.

Folículos multioócitos são aqueles que contêm dois ou mais oócitos, sem uma separação entre eles pela membrana basal. Essas estruturas já foram descritas em diversas espécies mamíferas: camundongos, morcegos, coelhos, gatos, cães, suínos, caprinos, ovinos, bovinos e humanos.[3] Apesar de essas estruturas terem sido consideradas por muito tempo como patológicas, alguns autores argumentam que o desenvolvimento de folículos multioócitos não é um erro nem um fenômeno patológico, mas sim um polimorfismo natural na combinação numérica de oócitos e células da granulosa.

O número de oócitos em um folículo multioócito pode variar entre 2 e 24. Quando os oócitos de um mesmo folículo estão em fases diferentes de desenvolvimento, as células da granulosa parecem acompanhar o oócito mais desenvolvido. Folículos multioócitos podem ser 2 a 3 vezes maiores em volume do que folículos com um único oócito na mesma fase de desenvolvimento, devido ao maior volume dos oócitos e ao maior número de células da granulosa. Os oócitos do folículo multioócito podem estar alinhados ou não, resultando em formatos alongados ou arredondados (Figura 8).

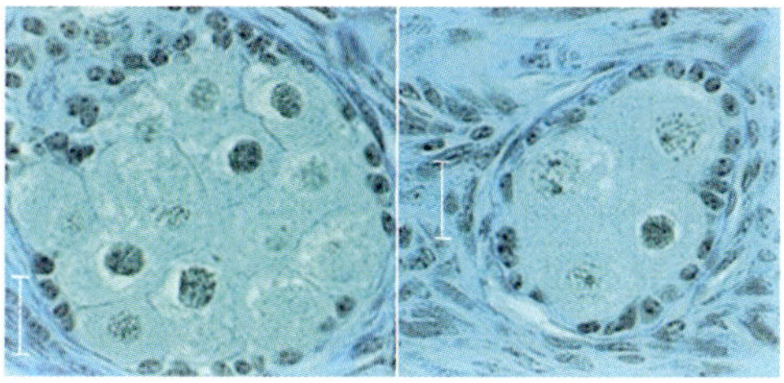

FIGURA 8 Corte histológico de folículos multioócitos em fêmeas bovinas adultas.

Fonte: adaptada de Ireland et al. (2008).[15]

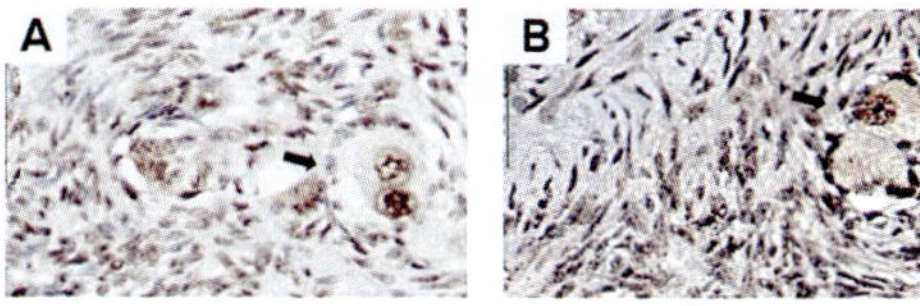

FIGURA 9 A: folículo multioócito primordial (transição). Destaque para dois oócitos marcados com anticorpo antiantígeno nuclear de proliferação celular (anti-PCNA – seta). B: folículo multioócito primário. Seta mostrando dois oócitos, um com forte e outro com fraca marcação pelo anticorpo anti-PCNA.

Fonte: adaptada de Oliveira et al. (2017).[24]

Os folículos multioócitos não são uma ocorrência rara nos ovários, e já foram descritos em todas as fases de desenvolvimento, desde primordiais a folículos pré-ovulatórios (Figura 9). Em ovários de fêmeas jovens, a frequência de aparecimento dessas estruturas é constante nas fases iniciais de crescimento, e diminui em ocorrência nas fases mais desenvolvidas pré-antrais. A grande variação no número de folículos antrais em novilhas está fortemente relacionada com a ocorrência de folículos multioócitos. Em folículos com apenas dois oócitos, estes parecem apresentar o mesmo ritmo de desenvolvimento em relação à espessura de zona pelúcida e diâmetro do oócito. Entretanto, essa mesma relação não é observada quando o folículo multioócito apresenta mais de três oócitos.[24]

Alguns autores sugerem que os folículos multioócitos podem atingir a ovulação. Outros afirmam que o menor oócito presente no folículo provavelmente está com o desenvolvimento estagnado e provavelmente entrará em processo de degeneração. Desse modo, toda a estrutura desapareceria, restando somente um oócito, ou todo o folículo entraria em atresia e não atingiria o estágio de ovulação e extrusão do oócito. Em casos em que a diferença de desenvolvimento entre células é mais pronunciada, algumas células podem entrar em degeneração. Ocasionalmente, um folículo desse tipo pode atingir a maturidade, mas as evidências em favor dessa hipótese ainda são incompletas. É possível ainda que o destino dessas formações atípicas de folículos seja o mesmo da maioria dos folículos presentes nos ovários de mamíferos, ou seja, a atresia.[25]

Ainda não está esclarecido como alguns oócitos são selecionados para sobreviver, enquanto outros são designados como células destinadas à morte celular programada. Alguns autores sugerem que a presença de folículos multioócitos na fase adulta indica sua incapacidade para atingir a ovulação. Entretanto, o contrário poderia explicar a redução na quantidade desses folículos ao longo do tempo.

Os folículos multioócitos representam uma questão fisiológica intrigante. Em insetos, os cistos germinativos são essenciais no desenvolvimento de um único oócito na presença de células adjacentes, mas a importância dessas células no ovário de mamíferos ainda não está estabelecida. Apesar de serem geralmente encontradas em estágios iniciais da foliculogênese, ainda existem poucas informações sobre o assunto. Essas células enfermeiras podem se desenvolver em meios *in vitro* até a fase de blastocisto, mas seria possível que se desenvolvessem até a ovulação nas condições ovarianas *in vivo*? Ou sua presença indica a inabilidade dos folículos multioócitos para atingir a ovulação? Novas abordagens em torno da função dos folículos multioócitos e sua relação com a fertilidade poderiam acrescentar ao nosso conhecimento sobre o assunto.

CONSIDERAÇÕES FINAIS

Como descrito neste capítulo, a regulação da foliculogênese ainda é um amplo universo a ser explorado e descoberto. Nos últimos anos, um progresso extraordinário em torno do assunto ocorreu, mas ainda assim restam algumas lacunas no entendimento dos processos, especialmente nas fases pré-antrais. Como é iniciado o recrutamento? Como são controladas a ativação e a repressão de um grande número de genes? Por que apenas uma pequena fração de folículos de cada vez é ativada pelos fatores de crescimento? Existe somente um mecanismo central de regulação para todos esses eventos?

Nesse contexto, qual o real papel da CFA como ferramenta de seleção, uma vez que esse parâmetro indica a reserva folicular ovariana? Em razão de resultados controversos até o momento, incluindo aqueles dentro dos mesmos grupos de pesquisa, ainda não é possível definir o papel da CFA sobre a fertilidade. O uso da CFA na produção de embriões *in vivo* e *in vitro* parece evidente, mas ainda são necessários mais estudos em relação à inseminação artificial em tempo fixo e à fertilidade das fêmeas.

A neofoliculogênese permanece como uma hipótese ainda a ser validada. Entretanto, é previsível que algumas mudanças no entendimento da reserva folicular ovariana ocorram, levando em conta os resultados obtidos até o momento. Talvez a hipótese de nova produção de folículos seja parcialmente provada ou aceita de maneira diferente da proposta inicialmente, e é razoável que novas descobertas surjam a partir das pesquisas nesse campo específico. Com a liberdade de comparação, a renovação de células neurais foi considerada impossível até alguns anos atrás, e hoje o processo e os mecanismos envolvidos são amplamente documentados.

É evidente que a epigenética é um campo de amplas possibilidades para explicar os mecanismos regulatórios e de função dos genes na fisiologia ovariana. Esse campo do conhecimento também é uma aposta na investigação da renovação folicular. Apesar dos desafios do estudo, considerando as relações dinâmicas entre DNA e cromatina, os estudos recentes têm indicado que o nucleossomo orquestra uma importante sintonia na estrutura essencial do início da vida: o folículo ovariano.

REFERÊNCIAS

1. Betteridge KJ, Smith C, Stubbings RB, Xu KP, King WA. Potential genetic improvement of cattle by fertilization of fetal oocytes in vitro. J Reprod Fertil 1989;38:87-98.
2. Silva-Santos KC, Santos GMG, Siloto LS, Hertel MF, Andrade ER, Rubin MIB, et al.. Estimate of the population of preantral follicles in the ovaries of Bos taurus indicus and Bos taurus taurus females. Therio 2011;76:1051-7.
3. Silva-Santos KC, Siloto LS, Santos GMG, Morotti F, Marcantonio TN, Seneda MM. Comparison of antral

and preantral ovarian follicle populations between Bos indicus and Bos indicus-taurus cows with high or low antral follicles counts. Reprod Dom Anim 2014;49:48-51.

4. Marcondes Seneda M, Silva-Santos KC, Marinho LSR (eds.). Biotechnology of animal reproduction. Hauppauge: Nova Science; 2016.
5. Griffin J, Emery BR, Huang I, Peterson CM, Carrell DT. Comparative analysis of follicle morphology and oocyte diameter in four energy metabolism in the oocyte and follicle mammalian species (mouse, hamster, pig, and human). J Exp Clin Assist Reprod 2006;3:2.
6. Ireland JLH, Scheetz D, Jimenez-Krassel F, Themmen APN, Ward F, Lonergan P, et al. Antral follicle count reliably predicts number of morphologically healthy oocytes and follicles in ovaries of young adult cattle. Biol Reprod 2008;79:1219-25.
7. Burns DS, Jimenez-Krassel F, Ireland JLH, Knight PG, Ireland JJ. Numbers of antral follicles during follicular waves in cattle: evidence for high variation among animals, very high repeatability in individuals, and an inverse association with serum follicle-stimulating hormone concentrations. Biol Reprod 2005;73:54-62.
8. Morotti F, Moretti R, dos Santos GMG, Silva-Santos KC, Cerqueira PHR, Seneda MM. Ovarian follicular dynamics and conception rate in Bos indicus cows with different antral follicle counts subjected to timed artificial insemination. Anim Reprod Sci 2018;188:170-7.
9. Morotti F, Santos GMG, Júnior CK, Silva-Santos KC, Roso VM, Seneda MM. Correlation between phenotype, genotype and antral follicle population in beef heifers. Therio 2017;91:2126.
10. Ireland JJ, Ward F, Jimenez-Krassel F, Ireland JLH, Smith GW, Lonergan P, et al. Follicle numbers are highly repeatable within individual animals but are inversely correlated with FSH concentrations and the proportion of good-quality embryos after ovarian stimulation in cattle. Hum Reprod 2007;22:1687-95.
11. Martinez MF, Sanderson N, Quirke LD, Lawrence SB, Juengel JL. Association between antral follicle count and reproductive measures in New Zealand lactating dairy cows maintained in a pasture based production system. Therio 2016;85:466-75.
12. Garcia S, Morotti F, Cavalieri F, Lunardelli P, Santos A, Membrive C, et al. Synchronization of stage of follicle development before OPU improves embryo production in cows with large antral follicle counts. Anim Reprod Sci 2020;221:106601.
13. Ireland JJ, Smith GW, Scheetz D, Jimenez-Krassel F, Folger JK, Ireland JL, et al. Does size matter in females? An overview of the impact of the high variation in the ovarian reserve on ovarian function and fertility, utility of anti-Mullerian hormone as a diagnostic marker for fertility and causes cattle. Biol Reprod 2011;79:1219-25.
14. Santos GMG, Silva-Santos KC, Barreiros TRR, Morotti F, Sanches BV, Moraes FLZ, et al. High numbers of antral follicles are positively associated with in vitro embryo production but not the conception rate for FTAI in Nelore cattle. Anim Reprod Sci 2016;165:17-21.
15. Evans ACO, Mossa F, Walsh SW, Scheetz D, Jimenez-Krassel F, Ireland JLH, et al. Effects of maternal environment during gestation on ovarian folliculogenesis and consequences for fertility in bovine offspring. Reprod Domest Anim 2012;47:31-7.
16. Rosa CO, Marinho LSR, da Rosa PRA, De Cesaro MP, Lunardelli PA, Silva-Santos KC, et al. Molecular characteristics of granulosa and cumulus cells and oocyte competence in Nelore cows with low and high numbers of antral follicles. Reprod Domest Anim 2018;53:921-9.
17. Monteiro FM, Batista EOS, Vieira LM, Bayeux BM, Accorsi M, Campanholi SP, et al. Beef donor cows with high number of retrieved COC produce more in vitro embryos compared with cows with low number of COC after repeated ovum pick-up sessions. Therio 2017;90:54-8.
18. Cavalieri FLB, Morotti F, Colombo AHB, Andreazzi MA, Emanuelli IP, Rigolon LP. Improvement of bovine in vitro embryo production by ovarian follicular wave synchronization prior to ovum pick-up. Therio 2018;117:57-60.
19. Moraes FLZ, Morotti F, Costa CB, Lunardelli PA, Seneda MM. Relationships between antral follicle count, body condition, and pregnancy rates after timed-AI in Bos indicus cattle. Therio 2019;136:10-4.
20. Lima MA, Morotti F, Bayeux BM, Rezende RG, Botigelli RC, De Bem THC, et al. Ovarian follicular dynamics, progesterone concentrations, pregnancy rates and transcriptional patterns in Bos indicus females with a high or low antral follicle count. Sci Re 2020; 10:19557.
21. Jimenez-Krassel F, Scheetz DM, Neuder LM, Pursley JR, Ireland JJ. A single ultrasound determination of ≥ 25 follicles ≥ 3 mm in diameter in dairy heifers is predictive of a reduced productive herd life. J Dairy Sci 2017;100:5019-27.
22. Johnson J, Canning J, Kaneko T, Pru JK, Tilly L. Germline stem cells and follicular renewal in the postnatal mammalian ovary. Nat 2004;428:145-50.
23. Johnson J. Oocyte generation in adult mammalian ovaries by putative germ cells in bone marrow and peripheral blood. Cell 2005;122:303-15.
24. Oliveira RG, Silva-Santos KC, Gonzalez SM, Bizarro-Silva C, Machado FZ, Bracarense APFRL, et al. Proliferative activity of oocytes in multi-oocyte follicles of bovine ovary. Semin Cienc Agrar 2017;38:3591-8.
25. Gaytan F, Morales C, Manfredi-Lozano M, Tena-Sempere M. Generation of multi-oocyte follicles in the peripubertal rat ovary: link to the invasive capacity of granulosa cells? Fertil Steril 2014;101:1467-76.

CAPÍTULO 3

Eixo hipotalâmico-hipofisário-gonadal no macho

Jeanne Broch Siqueira

INTRODUÇÃO

Quando um animal alcança a maturidade sexual, uma das funções do sistema reprodutor masculino é a produção de espermatozoides viáveis. Entretanto, os mecanismos que iniciam esse processo, mesmo antes do nascimento, envolvem uma complexa interação entre o sistema nervoso central, nervos periféricos e mediadores químicos (hormônios e neurotransmissores) liberados para a corrente circulatória e que atuam diretamente em células-alvo (eixo hipotalâmico-hipofisário-testicular). A resposta dessas células especializadas implica a manutenção de condições adequadas para a espermatogênese (produção de gametas), o desenvolvimento dos órgãos sexuais (características sexuais) e o comportamento sexual.[1]

O HIPOTÁLAMO E A HIPÓFISE

O hipotálamo está envolvido na regulação da função endócrina, temperatura, controle da alimentação, comportamento sexual e reprodutivo, controle do ciclo circadiano e respostas emocionais.[2] Na reprodução dos machos, sua principal função é a de produzir hormônios que controlam a liberação de outros hormônios hipofisários, que atuam diretamente nos testículos.

Localizado na base do cérebro, na região do diencéfalo, no terceiro ventrículo, consiste em neurônios especializados organizados em áreas específicas denominadas "núcleos hipotalâmicos". Existem dois grupos de núcleos hipotalâmicos, o núcleo tônico e o núcleo pré-ovulatório, que influenciam diretamente a reprodução e que produzem um dos principais hormônios reprodutivos, o hormônio liberador de gonadotrofinas (GnRH)[3] (Figura 1).

A hipófise está localizada na cela túrcica, uma depressão óssea na base do cérebro. A glândula está dividida em duas porções anatômicas distintas: os lobos anterior (adeno-hipófise) e posterior (neuro-hipófise).[4] As conexões neurais entre o hipotálamo e a hipófise ocorrem de maneiras distintas, a depender da região hipofisária. Cada núcleo hipotalâmico produz diferentes neuro-hormônios liberados na corrente sanguínea, no chamado "sistema porta-hipofisário", que atua como um meio de transporte dos hormônios hipotalâmicos conduzindo-os até a adeno-hipófise para exercerem sua ação sobre essa glândula.[1,2] Adicionalmente, alguns neurônios hipotalâmicos secretam ocitocina e vasopres-

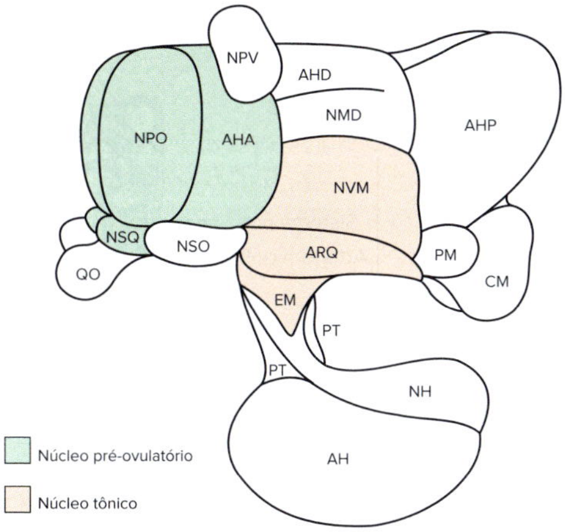

FIGURA 1 Desenho esquemático dos núcleos hipotalâmicos e hipófise.

AH: adeno-hipófise; AHA: área hipotalâmica anterior; AHD: área hipotalâmica dorsal; AHP: área hipotalâmica posterior; ARQ: núcleo arqueado; CM: corpo mamilar; EM: eminência média; NH: neuro-hipófise; NMD: núcleo medial dorsal; NOS: núcleo supraóptico; NPO: núcleo pré-óptico; NPV: núcleo paraventricular; NSQ: núcleo supraquiasmático; NVM: núcleo ventromedial; PM: núcleo pré-mamilar; PT: *pars tuberalis*; QO: quiasma óptico.

Fonte: Hafez.[4]

sina, liberados por meio dos prolongamentos nos axônios diretamente na neuro-hipófise.

Entre os neuro-hormônios hipotalâmicos que atuam como fatores de liberação para hormônios adeno-hipofisários estão o GnRH, o hormônio liberador de corticotropina (CRH), o hormônio liberador de tirotropina (TRH) e o hormônio liberador do hormônio de crescimento (GHRH). Os hormônios hipotalâmicos que inibem a secreção de hormônios adeno-hipofisários incluem a dopamina, que inibe a secreção de prolactina, e a somatostatina, que inibe a secreção do hormônio do crescimento (Quadro 1).

A hipófise anterior é uma "glândula mestra" constituída por 5 tipos diferentes de células, que secretam 6 hormônios, ligados direta ou indiretamente às funções reprodutivas:

1. Os somatotrofos, que secretam hormônio do crescimento (GH).
2. Os corticotrofos, que secretam o hormônio adrenocorticotrófico (ACTH).
3. Os lactotrofos, responsáveis pela secreção da prolactina.
4. Os tireotrofos, que secretam o hormônio tireoestimulante (TSH).
5. Os gonadotrofos, que secretam o hormônio folículo-estimulante (FSH) e o hormônio luteinizante (LH)[4] (Figura 2).

O controle neuroendócrino da reprodução começa na fase inicial do desenvolvimento fetal. Passada a expressão dos genes que inicialmente controlam a diferenciação sexual, todas as atividades ligadas ao desenvolvimento do sistema reprodutor e posteriormente à

QUADRO 1 Local de produção e estímulo dos hormônios hipofisiotrópicos

Hormônio	Local de produção no hipotálamo	Função na hipófise
GnRH	Eminência média, núcleo arqueado	Estimula síntese e liberação de LH e FSH
TRH	Núcleo paraventricular	Estimula síntese e liberação de TSH
GHRH	Núcleo arqueado	Estimula síntese e liberação de GH
SS	Hipotálamo anterior e sistema paraventricular	Inibe liberação de GH
Dopamina	Núcleo paraventricular	Inibe liberação de PRL
ADH	Núcleo paraventricular	Estimula liberação de ACTH
CRH	Núcleo paraventricular	Estimula liberação de ACTH

ACTH: hormônio adrenocorticotrófico; ADH: hormônio antidiurético; CRH: hormônio liberador de corticotrofina; FSH: hormônio folículo-estimulante; GH: hormônio do crescimento; GHRH: hormônio liberador do GH; GnRH: hormônio liberador de gonadotrofinas; LH: hormônio luteinizante; PLR: prolactina; SS: somatostatina; TRH: hormônio liberador da tireotrofina; TSH: hormônio estimulante da tireoide.

Fonte: Henry e Echeverri.[2]

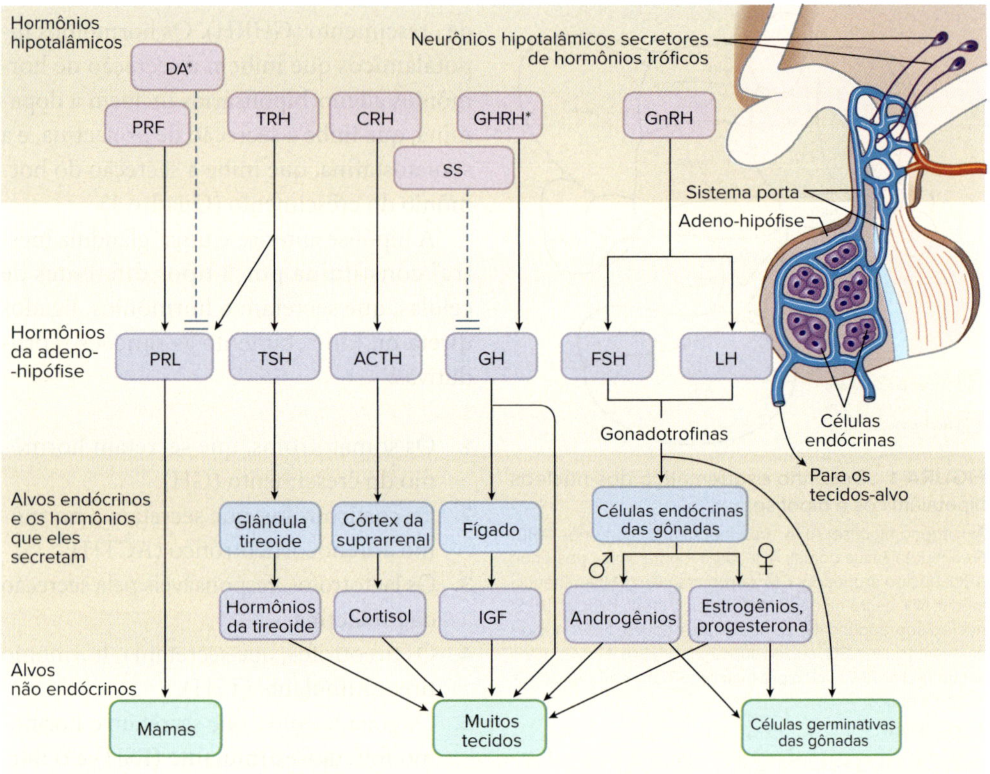

FIGURA 2 Hormônios do eixo hipotálamo-adeno-hipófise. O hipotálamo secreta hormônios liberadores (-RH) e hormônios inibidores (-IH) que agem nas células endócrinas da adeno-hipófise para influenciar a secreção de seus hormônios. Onde há controle antagonista por dois ou mais hormônios, o controle dominante é indicado por *. Hormônios da adeno-hipófise agem em outras glândulas endócrinas ou diretamente nas células-alvo.

ACTH: hormônio adrenocorticotrófico (corticotrofina); CRH: hormônio liberador de corticotrofina; DA: dopamina (também chamada hormônio inibidor da prolactina ou PHI); FSH: hormônio folículo-estimulante; GH: hormônio do crescimento; GHRH: hormônio liberador do hormônio do crescimento; GnRH: hormônio liberador das gonadotrofinas; IGF: fatores de crescimento semelhantes à insulina; LH: hormônio luteinizante; PRF: múltiplos fatores liberadores de prolactina; PRL: prolactina; SS: somatostatina (também chamada hormônio inibidor do hormônio do crescimento ou hormônio liberador de somatotropina SRIH).

Fonte: adaptada de Gunninghan.[5]

maturação dos processos reprodutivos de um macho passam pela função controladora do hipotálamo.[6]

DESENVOLVIMENTO PRÉ-NATAL

No início do desenvolvimento fetal do macho, o hipotálamo produz e libera GnRH, responsável nessa fase pelo estímulo necessário para a maturação dos gonadotrofos na hipófise anterior.[6] Além disso, o GnRH produzido pelo embrião é importante para estabelecer desde esse momento o tamanho da população de neurônios produtores de GnRH no hipotálamo do animal adulto.[2]

Próximo à metade da gestação, ocorre a liberação transitória de LH e FSH. Esses hormônios, nessa fase, atuam na programação da capacidade reprodutiva do macho adulto, participando da proliferação e maturação das células. O LH estimula as células de Leydig a produzir testosterona, que estabelecerá um mecanismo inibitório sobre as gonadotrofinas (FSH e LH), justificando o fato de que o aumento desses hormônios durante a gestação de fetos machos é menor em relação ao aumento visto nos fetos fêmeas. Passando esse período, os hormônios placentários e andrógenos produzidos pelos testículos inibem a liberação adicional de LH e FSH até próximo do final da gestação.[2,6]

Animais com supressão da secreção fetal de gonadotrofinas apresentam testículos de menor peso e tamanho ao nascimento que animais com secreção normal de gonadotrofinas fetal. Essa redução no peso e no tamanho testicular desses animais não é acompanhada de mudanças na morfologia do tecido intersticial do testículo ou dos túbulos seminíferos, mas sim de uma diminuição no número das células de Leydig e de Sertoli, cerca de 45% menos células que um animal normal.[2]

As células de Sertoli imaturas, desde a vida fetal, produzem o hormônio antimülleriano (AMH), cujas concentrações são elevadas nos primeiros meses de vida pré-púbere (durante o período de proliferação dessas células), reduzindo-se posteriormente, em uma correlação negativa com as concentrações de testosterona, e mantendo-se em níveis baixos e constantes. Assim, as concentrações de AMH podem ser indicativas de função anormal das células de Sertoli.[7,8]

Durante esse período, a testosterona a partir do testículo fetal "desfeminiza o cérebro". Esse hormônio atravessa a barreira encefálica, onde é convertido em estradiol, e, no cérebro, o estradiol desfeminiza o hipotálamo "eliminando" o centro pré-ovulatório de GnRH. Há evidências de que a completa "desfeminização" do hipotálamo masculino requeira exposição pós-natal aos andrógenos. Por exemplo, se touros são castrados logo após o nascimento, eles terão alguma habilidade em produzir pico de GnRH.[3]

DESENVOLVIMENTO PÓS-NATAL (INFANTIL)

Após o parto, as concentrações de LH e FSH se elevam significativamente como resultado da remoção da influência inibitória da placenta, alcançando concentrações comparáveis com aquelas atingidas antes da puberdade. A elevação das gonadotrofinas ocorre ao redor da primeira semana de vida e elas permanecem nessas concentrações por aproximadamente 2 meses (período variável dependendo da espécie), até que diminuem e se mantêm em supressão até a puberdade.[2,9]

Com o aumento da frequência de liberação do LH têm início a diferenciação e a maturação das células de Leydig, o que dispara a produção e secreção de testosterona e androstenediona. A elevação de testosterona intratesticular inicia então a diferenciação das células de suporte indiferenciadas em células de Sertoli. A elevação do FSH estimula a proliferação das células de Sertoli, sendo, portanto, importante para o estabelecimento do número de células de Sertoli presentes no testículo do animal adulto. Observa-se ainda que a elevação do FSH nesse período estimula a produção de inibina pelas células de Sertoli, que, por sua vez, exercem um efeito de *feedback* negativo sobre a liberação de FSH pela hipófise. Assim, a inibina atuaria como um controlador da população das células de Sertoli, controlando a secreção precoce de FSH.[2] A segunda elevação das concentrações de FSH ocorre na pré-puberdade e já está associada ao aumento do tamanho testicular e início da espermatogênese.[10]

Adicionalmente, embora o FSH seja um fator crítico para determinar a taxa de divisão das células de Sertoli, existem outros fatores que também exercem efeito sobre o número final dessas células. Estudos têm observado que o hormônio triiodotironina (T3) determina a duração da fase de divisão ou proliferação das células de Sertoli, definindo o final dessa fase e o início da fase de maturação dessas células e de crescimento testicular.[2,11]

Dessa forma, mudanças nas concentrações hormonais de T3 após o nascimento e durante o início do desenvolvimento testicular afetam a maturação e a reprodução do animal na vida adulta.[12] Animais com baixas concentrações de hormônios tireoidianos após o nascimento apresentam proliferação mais prolongada das células de Sertoli e possivelmente apresentariam maior tamanho testicular e produção espermática, comparativamente aos machos com altas concentrações de T3 e T4 nesse período de vida.[13] Entretanto, existe uma demora no início da fase de maturação das células, o que resulta em aumento no número de células de Sertoli imaturas no testículo adulto. Assim, o hipotireoidismo neonatal transitório resulta em aumento irreversível do volume testicular no animal adulto.[14]

Contrariamente, no hipertireoidismo, ocorre a diminuição do período de divisão mitótica e a aceleração da diferenciação das células de Sertoli. O tamanho testicular diminui em função da redução no número de células de Sertoli e de células germinativas, reduzindo, assim, a produção de espermatozoides.[15]

DESENVOLVIMENTO PÓS-NATAL (PRÉ-PUBERAL E PUBERAL)

No período pré-puberal, os estímulos cerebrais estimulatórios que passam a predominar sobre os estímulos inibitórios, juntamente com o início da produção de leptina pelos adipócitos, promovem, em conjunto, a liberação de GnRH, resultando no aumento gradativo de sua frequência e amplitude, levando, consequentemente, ao aumento na liberação de FSH e LH. Esses dois hormônios atuam sobre as células de Leydig induzindo a produção de testosterona, e o FSH atua diretamente nas células de Sertoli estimulando agora o início e, futuramente, a manutenção da espermatogênese em conjunto com a testosterona.[3]

O conjunto de eventos que ocorrem nessa fase é acompanhado também de mudanças físicas, como o aumento de peso e o crescimento do perímetro escrotal, resultando em mudanças morfológicas dos machos, que passam a adquirir características masculinizantes. O crescimento testicular durante esse período é caracterizado pelo aumento no diâmetro e comprimento dos túbulos seminíferos, assim como pelo aumento do parênquima testicular ocupado por esses túbulos.[2]

A principal característica desse período é o início da espermatogênese sob a influência dos pulsos de LH, que gradativamente vão aumentando sua frequência de liberação e estimulando a produção de testosterona, até atingirem um nível em que a produção desse hormônio é suficiente para iniciar a espermatogênese. Nessa fase, as células de Leydig e de Sertoli sofrem a maturação. Nas células de Sertoli ocorrem mudanças na morfologia e na função, sob o estímulo do FSH. A testosterona é essencial para o início e a manutenção da espermatogênese, mas sua ação biológica dentro do túbulo seminífero é mediada pelas células de Sertoli, que se asseguram de manter a concentração adequada desse hormônio no espaço adluminal[2] (Figura 3).

Hormônios metabólicos como a leptina, a insulina e o fator de crescimento semelhante à insulina tipo 1 (IGF-I) também aumentam sua concentração no sangue durante esse período. O aumento coincide com o aumento da produção de testosterona e com a maior taxa de crescimento testicular, indicando que eles podem estar envolvidos no desenvolvimento sexual dos animais.[2]

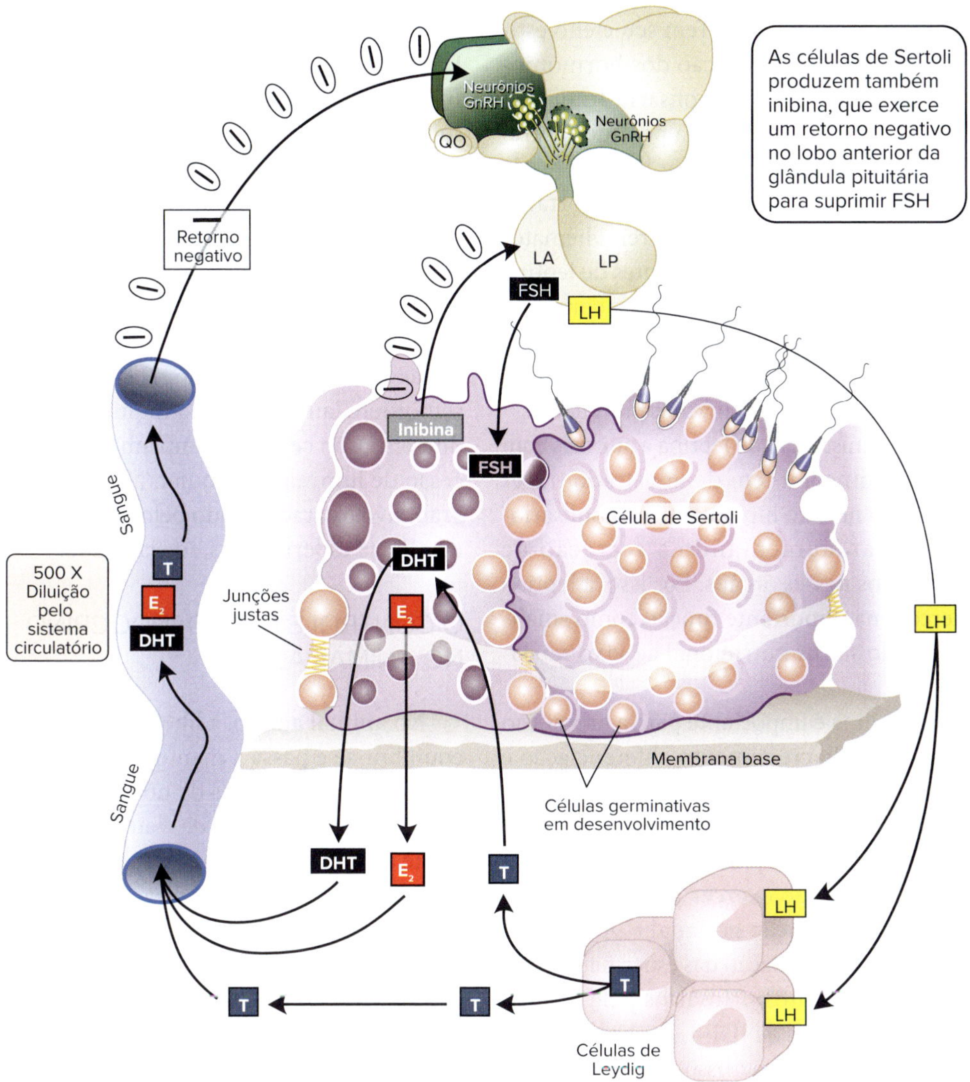

FIGURA 3 Inter-relações entre hormônios produzidos por células de Sertoli, células de Leydig, o hipotálamo e o lobo anterior da glândula pituitária.

Fonte: adaptada de Senger.[3]

DHT: di-hidrotestosterona; E_2: estrogênio; FSH: hormônio folículo-estimulante; GnRH: hormônio liberador de gonadotrofinas; LA: lobo anterior da hipófise; LH: hormônio luteinizante; LP: lobo posterior da hipófise; QO: quiasma óptico; T: testosterona.

Aparentemente, o consumo de calorias, a condição corporal ou a proporção de tecido adiposo e músculo de alguma forma exercem um controle sobre a secreção hipotalâmica de GnRH e podem constituir um fator permissivo no início da puberdade e seu pleno desenvolvimento, tanto em diferentes espécies animais quanto em humanos.[16]

Nesse sentido, o hormônio leptina, sintetizado pelo tecido adiposo, varia em concentração de acordo com a quantidade de tecido adiposo do animal e está relacionado com o início da puberdade.[17,18] Tem seu efeito estimulatório sobre a secreção dos hormônios do eixo hipotalâmico-hipofisário-testicular, atuando principalmente via peptídeos cerebrais com ação nos neurônios liberadores de GnRH.[19-22] Uma característica importante desse hormônio é cruzar a barreira hematotesticular, o que sugere que fontes de leptina dos testículos e de outras regiões corporais podem estar envolvidas na regulação direta da função reprodutiva gonadal, especialmente a esteroidogênese em machos pré-púberes.[20]

A administração de leptina a animais com estresse alimentar tem demonstrado trazer benefícios no eixo hipotalâmico-hipofisário-testicular, aumentando a secreção de hormônios nesses órgãos. Por isso, a leptina exerce uma importante função como sinalizadora do *status* nutricional ao eixo reprodutivo.[2]

A insulina é importante para a promoção e regulação do crescimento, diferenciação e metabolismo celular. Em mamíferos adultos, considera-se que a insulina seja produzida somente nas células β do pâncreas. Contudo, ela tem mostrado exercer papel central na regulação da função gonadal.[23] A insulina promove a diferenciação das espermatogônias em espermatócitos primários pela ligação com os receptores de IGF-I. Ambas as membranas, plasmática e acrossomal, representam alvos citológicos para a insulina.[24]

Em várias espécies, os fatores de crescimento semelhantes à insulina (IGF-I e II) estão envolvidos na diferenciação e função das células de Leydig, estimulando a esteroidogênese por aumentar o número de receptores para gonadotrofinas e expressão de enzimas-chave na esteroidogênese, sendo, consequentemente, implicados como importantes fatores na espermatogênese.[25] O IGF-I regula os receptores de LH e a secreção de testosterona, enquanto a testosterona, em retorno, regula os receptores de IGF-I e a produção desse hormônio pelas células de Leydig.[26] Adicionalmente, a associação do IGF-I circulante com o tamanho testicular sugere que esse fator de crescimento pode ter efeito mitogênico direto sobre os testículos, podendo regular não somente a esteroidogênese testicular, mas também a proliferação celular em determinada fase da vida do animal.[27]

No período puberal, passam a exacerbar-se as mudanças morfológicas no epitélio seminífero, aumentando a multiplicação e a diferenciação celular, acompanhadas do processo de luminação tubular.[28] O processo é gradativo e caracterizado pelo aparecimento de células espermáticas no ejaculado.

O CONTROLE NEUROENDÓCRINO NO ANIMAL ADULTO

No animal adulto, a liberação hormonal equilibra-se e passa a manter-se ininterruptamente, em condições de normalidade, até a senilidade. No período de maturidade sexual existe a liberação contínua e subsequente de picos de GnRH, FSH, LH e, na sequência, de testosterona.[29]

A principal diferença no perfil endócrino pós-puberal do macho e da fêmea é que não há o pico pré-ovulatório de LH no macho, mas se mantém em um padrão episódico de secreção (a cada 2 a 6 horas), relativamente constante dia após dia. Esse ritmo de pulsatilidade constante de GnRH também resulta em pulsos constantes de LH e, por sua vez, uma liberação pulsátil constante de testosterona.[3]

Basicamente, o controle da função reprodutiva masculina está centrado no "eixo hipotálamo-hipofisário-testicular", visto que a função testicular normal requer estímulo hormonal pelas gonadotrofinas hipofisárias (FSH e LH), as quais, por sua vez, são controladas pela secreção pulsátil hipotalâmica do GnRH, via estímulo de neurônios kisspeptina.[7,22,30-32]

A kisspeptina (Kp) é um neuropeptídeo que tem uma importante ação na regulação da fertilidade de mamíferos, devido a sua potente ação estimulatória sobre a secreção do LH e FSH.[33] Acredita-se que ele esteja envolvido na transmissão de sinais de *feedbacks* fisiológicos para os neurônios GnRH e/ou na liberação pulsátil do GnRH/LH.[34] Portanto, são considerados importantes reguladores que integram sinais centrais e periféricos no controle da reprodução.

De maneira geral, para o controle direto da reprodução, as gonadotrofinas (FSH e LH), secretadas em resposta ao GnRH hipotalâmico, são liberadas na corrente sanguínea,[35] e estão envolvidas no desenvolvimento sexual, crescimento, maturação pubertária, processos reprodutivos e secreção de esteroides sexuais nas gônadas. O GnRH é liberado em pulsos que demoram vários minutos e causam a liberação imediata de LH. Os pulsos de LH demoram entre 10 e 20 minutos, e ocorrem entre 4 e 8 vezes a cada 24 horas. O FSH também é liberado em pulsos de maior duração que os pulsos de LH, mas a concentração desse hormônio é menor que a concentração do LH.[7]

Ambos os hormônios atuam nas gônadas masculinas. O LH, diretamente nas células de Leydig (células intersticiais), desencadeando a esteroidogênese, principalmente com a secreção de andrógenos (testosterona), e o FSH, que atua diretamente nos túbulos seminíferos dos testículos, nas células de Sertoli, responsáveis pela síntese de mediadores químicos, tais como fatores de crescimento, proliferação e diferenciação celular que atuam estimulando a espermatogênese.[36]

A testosterona liberada na corrente sanguínea é responsável pela diferenciação e maturação dos órgãos reprodutivos masculinos, pelo desenvolvimento das características sexuais masculinas secundárias, e pelo comportamento de macho. Além disso, difundem-se para dentro das células de Sertoli adjacentes, estimulando a espermatogênese e a secreção de peptídeos e proteínas, como ativina, inibina, folistatina, proteína ligadora de andrógeno (ABP) e IGF-I, entre outros, além da conversão de testosterona em di-hidrotestosterona (DHT).[30,37,38]

O eixo hipotalâmico-hipofisário-testicular é controlado por meio de *feedbacks* hormonais, e, diferentemente da fêmea, não há um sistema de *feedback* positivo. Após a puberdade, o macho tem um simples sistema de *feedback*, que envolve apenas o *feedback* negativo.[3] A partir da liberação dos andrógenos na corrente sanguínea, os *feedbacks* se estabelecem, resultando na regulação da secreção de GnRH/kisspeptina e gonadotrofinas, e também pela intensidade de ação da enzima aromatase. que converte a testosterona em estradiol, prolongando esse *feedback* negativo.[39-42]

Entre os hormônios que atuam no processo de regulação das atividades testiculares estão a inibina, a ativina e os andrógenos. A ativina estimula a liberação de FSH pela hipófise, enquanto a inibina reduz a liberação de FSH e estimula a produção de testosterona pelas células de Leydig. A testosterona inibe a liberação de LH, enquanto a queda nas concentrações plasmáticas de testosterona estimula a liberação de LH, e os estrógenos inibem a liberação de FSH. As concentrações de estradiol modulam a secreção de gonadotrofinas em resposta ao GnRH na hipófise, além de ter participação ativa na absorção das secreções que acompanham o deslocamento dos espermatozoides ao longo da parte luminal dos testículos.[9,41] Além disso, estímulos externos como calor, umidade, luminosidade (em certas espécies), nutrição, condições estressantes, entre outros, são capazes, via sistema nervoso central, de alterar a liberação de GnRH.[2]

Tem sido descrita ainda a ação de outros hormônios sobre o eixo hipotalâmico-hipofisário-testicular, modulando-o. Dentre eles pode-se citar a prolactina (PRL), os hormônios tireoidianos, o hormônio do crescimento (GH) e a grelina.

A PRL atua em tecidos andrógeno-sensíveis, associada ao LH e ao GH, para o controle da síntese de receptores de LH nos testículos, além de participar da ativação da síntese de andrógenos e do estímulo à espermatogênese, principalmente em carneiros, ratos e suínos,[40,43,44] além de estimular a atividade normal de glândulas secretoras, como a próstata,[45] e de estar envolvida na manutenção da morfologia celular dos testículos.[46] A secreção cronicamente aumentada de PRL (hiperprolactinemia) é uma causa bastante conhecida de infertilidade em mamíferos, principalmente devido à inibição da secreção pulsátil de LH.[47,48]

Os hormônios tireoidianos são necessários para iniciar a diferenciação das células de Sertoli e de Leydig para a fase adulta. Nas células de Leydig, eles atuam sobre a proteína regulatória aguda da esteroidogênese (STAR), responsável pelo transporte de colesterol para a mitocôndria no processo de esteroidogênese, enquanto nas células de Sertoli estimulam a secreção de lactato, hormônio antimülleriano (AMH), enzima aromatase, receptor de estradiol e ABP.[49] É relatado, em ratos, que o hipotireoidismo está associado ao hipogonadismo, além de redução nas concentrações plasmáticas de testosterona,[50] redução na taxa de *clearance* de hormônios, redução na conversão de testosterona em androstenediona,[51] disfunção erétil e anormalidades morfológicas espermáticas.[52,53]

Os somatotrofos hipofisários nos machos são arranjados de forma agrupada, e a secreção de GH induzida pelo cálcio é distinta das fêmeas. Na puberdade, esses agrupamentos de somatotrofos aumentam as concentrações de cálcio e a atividade secretória,[54] atendendo às demandas dessa fase reprodutiva, pois o GH afeta a função testicular por modular a esteroidogênese e a gametogênese.[40]

A grelina é um dos principais estimulantes da secreção de GH. Após ser produzida nas células da mucosa gástrica (principal local de síntese), esse hormônio é liberado na circulação sanguínea e atinge a hipófise, onde se liga aos receptores específicos, estimulando a secreção de GH.[55] Ainda, a grelina participa do controle da expressão gênica das funções reprodutivas femininas e masculinas, desde a produção de células germinativas ao desenvolvimento do embrião. Especificamente no macho, age nos túbulos seminíferos, na secreção de testosterona e na proliferação de células de Leydig. Por meio de suas várias funções biológicas, incluindo metabolismo de energia ao promover a deposição de gordura e a ingestão de alimentos, pode ser um sinal-chave entre o estado de energia e o controle da fertilidade.[56]

REFERÊNCIAS

1. Fernandes CE, Souza MIL. Aspectos gerais da fisiologia do aparelho reprodutivo no touro. In: Amaral TB, Sereno JRB, Pellegrin AO (eds.). Fertilidade, funcionalidade e genética de touros zebuínos [recurso eletrônico]. Corumbá: Embrapa Pantanal; Campo Grande: Embrapa Gado de Corte; Planaltina: Embrapa Cerrados; 2009. p.12-31.
2. Henry M, Echeverri AML. Andrologia veterinária básica: curso de andrologia veterinária básica A574. Belo Horizonte: CAED-UFMG; 2013.
3. Senger PL. Pathways to pregnancy and parturition. 2.ed. ver. Redmond: Current Conceptions; 2003.
4. Hafez ESE, Hafez B. Reprodução animal. 7.ed. Barueri: Manole; 2004.
5. Gunninghan JG, Klein BG. Tratado de fisiologia veterinária. 5.ed. Rio de Janeiro: Elsevier; 2014. 624p.
6. Henry M, Echeverri AML, Brito MF. Puberdade em machos bovinos: endocrinologia e desenvolvimento sexual. In: Menegassi RO, Barcellos JOJ. Aspectos reprodutivos do touro: teoria e prática. Guaíba: Agrolivros; 2015. p.15-33.

7. Kitahara G, Kamata R, Sasaki Y, El-Sheikh Ali H, Mido S, Kobayashi I, Hemmi K, et al. Changes in peripheral anti-Müllerian hormone concentration and their relationship with testicular structure in beef bull calves. Domestic Animal Endocrinology 2016;57:127-32.
8. Bourgon SL, Amorimb MD, Millerc SP, et al. Associations of blood parameters with age, feed efficiency and sampling routine in young beef bulls. Livest Sci 2017; 95:27-37.
9. Bagu ET, Cook S, Gratton CL, Rawlings NC. Postnatal changes in testicular gonadotropin receptors, serum gonadotropin, and testosterone concentrations and functional development of the testes in bulls. Reproduction 2006;132:403-11.
10. Miyamoto A, Umezu M, Ishii S, Furusawa T, Masaki J, Hasegawa Y, et al. Serum inhibin, FSH, LH, and testosterone levels and testicular inhibin content in beef bulls from birth to puberty. Animal Reproduction Science 1989;20:165-78.
11. Jannini EA, Ulisse S, D'Armiento M. Thyroid hormone and male gonadal function. Endocr Rev 1995 Aug;16(4):443-59.
12. Wagner A, Claus R. The effects of postnatal FSH substitution on Sertoli cell number and the sperm production capacity of adult boar. Animal Reproduction Science 2009;110:269-82.
13. Majdic G, Snoj T, Horvat A, Mrkun J, Kosec M, Cestnik V. Higher thyroid hormone leveis in neonatal life result in reduced testis volume in postpubertal bulls. International Journal ofAndrology 1998;21:352-7.
14. Maran RR, Ravichandran K, Arunakaran J, Aruldhas MM. Impact of neonatal hypothyroidism on Leydig cell number, plasma, and testicular interstitial fluid sex steroids concentration. Endocr Res 2001 Feb-May; 27(1-2):119-41.
15. Holsberger DR, Cooke PS. Understanding the role of thyroid hormone in Sertoli cell development: a mechanistic hypothesis. Cell Tissue Res 2005;322:133-40.
16. Aguilar AA, Smith NE, Baldwin RL. Nutritional value of almond hulls for dairy cows. J Dairy Sci 1984;67(1): 97-103.
17. Cheung CC, Thornton JE, Kuijper JL, Weigle DS, Clifton DK, Steiner RA. Leptin is a metabolic gate for the onset of puberty in the female rat. Endocrinology 1997;138(2):855-8.
18. Bronson FH. Puberty in female mice is not associated with increases in either body fat or leptin. Endocrinology 2001;142:4758-61.
19. Quintero JC, Ruíz-Cortez ZT. Efectos de la leptina en el inicio de la pubertad en animales machos. Rev Colomb Cienc Pecu 2008;21:97-108.
20. Laundry D, Cloutier F, Martin LJ. Implications of leptin in neuroendocrine regulation of male reproduction. Reprod Biol 2013;13:1-14.
21. Guan Y, Martin GB. Cellular and molecular responses of adult testis to changes in nutrition: novel insights from the sheep model. Reproduction 2017;154: R133-R141.
22. Di Giorgio NP, Bizzozzero-Hiriart M, Libertun C, Lux-Lantos V. Unraveling the connection between Gaba and kisspeptin in the control of reproduction. Reproduction 2019;157:R225-R233.
23. Aquila S, Gentíle M, Míddea E, Catalano S, Ando S. Autocrine regulation of insulin secretion in human ejaculated spermatozoa. Endocrinology 2005;146(2): 552-7.
24. Nakayama Y, Yamamoto T, Abe SI. IGF-I, IGF-II and insulin promote differentiation of spermatogonia to primary spermatocytes in organ culture of new testes. International of Journal Developmental Biology 1999; 43:343-7.
25. Spiteri-Greech J, Nieschlag E. Paracrine Factors relevant to the regulation of spermatogenesis: a review. Jornal of Reproduction Fertility 1993;98:1-14.
26. Wang G, Hardy MP. Development of Leydig Cells in the insulin-like growth factor-I (IGF-I) knockout mouse: effects of IGF-I replacement and gonadotropic stimulation. Biology of Reproduction 2004;70:632-9.
27. Brito LFC, Barth AD, Rawlings NC, Wilde RE, Crews Jr. DH, Mir PS, et al. Effect of nutrition during calfhood and peripubertal period on serum metabolic hormones, gonadotropinas and testosterone concentrations, and on sexual development in bulls. Domestic Animal Endocrinology 2007;33:1-18.
28. Ortvant R, Courot M, Hochereau-De-Reviers MT. Spermatogenesis in domestic mammals. In: Cole HH, Cupps PT (eds.). Reproduction in domestic animals. 3.ed. New York: Academic Press; 1977. p.203-77.
29. Amann RP. Endocrine changes associated with onset of spermatogenesis in Holstein Bulls. J Dairy Sci 2005;66:2606-22, 1983.
30. Engelking LR. Fisiologia endócrina e metabólica em medicina veterinária. 2.ed. São Paulo: Roca; 2010.
31. Salehi S, Adeshina I, Chen H, Zirkin BR, Hussain MA, Wondisford F, et al. Developmental and endocrine regulation of kisspeptin expression in mouse Leydig cells. Endocrinology 2015;156:1514-22.
32. Neumann AM, Schmidt CX, Brockmann RM, Oster H. Circadian regulation of endocrine systems. Auton Neurosci 2019;216:1-8.
33. Dias JCO, Veloso CM, Donzele RFMO, Carvalho GR. O neuropeptídeo kisspeptina e a reprodução animal: uma revisão. Multi-Science Journal 2018;1(2):96-110.
34. Smith JT. The role of kisspeptin and gonadotropin inhibitory hormone in the seasonal regulation of reproduction in sheep. Domestic Animal Endocrinology 2012;43(2):75-84.
35. Bearden HJ, Fuquay JW. Applied animal reproduction. 5.ed. New Jersey: Prentice Hall; 2000. p.316-27.
36. Reeves JJ. Neuroendocrinologia da reprodução. In: Hafez ES. Reprodução animal. 4.ed. São Paulo: Manole; 1982. p.128-44.

37. Pineda MH, Dooley MP. McDonald's veterinary endocrinology and reproduction. 5.ed. Iowa: Blackwell; 2003.
38. Sharma RK, Jerome A, Purohit GN. Reproductive physiology of the male and female buffalo. In: Bubaline theriogenology. Ithaca: Ivis; 2014.
39. Hess RA, Carne K. The role of estrogen in testis and the male reproductive tract: a review and species comparison. Anim Reprod. 2004 Oct/Dec;1(1):5-30.
40. Roser JF. Regulation of testicular function in the stallion: an intricate network of endocrine, paracrine and autocrine systems. Anim Reprod Sci 2008;107:179-96.
41. Ferasyi TR, Hugh P, Barrett R, Blache D, Martin GB. Modeling the male reproductive endocrine axis: potential role for a delay mechanism in the inhibitory action of gonadal steroids on GnRH pulse frequency. Endocrinol 2016;157:2080-92.
42. Beltramo M, Robert V, Decourt C. The kisspeptin system in domestic animals: what we know and what we still need to understand of its role in reproduction. Domestic Animal Endocrinology. v. 73, Oct 2020, 106466.
43. Hotaling JM, Patel Z. Male endocrine dysfunction. Urol Clin N Am. 2014;41:39-53.
44. Dombrowicz D, Sente B, Closset J, Hennen G. Dose--dependent effects of human prolactin on the immature hypophysectomized rat testis. Endocrinology 1992;130:695-700.
45. Costello LC, Franklin RB. Effect of prolactin on the prostate. Prostate 1994;24:162-6.
46. Nag S, Sanyal S, Ghosh KK, Biswas NM. Prolactin suppression and spermatogenic developments in maturing rats. A quantitative study. Hormone Res 1981; 15:72-7.
47. Cohen-Becker IR, Selmanoff M, Wise PM. Hyperprolactinemia alters the frequency and amplitude of pulsatile luteinizing hormone secretion in the ovariectomized rat. Neuroendocrinology 1986;42:328-33.
48. Matsuzaki T, Azuma K, Irahara M, Yasui T, Aono T. Mechanism of anovulation in hyperprolactinemic amenorrhea determined by pulsatile gonadotropinreleasing hormone injection combined with human chorionic gonadotropin. Fertil Steril 1994;62:1143-9.
49. Silva FRMB, Leite LD, Wasserman GF. Rapid signal transduction in Sertoli cells. European Journal of Endocrinology 2002;147:1-9.
50. Donnelly P, White C. Testicular dysfunction in men with primary hypothyroidism; reversal of hypogonadotropic hypogonadism with replacement thyroxine. Clin Endocrinol (Oxf) 2000;52:197-201.
51. Iranmanesh A, Lizarralde G, Johnson ML, Veldhuis JD. Dynamics of 24-hour endogenous cortisol secretion and clearance in primary hypothyroidism assessed before and after partial thyroid hormone replacement. The Journal of Clinical Endocrinology & Metabolism 1990;70(1)1 Jan:155-61.
52. Krassas GE, Papadopoulou F, Tziomalos K, Zeginiadou T, Pontikides N. Hypothyroidism has an adverse effect on human spermatogenesis: a prospective, controlled study. Thyroid 2008;18(12):1255-9.
53. Nikoobakht MR, Aloosh M, Nikoobakt, Mehrsay AR, Biniaz F, Karjalian MA. The role of hypothyroidism in male infertility and erectile dysfunction. The Journal of Urology 2012;9(1):405-9.
54. Mollard P, Schaeffer M. Imaging endocrinology in animal models of endocrine disease. Best Prac Res Clin Endocrinol Metab 2018;32:317-28.
55. Seoane LM, Lage M, Al-Massadi O, Diéguez C, Casanueva FF. Papel de la Ghrelina en la fisiopatología del comportamiento alimentario. Revista de Medicina de la Universidad de Navarra 2004;48(2):11-7.
56. Dupont J, Maillard V, Coyral-Castel S, Ramé C, Froment P. Ghrelin in female and male reproduction. Int J Pept 2010;2010:ID158102.

CAPÍTULO 4

Espermatogênese, transporte e maturação espermática

Luiz Renato de França
Maria Christina W. Avellar

ESTRUTURA DO TESTÍCULO EM MAMÍFEROS

O testículo é um órgão par localizado no escroto, que se situa próximo ou na região inguinal e tem como uma de suas funções importantes a manutenção da temperatura da gônada alguns graus Celsius abaixo da temperatura corporal. Esse aspecto é crucial para o desenvolvimento normal da espermatogênese em mamíferos. Embora de maneira geral o testículo seja um órgão ovoide ou arredondado na maioria das espécies de mamíferos, outras formas, mais alongadas, podem também ser observadas.

Esse órgão, que tem funções exócrina e endócrina, é envolvido por uma espessa cápsula de tecido conjuntivo, a túnica albugínea (Figura 1A). Essa túnica envia trabéculas ou septos de tecido conjuntivo para o interior do testículo até a região do mediastino, dividindo o testículo em lóbulos.[1,2] Tanto a quantidade de tecido conjuntivo que forma essas trabéculas como a extensão e a localização do mediastino nos diferentes mamíferos domésticos são bastante variadas. Por exemplo, nos suínos essas estruturas são bastante evidenciadas macroscopicamente, e o mediastino testicular tem localização central ao longo do eixo longitudinal do órgão. A artéria testicular e seus ramos e veias correm na face interna da túnica albugínea, sendo em geral bastante visíveis externamente em mamíferos.

Funcionalmente, o testículo dos mamíferos pode ser dividido em dois compartimentos principais: o compartimento intertubular ou intersticial, também denominado espaço intertubular, e o compartimento tubular, composto pelos túbulos seminíferos.[1-3] Os elementos componentes do compartimento intertubular são as células de Leydig, vasos sanguíneos e linfáticos, nervos e uma população celular variável constituída principalmente de fibroblastos, macrófagos e mastócitos. Apesar de existir grande variação entre as diversas espécies quanto à proporção volumétrica (%) dos diferentes componentes do compartimento intertubular, as células de Leydig são usualmente o tipo celular mais frequente nesse compartimento. Assim, por exemplo, o percentual ocupado por elas nos testículos de animais sexualmente maduros e no período reprodutivo podem variar de aproximadamente 1% em ovinos, caprinos e alguns roedores (p. ex., chinchila, paca e *hamster*) até cerca de 35% em capivaras (Tabela 1).[2,3]

TABELA 1 Parâmetros que se correlacionam com a produção espermática diária e trânsito espermático no epidídimo em mamíferos

Espécies	IGS (%)[a]	TS (%)[b]	CL (%)[c]	CS por grama de testículo (milhões)[d]	Espermátides por CS[e]	Índice meiótico[f]	Duração total da espermatogênese (dias)[g]	Produção espermática diária/grama de testículo (milhões)[h]	Trânsito espermático no epidídimo (dias)[i]
Bovino	0,1	73-81	3,9-4,8	28-29	8	3,0-3,6	60-63	11-13	8-11
Búfalo	0,04	76-82	ND	ND	7-10	3,4	39	14	9
Ovino	0,9	80-87	1,1-3,2	8-12		3,1	47-48	20-25	10-16
Caprino	0,35	88-90	1,4	21	15	2,8-3,5	48	30	ND
Equino	0,12	61-73	13-18	28	9-11	2,8-3,6	55	16-21	5-14
Jumento	0,15	84	3,1	29	15	3,1	47	42	ND
Suíno	0,4	83-85	7-19	16-39	12	3,0-3,8	39-41	20-27	9-12
Javali	0,31	87	6,3	42	7	2,7	41	29	ND
Cateto	0,1-0,2	77	12,8	28	11	3,2	55	23	ND
Cão	0,07-0,3	85-90	3,2-8,5	30-40	6-9	2,5-3,6	57-62	14-22	~14
Gato	0,08	88	6,0	32	5	2,8	47	16	ND
Onça	0,05	75	16,7	29	8	2,8	58	17	ND
Jaguatirica	0,16	83	9,8	46	5	2,9	56	18	ND
Coelho	0,21	87	2,2	25	12	3,3	49-50	25-27	7-13
Chinchila	0,8-1,2	95	1,0	41	15	3,0	46	58	ND
Capivara	0,12	50	35	19	6	2,1	54	10	ND
Paca	0,2-0,3	93	1,6	43	11	3,2	52	39	ND
Cotia	0,3	91	2,2	57	9	3,0	43	52	ND
Camundongo	0,6-1,0	91-93	3,7-5,3	39-40	10-12	2,1-3,1	39-40	38-48	5-6
Rato	0,8	82-89	2,8	27	8-10	3,4	56-60	14-24	8-10
Hamster	2,2-2,9	93	1,4	35	11	ND	39-41	24	15-16
Sagui	0,36-0,4	92	2,0	35	8	3,5	69	18	ND
Homem	0,08	62	6,4	49	3	1,3	72	4-4,5	6

[a]IGS: peso dos testículos em relação ao peso corporal; [b]TS: percentual dos túbulos seminíferos no parênquima testicular; [c]CL: percentual das células de Leydig no parênquima testicular; [d]Número de células de Sertoli por grama de parênquima testicular; [e]Número médio de espermátides por célula de Sertoli, também denominado eficiência da célula de Sertoli; [f]Número de espermátides por espermatócito primário, considerando-se que cada espermatócito primário forma no máximo 4 espermátides a partir de duas divisões meióticas; [g]Considerando-se que a duração total da espermatogênese requer aproximadamente 4,5 ciclos espermatogênicos a partir de uma espermatogônia do tipo A inicial; [h]Também denominada eficiência espermatogênica; [i]Tempo médio gasto pelo espermatozoide para atravessar todo o ducto epididimário (cabeça, corpo e cauda do epidídimo); ND: dado não disponível na literatura.

O compartimento dos túbulos seminíferos constitui a maior parte do testículo, ocupando, na grande maioria dos mamíferos, de 70% a 90% do parênquima testicular (Tabela 1).[2-5] Esses túbulos formam alças bastante contorcidas, que têm as duas extremidades conectadas à rede testicular (*rete testis*), localizada em uma região (mediastino testicular) bastante rica em vasos sanguíneos e linfáticos e tecido conjuntivo. A partir dessa região, a rede testicular encontra-se conectada à cabeça do epidídimo por meio dos dúctulos eferentes (Figura 1A), que também têm número e extensão variados nas diferentes espécies.

Os túbulos seminíferos são constituídos por túnica própria, epitélio seminífero e lume tubular (Figura 1A a D). A túnica própria reveste o túbulo externamente, sendo composta de células peritubulares mioides e matriz extracelular. No epitélio seminífero são encontrados dois tipos celulares de origem embriológica distinta: as células germinativas, originárias do epiblasto, e as células de Sertoli, provenientes do epitélio celomático, conforme será visto em detalhes em tópico específico. Juntamente com as células peritubulares mioides, as células de Sertoli elaboram a membrana basal, que serve de suporte estrutural para a própria célula de Sertoli e para as células germinativas que se encontram na porção basal do epitélio seminífero.[1]

As células de Sertoli, por meio de junções de oclusão, dividem o epitélio seminífero em dois compartimentos: o compartimento basal, onde se localizam as espermatogônias e os espermatócitos primários na fase inicial da prófase meiótica (pré-leptótenos e leptótenos), e o compartimento adluminal, no qual se encontram os espermatócitos primários a partir da fase de zigóteno, espermatócitos secundários e espermátides. Dessa forma, o compartimento adluminal está totalmente sob o controle das células de Sertoli, que propiciam um microambiente isolado e imunoprivilegiado (barreira de célula de Sertoli) essencial para o desenvolvimento do processo espermatogênico.[1] No lume tubular encontram-se o fluido secretado pelas células de Sertoli e os espermatozoides recém-espermiados. À semelhança das células de Sertoli, considera-se que as demais células somáticas constituintes dos testículos (p. ex., células de Leydig e peritubulares mioides) são procedentes do mesonefro e do epitélio celomático.

Existe grande variação no número e nas dimensões (diâmetro e comprimento) dos túbulos seminíferos nas diferentes espécies de mamíferos.[2] O camundongo, por exemplo, tem aproximadamente 10 túbulos seminíferos por testículo, perfazendo no total cerca de 2 m de comprimento tubular por testículo. Já no suíno doméstico existem de várias centenas a alguns poucos milhares de túbulos seminíferos por testículo e aproximadamente 5.000 m de túbulos no total. De maneira geral, o valor observado para o diâmetro tubular na grande maioria das espécies de mamíferos está na faixa de 180 a 300 μm.[2]

ESPERMATOGÊNESE

A espermatogênese é um processo cíclico altamente complexo e bem organizado, que ocorre nos túbulos seminíferos, e que dura cerca de 30 a 75 dias nos mamíferos já investigados.[1-7] Dessa forma, coordenado pelas células de Sertoli e com auxílio principalmente das células de Leydig e peritubulares mioides, as espermatogônias diploides se dividem e se diferenciam até formar o gameta masculino haploide, o espermatozoide. Com base em características morfológicas e funcionais, a espermatogênese pode ser dividida em três fases:[1-7]

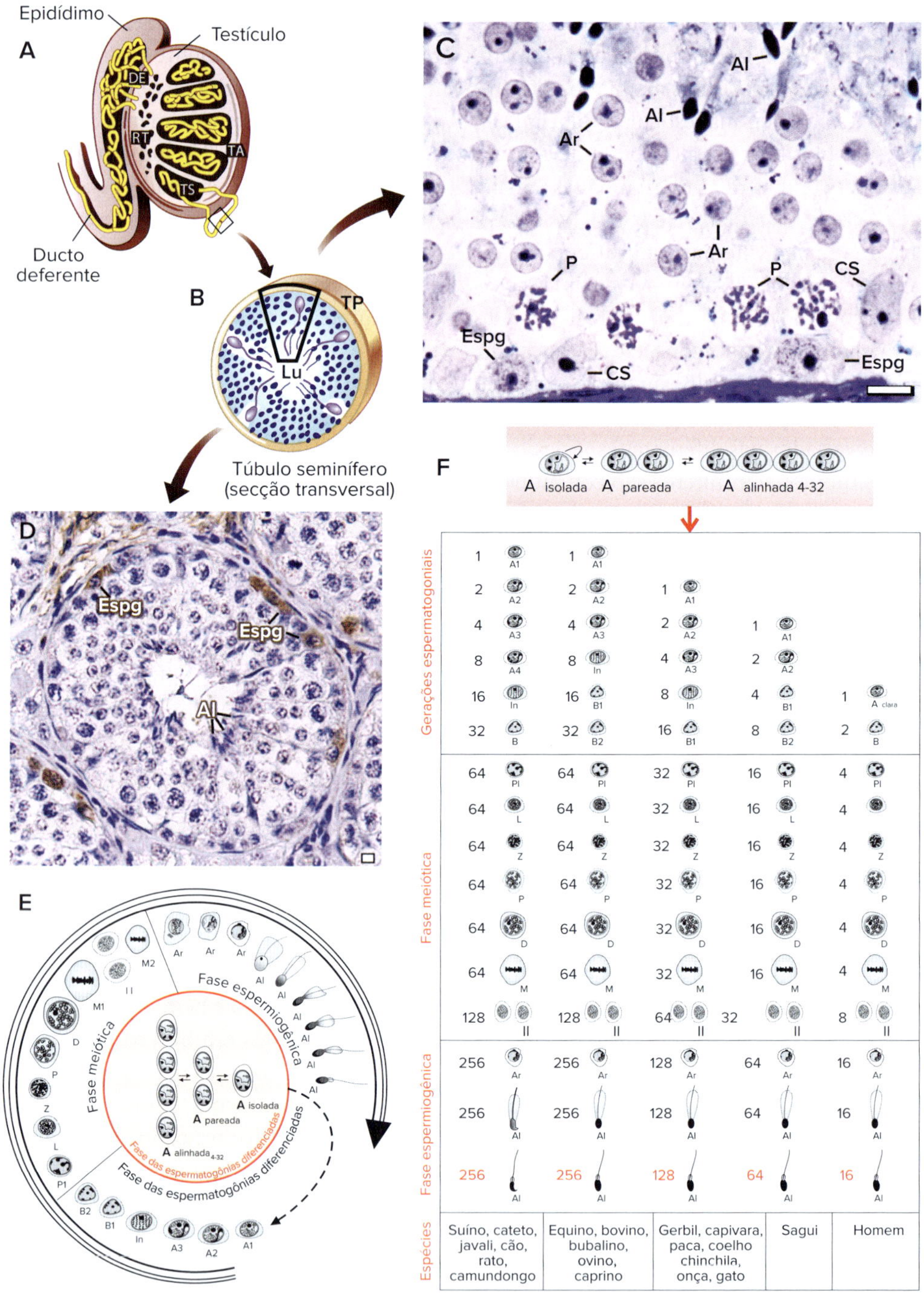

FIGURA 1 Testículo e espermatogênese em mamíferos. (A) O testículo é envolvido por uma cápsula de tecido conjuntivo (TA – túnica albugínea) usualmente espessa, e em seu interior (parênquima testicular) estão alojados os lóbulos testiculares, onde se encontram os túbulos seminíferos (TS). Esses túbulos, de extensão variável e em forma de alças contorcidas, se conectam por duas extremidades em uma região denominada rede testicular ou rete testis (RT), cuja localização é também variada dependendo da espécie

animal. A rede testicular, por sua vez, se conecta à cabeça do epidídimo através dos dúctulos eferentes (DE), que desembocam em um ducto epididimário único. Este último, por sua vez, irá compor a cabeça, o corpo e a cauda do epidídimo, e daí se continua como ducto deferente. (B) Ilustração da secção transversal de um túbulo seminífero revestido externamente pela túnica própria (TP) e em seu interior é observado o epitélio seminífero, delimitado na figura por uma área triangular que se estende centralmente até o lume tubular (Lu). (C) Em maior ampliação, há detalhes do epitélio seminífero em que se encontram, da base para o lume, o elemento somático regulador da espermatogênese (CS – célula de Sertoli) e as células germinativas em várias fases de desenvolvimento: espermatogônias (Espg); espermatócitos primários em paquíteno (P); espermátides arredondadas (Ar) e alongadas (Al). (D) São observados vários túbulos seminíferos em secções transversais, ilustrando em particular as espermatogônias (Espg) mais iniciais em cor acastanhado na base do epitélio semininífero e as espermátides alongadas (Al) em paliçada na borda luminal, prestes a serem espermiadas. (E) Ilustra o processo espermatogênico em equinos desde o seu início (fase de espermatogônias indiferenciadas ou tronco) até a sua completude com as espermátides alongadas na fase espermiogênica, conforme segue: espermatogônias indiferenciadas (espermatogônias dos tipos A isolada, pareada e alinhada); fase de espermatogônias diferenciadas [espermatogônias dos tipos A (várias gerações, a depender da espécie, tais como A1, A2, A3 etc.), intermediária (In) e B (uma ou mais gerações, também dependente da espécie considerada, por exemplo, B1, B2)]; fase meiótica, em que se encontram os espermatócitos primários em várias etapas de desenvolvimento (Pl – pré-leptóteno; L – leptóteno; P – paquíteno; D – diplóteno; M1 – primeira divisão meiótica; II – espermatócitos secundários; e M2 – segunda divisão meiótica); e fase espermiogênica, em que são observadas as espermátides arredondadas (Ar) e alongadas (Al), em diferentes etapas de diferenciação. (F) Mostra que o número teórico de espermátides produzidas é muito variado, pois depende em grande parte do número de gerações de espermatogônias diferenciadas, o qual varia de 2 a 6 nas diferentes espécies de mamíferos e tem um forte componente filogenético em sua determinação. Assim, considerando-se as divisões celulares ao longo da espermatogênese (ver números nas colunas verticais), observa-se uma drástica redução (de 256 para 16) quando se compara, por exemplo, suínos e ruminantes com o homem. A seta fina e curva presente nas Figuras 1E e 1F indica autorrenovação da espermatogônia indiferenciada (tronco) do tipo A isolada, enquanto as pequenas setas finas paralelas e em dois sentidos mostram que as espermatogônias indiferenciadas (tronco) do tipo A pareada e alinhada podem retornar para o estágio anterior (A isolada).

1. Fase proliferativa ou espermatogonial, caracterizada por várias e sucessivas divisões mitóticas dos diferentes tipos de espermatogônias.
2. Fase meiótica ou espermatocitária, na qual ocorre a duplicação do DNA, a recombinação gênica e duas divisões meióticas (reducional e equacional) que resultam na formação de uma célula haploide denominada espermátide.
3. Fase de diferenciação ou espermiogênica, na qual as espermátides arredondadas passam por drásticas alterações morfológicas e funcionais, tais como a formação do acrossoma, do flagelo e a condensação nuclear, resultando em uma célula altamente especializada, o espermatozoide. Este último, após passar pelo processo de maturação no epidídimo, adquire motilidade e torna-se apto à capacitação e à fertilização do oócito.

Essas três fases são descritas a seguir com mais detalhes.

Fase espermatogonial

Nessa fase (Figura 1D a F) as espermatogônias-tronco se dividem para formar outras espermatogônias-tronco (autorrenovação) ou espermatogônias comprometidas (diferenciação) com a formação dos espermatozoides. As espermatogônias-tronco fazem parte de uma subpopulação de espermatogônias denominadas indiferenciadas, compostas pelas espermatogônias A isoladas (Ais), espermatogônias A pareadas (Apr) e espermatogônias A alinhadas (Aal), que são constituídas de uma ou mais gerações. A outra subpopulação é denominada espermatogônias diferenciadas, sendo compostas, dependendo da espécie considerada (aqui ilustrado em suínos), de espermatogônias A (SPGA), com várias gerações (A_1, A_2, A_3, A_4), intermediárias (SPGIn ou In) e espermatogônias B (SPGB ou B). As espermatogônias-tronco ou Ais são as células cruciais para a manutenção e progressão da espermatogênese e morfologicamente são caracterizadas como as únicas espermatogônias sem pontes intercelulares, enquanto as espermatogônias Apr e Aal estariam mais comprometidas com a diferenciação e a formação de espermatozoides. Quando sofrem injúrias ou são transplantadas no testículo de um animal receptor, essas espermatogônias (Apr e Aal) quebram suas pontes citoplasmáticas e se comportam como espermatogônias-tronco isoladas. Nesse contexto funcional, as espermatogônias-tronco Ais podem ser denominadas espermatogônias-tronco reais ou verdadeiras, e as Apr e Aal, espermatogônias-tronco em potencial.

Fase espermatocitária

Conforme pode ser observado na Figura 1E e F, as SPGB sofrem a última divisão mitótica e originam dois espermatócitos primários conhecidos como pré-leptótenos, que são morfologicamente semelhantes às SPGB, mas de menor tamanho. Assim, esses pré-leptótenos representam o começo da prófase meiótica. A prófase da primeira divisão meiótica é longa e subdividida em 5 estágios:

1. Pré-leptóteno (Pl).
2. Leptóteno (L).
3. Zigóteno (Z).
4. Paquíteno (P).
5. Diplóteno (D).

No estágio inicial, os espermatócitos primários em Pl realizam a última síntese de DNA nas células germinativas, passando estas de 2N para 4N. No estágio seguinte, os espermatócitos em L apresentam aumento do volume celular e distribuição homogênea de cromatina no núcleo. Nos espermatócitos em Z ocorre espessamento cromossômico, início de pareamento dos cromossomos homólogos e formação do complexo sinaptonêmico, sendo este último visível somente sob microscopia eletrônica de transmissão. Esse complexo persiste até o final do estágio de P, que é a fase mais longa da prófase meiótica, na qual ocorrem a recombinação e a segregação gênica, fundamental para a diversidade de indivíduos da mesma espécie, com os cromossomos apresentando-se completamente pareados e compactos. Durante a meiose I, os P aumentam significativamente de tamanho antes de se transformarem em D, os quais se dividem para formar os espermatócitos secundários (células 2n). Estas últimas, que são caracterizadas pela morfologia arredondada, citoplasma escasso e núcleo com cromatina condensada, passam rapidamente por uma segunda divisão meiótica (meiose II) para produzir células haploides (células 1n), denominadas espermátides.

Fase espermiogênica

A fase que corresponde à transformação e à maturação das espermátides arredondadas em espermátides alongadas, bem como a espermiação destas últimas no lume do túbulo seminífero, é conhecida como fase espermiogênica ou de diferenciação. Com base no desenvolvimento do sistema acrossômico, essa fase requer pelo menos 4 etapas, conhecidas classicamente como:

1. Fase de Golgi.
2. Fase dos grânulos acrossomais (capuz).
3. Fase acrossomal.
4. Fase de maturação.

Conforme se pode inferir, nas duas primeiras fases o aparelho de Golgi é crucial para o início da formação do acrossoma. Já a fase acrossomal é caracterizada por modificações nos núcleos, acrossomos e cauda (flagelo) das espermátides em desenvolvimento. Assim, essas modificações são favorecidas pela rotação de cada espermátide de modo que o acrossomo é direcionado para a base do túbulo seminífero, e a cauda, por sua vez, em direção ao lume. Ainda nessa fase as espermátides sofrem drástico remodelamento e redução de tamanho. Essa redução se deve basicamente à grande condensação da cromatina, resultante da substituição das proteínas histonas pelas protaminas no núcleo, o que permite maior compactação do DNA, bem como a eliminação do excesso de citoplasma, que é gradativamente fagocitado pelas células de Sertoli. O acrossomo, externamente aderente ao núcleo, também se condensa e se alonga com a finalidade de corresponder à forma do núcleo. Essas modificações na forma do núcleo e do acrossomo parecem ser "moldadas" pelas células de Sertoli circundantes. Durante a espermiogênese também ocorre a formação do flagelo e da peça intermediária, onde se concentram as mitocôndrias. Por último, a fase de maturação envolve a transformação final das espermátides alongadas, que serão liberadas (espermiadas) para a luz dos túbulos seminíferos, sendo assim denominadas espermatozoides. Merece ser ressaltado que as modificações observadas na forma do núcleo e do acrossomo de cada espermátide, bem como no tamanho e comprimento do flagelo, resultam nos espermatozoides característicos de cada espécie.

A sequência esquemática de desenvolvimento das células germinativas, desde a espermatogônia-tronco até a formação dos espermatozoides, usando o suíno como exemplo, é a seguinte: Ais (Mitose 1) → Apr (Mitose 2) → Aal (Mitose 3) → A1 (Mitose 4) → A2 (Mitose 5) → A3 (Mitose 6) → A4 (Mitose 7) → In (Mitose 8) → B (Mitose 9) → espermatócitos primários (Meiose 1) → espermatócitos secundários (Meiose 2) → espermátides arredondadas → espermátides alongadas → espermatozoides (ver ilustração na Figura 1E e F). Portanto, cerca de 11 divisões celulares (9 mitóticas e 2 meióticas ou reducionais) são necessárias para se formar o espermatozoide, a partir de uma espermatogônia-tronco ou Ais. Ou seja, se considerarmos somente uma geração de Aal, em tese, uma Ais pode formar no mínimo 1.012 espermatozoides.

Conforme já mencionado, as espermatogônias-tronco são a base da espermatogênese. Estudos desenvolvidos nas últimas décadas têm demonstrado que diversos fatores atuam nas células-tronco de mamíferos.[5,6] Alguns deles, em particular aqueles considerados mais importantes, serão aqui citados (as siglas estão em inglês por já serem assim classicamente conhecidas). O fator neurotrófico derivado da glia (GDNF; produzido pelas células de Sertoli sob o estímulo do hormônio folículo-estimulante ou FSH) e o fator estimulante de colônias (CSF1; expressado pelas células peritubulares mioides) estão envolvidos na regulação da autorrenovação e proliferação das espermatogônias-tronco. O fator inibitório da leucemia (LIF; produzido pelas células peritubulares mioides), o fator de crescimento de fibroblastos (FGF2; expressado pelas células de Sertoli), o fator de crescimento semelhante à insulina 1 (IGF1; produzido primariamente pelas células de Sertoli) e o fator de crescimento epitelial (EGF; produzido principalmente nas células de Leydig) podem complementar o GDNF na regulação do número de espermatogônias-tronco. O ligante *kit* (produzido pelas células de Sertoli) afeta a expansão do número das espermatogônias do tipo A. Quanto à regulação das espermatogônias-tronco reais ou verdadeiras (Ais) e potenciais (Apr e Aal), um número razoavelmente grande de marcadores moleculares específicos para essas células está agora disponível, por exemplo (citaremos aqui somente as siglas em inglês): GFRA1, PLZF, THY1, α6-INTEGRIN, GPR125, SALL4, FGFR3 (também conhecido como CD333), Nanos2 e UTF1. Existem fortes evidências na literatura de que a transição das espermatogônias indiferenciadas para diferenciadas, bem como o início da meiose, são regulados pelo ácido retinoico (RA), um metabólito ativo da vitamina A.

Nos túbulos seminíferos, as células germinativas não estão organizadas ao acaso e sim em associações celulares características denominadas estádios, os quais se sucedem com o tempo de maneira bastante ordenada, formando o ciclo do epitélio seminífero.[1,3-5] Os estádios do ciclo são usualmente classificados pelo método da morfologia tubular e pelo método do sistema acrossômico. No primeiro caso, 8 estádios do ciclo são obtidos para todas as espécies, enquanto pelo sistema acrossômico o número de estádios varia de 6 a 14 nas espécies de mamíferos já investigadas. Em associação com técnicas de marcação celular específicas (p. ex., radioautografia e imuno-histoquímica), o conhecimento das frequências relativas dos estádios do ciclo do epitélio seminífero permite o cálculo da duração total da espermatogênese, que requer cerca de 4,5 ciclos espermatogênicos, bem como dos demais eventos do processo espermatogênico. Assim, é possível estimar a produção espermática diária total e por grama de testículo, esta última também denominada eficiência espermatogênica.

CÉLULAS DE LEYDIG E DE SERTOLI

Células de Leydig

As células de Leydig são bastante conhecidas principalmente por sua marcante produção de andrógenos, os quais são sintetizados a partir de uma molécula-base, o colesterol. Essa produção de andrógenos ocorre por estímulos do hormônio luteinizante (LH) em receptores localizados na membrana citoplasmática das células de Leydig.[1,2,4] À semelhança do FSH, o LH é uma glicoproteína sintetizada e secretada na adeno-hipófise sob a influência do hormônio liberador de gonadotrofinas (GnRH) proveniente do hipotálamo. O controle de *feedback* ou retroalimentação negativa do LH é exercido pela testosterona, tanto na adeno-hipófise quanto no hipotálamo. Nos testículos existem receptores para andrógenos nas células de Sertoli, células peritubulares mioides, musculares lisas dos vasos sanguíneos e na própria célula de Leydig. Entre os andrógenos sintetizados pelas células de Leydig incluem-se a testosterona e a di-hidrotestosterona, responsáveis pela diferenciação do sistema reprodutor masculino e da genitália externa na fase fetal, pelo aparecimento dos caracteres sexuais secundários e pela manutenção quantitativa da espermatogênese a partir da puberdade, embora já tenha sido demonstrado que o FSH também participa na manutenção da espermatogênese, principalmente no aspecto qualitativo. Particularmente, a di-hidrotestosterona é, em grande parte, responsável pela manutenção funcional das glândulas sexuais acessórias e do epidídimo, que apresentam alta expressão da 5α-redutase (enzima que converte testosterona em di-hidrotestosterona).

Além da produção de esteroides sexuais, as células de Leydig também apresentam funções na homeostase testicular, principalmente na manutenção do ambiente testicular imunoprivilegiado. Tem sido sugerido que essas células podem mediar a regulação da população de leucócitos testiculares e, assim, garantir a imunorregulação testicular. As células de Leydig apresentam receptores específicos em sua membrana citoplasmática que lhes permitem interagir com os linfócitos, sendo as únicas células endócrinas diferenciadas que espontaneamente formam rosetas com os linfócitos. Essa relação complexa entre os dois tipos celulares está envolvida na manutenção da condição testicular como um ambiente imunologicamente protegido, onde as respostas imunológicas são limitadas em condições fisiológicas. Isso ocorre devido aos fatores imunomoduladores secretados pelas células de Leydig, como os andrógenos, que atuam como imunossupressores. Ainda, é considerado que os hormônios glicocorticoides, que também são sintetizados em células testiculares, especialmente em macrófagos, apresentam importante efeito anti-inflamatório e imunomodulador, exercendo assim ação de forma independente dos glicocorticoides da circulação sanguínea.

Células de Sertoli

Nos testículos de animais sexualmente maduros é considerado que as células de Sertoli estão completamente diferenciadas. A variação considerável na forma e estrutura da célula de Sertoli, durante o ciclo do epitélio seminífero, demonstra o alto grau de plasticidade dessa célula, o que reflete as alterações morfológicas e funcionais que ocorrem nas células germinativas.[1-6] Assim, durante o processo espermatogênico as células de Sertoli e as células germinativas interagem de maneira bastante complexa, tanto física quanto bioquimicamente. Ainda, existem diversas formas de junções intercelulares entre esses dois tipos celulares, incluindo os desmossomos, junções do tipo *gap*, junções à base de actina, também conhecidas como especializações ectoplasmáticas, bem como os complexos tubulobulbares. Apesar de serem postuladas várias funções para esses dispositivos juncionais, existem ainda poucas evidências experimentais para sustentar seu papel preciso. No entanto, fica bastante evidente a necessidade da interação das células germinativas com os componentes somáticos do testículo (ver a seguir), principalmente as células de Sertoli, Leydig e peritubulares mioides, para que o processo espermatogênico transcorra de maneira normal e eficiente. A integridade funcional da membrana basal do túbulo seminífero é também essencial para o processo espermatogênico.

No contexto mencionado, e de modo cíclico e também estádio-dependente, as células de Sertoli exercem diversas funções cruciais para dar suporte à espermatogênese.[1-6] Serão citadas a seguir aquelas consideradas mais importantes:

- Suporte físico (sustentação) e fornecimento de nutrientes e inúmeros fatores de crescimento importantes para o desenvolvimento das células germinativas.
- Formação de dois compartimentos (basal e adluminal) no epitélio seminífero, por intermédio das junções de oclusão entre células de Sertoli adjacentes, criando-se assim uma barreira imunoprivilegiada (denominada barreira de célula de Sertoli ou hematotesticular).
- Fagocitose das células germinativas que sofrem apoptose/degeneração e fagocitose do excesso de citoplasma (p. ex., corpo residual) das espermátides em processo de diferenciação e/ou maturação.
- Participação ativa no processo de liberação das espermátides maduras (espermatozoides) para o lume tubular, durante a espermiação.
- Secreção de fluido em direção ao lume tubular, que apresenta fatores importantes para a função epididimária e a maturação espermática (p. ex., aquisição de motilidade), servindo também de veículo para carrear os espermatozoides ainda imóveis para

o epidídimo (ver item neste capítulo sobre maturação espermática no epidídimo).

A secreção de fluido também ocorre em direção ao compartimento intertubular do testículo, estando envolvida com os mecanismos de regulação parácrina de outros tipos celulares, tais como as células peritubulares mioides, de Leydig e musculares lisas dos vasos sanguíneos. Por outro lado, as células de Leydig e as células peritubulares mioides promovem também importantes interações funcionais com as células de Sertoli, conforme sugerido anteriormente.

Além do que já foi mencionado, devido à presença de receptores para FSH, andrógenos, estrógenos e hormônios tireoidianos, as células de Sertoli são responsáveis pela maior parte da intermediação hormonal durante a espermatogênese. Todas as funções citadas são exercidas devido a intrincadas interações/junções entre as células presentes no epitélio seminífero (células germinativas e de Sertoli), bem como com as estruturas da parede tubular ou túnica própria, onde se localizam as células peritubulares mioides. Ressalta-se que estas últimas, juntamente com as células de Sertoli, participam da formação da membrana basal e da matriz extracelular, que é em grande parte constituída por fibras colágenas.

Embora apresente considerável variação entre indivíduos de uma mesma espécie, o número total de células de Sertoli por testículo é o principal fator determinante da magnitude da produção espermática diária. Assim, o conhecimento acerca do estabelecimento da população desse tipo celular somático é muito importante. Já é sabido que as células de Sertoli proliferam ativamente durante a fase fetal do desenvolvimento, logo após a diferenciação sexual, alcançando seu pico de proliferação imediatamente antes do nascimento. Durante o período pós-natal, essa proliferação se estende até imediatamente antes da puberdade, coincidindo com o início de proliferação dos espermatócitos primários, que está relacionada com o estabelecimento da barreira de células de Sertoli e a secreção de fluido e formação do lume tubular. De maneira semelhante ao homem e a outros primatas, em suínos as células de Sertoli permanecem quiescentes por certo período, logo após o nascimento, passando por uma segunda onda de proliferação em resposta ao aumento das concentrações de gonadotrofinas (LH e FSH) que precede a puberdade.

Na maturidade sexual, é considerado que o número de células de Sertoli se estabiliza. Os mecanismos responsáveis pela regulação da proliferação dessas células não estão ainda completamente elucidados. No entanto, é fortemente sugerido na literatura que o FSH é o principal fator responsável pela proliferação dessas células. Outros fatores, tais como os andrógenos, estrógenos, TGFβ (ativinas e inibinas), BMP, citocinas (interleucinas 1), TNFα, bem como fatores parácrinos, têm também ativa participação na proliferação das células de Sertoli. Por outro lado, pelo menos em roedores, os hormônios tireoidianos (T3 e T4) cessam a divisão e promovem a maturação dessas células.

Por muito tempo foi considerado que em mamíferos as células de Sertoli não mais apresentavam capacidade proliferativa após a puberdade. No entanto, estudos recentes *in vivo* e *in vitro*, desenvolvidos principalmente em roedores em nosso laboratório, mostraram que uma subpopulação dessas células presentes na região de transição dos túbulos seminíferos com a *rete testis* apresentam atividade mitótica ao longo da maturidade sexual ou idade adulta.[5] Assim, ao possibilitar a formação de novas espermatogônias-tronco e nichos espermatogoniais, as células de Sertoli presentes nessa região específica são responsáveis pelo crescimento em comprimento dos túbulos seminíferos e, consequentemente, do testículo e da produção espermática. Provavelmente essa seria a explicação da ocorrência de significativo aumento, até cerca de 4 anos de idade, observado para o tamanho do testículo em suínos, espécie na qual a puberdade usualmente ocorre entre 4 e 5 meses após o nascimento.

De maneira dependente da espécie, cada célula de Sertoli é capaz de atuar no suporte de um número relativamente fixo de células germinativas.[2,3,5] A correlação positiva entre o número de células de Sertoli e germinativas começa já no início da espermatogênese, durante o período pré-púbere, quando há a disponibilidade de espermatogônias-tronco e seus nichos em potencial. Por definição, nicho é um microambiente específico onde um *pool* de espermatogônias-tronco está preferencialmente localizado no epitélio seminífero, adjacente ao compartimento intertubular do testículo.[6] Esse microambiente é responsável pela autorrenovação das espermatogônias-tronco, bem como pela quiescência e comprometimento dessas células com a diferenciação. Embora os mecanismos não estejam ainda totalmente elucidados, a rede vascular, as células peritubulares mioides, e as células de Sertoli em particular, são considerados elementos-chave desse microambiente. As células de Leydig estão provavelmente envolvidas com a diferenciação das espermatogônias-tronco e, consequentemente, com seu comprometimento com a formação de espermatozoides. Nesse sentido, investigações mais recentes têm demonstrado que o estabelecimento dos nichos espermatogoniais coincide com o aumento da concentração plasmática de testosterona e a ocorrência da puberdade.

A propósito, a concentração bastante elevada de testosterona intratesticular é muito importante para as funções das células de Sertoli durante a espermatogênese, tais como adequada função da barreira de célula de Sertoli, finalização da meiose, adesão das espermátides e espermiogênese. Os estrógenos são também muito importantes para o sistema reprodutor masculino e a fertilidade, incluindo a função testicular e a espermatogênese, e, dessa forma, atuam como um "hormônio masculino". Ressalta-se que, via atividade aromatase (transforma andrógenos em estrógenos), considerável quantidade de estrógenos é produzida no testículo.

DURAÇÃO E QUANTIFICAÇÃO DA ESPERMATOGÊNESE

A duração da espermatogênese é considerada uma constante biológica espécie-específica que está sob o controle do genótipo da célula germinativa. Conforme já mencionado, em torno de 4,5 ciclos são necessários para que o processo espermatogênico se complete em mamíferos, desde uma espermatogônia do tipo A até a liberação dos espermatozoides no lume do túbulo seminífero. Nos mamíferos já estudados, esse processo tem sua duração em um intervalo de tempo compreendido entre ~ 30 e ~ 75 dias.[1-5,7] É importante ser mencionado que os valores encontrados para a duração da espermatogênese nas espécies de mamíferos investigadas até o presente momento (~ 1,5% de aproximadamente 5.400 espécies existentes) indicam que fatores filogenéticos não são determinantes para a duração da espermatogênese. No entanto, tal como ocorre com o número de gerações de espermatogônias, vários estudos sugerem fortemente que as frequências dos estádios do ciclo, quando agrupados em fases pré-meiótica e pós-meiótica, podem ser determinadas pela proximidade filogenética entre as diferentes espécies de mamíferos.

Pelo fato de a espermatogênese ser um processo que apresenta grande número de divisões celulares (em algumas espécies uma espermatogônia-tronco pode sofrer até 11 divisões celulares até se tornar espermatócito), teoricamente uma Ais é capaz de formar até 4.096 espermatozoides.[1-5] O que pode resultar, na grande maioria de espécies de mamíferos já investigadas, na produção diária de 4 a 40 milhões de espermatozoides por grama de testículo.[2-5,7] Normalmente existe forte correlação positiva entre o diâmetro tubular e a atividade espermatogênica do testículo. Assim, o estudo quantitativo das células que compõem o epitélio seminífero, em secções transversais de túbulos seminíferos, é importante para o entendimento do processo espermatogênico. Este estudo permite, ainda, entendimento mais completo da espermatogênese e também de como a estrutura testicular se comporta em condições experimentais e patológicas. No entanto, conforme já mencionado, em termos quantitativos o número de células germinativas suportadas por uma única célula de Sertoli (denominado índice de célula de Sertoli) é o parâmetro mais importante para determinar a eficiência da produção espermática por unidade de área.[2-5,7] Também nesse aspecto, a obtenção da proporção volumétrica (%) entre os diversos componentes do testículo,[2-5,7] bem como a estimativa do tamanho e número de células de Leydig por testículo, fornecem importantes dados para avaliar a função testicular.

Conforme fica evidenciado ao longo deste capítulo, a estimativa da produção espermática diária por grama de testículo (também conhecida como eficiência espermatogênica ou PED/G/T) é uma abordagem bastante eficaz para medir o potencial reprodutivo de cada espécie, sendo também bastante útil nas comparações entre diferentes espécies.[2-5,7] De acordo com os objetivos de cada experimento, vários métodos têm sido utilizados para avaliar a produção espermática diária, dentre os quais podem ser citados, por exemplo, aqueles que se baseiam na histologia quantitativa dos testículos, na estimativa da reserva espermática testicular por meio de contagem hemocitométrica de células espermáticas em homogeneizados do parênquima testicular, bem como na quantificação de espermatozoides ejaculados. A coleta de espermatozoides diretamente pela canulação do ducto deferente ou da rede testicular (*rete testis*) também é outra abordagem.

Nos parágrafos seguintes, e de forma comparativa, serão tecidos comentários acerca de vários parâmetros considerados importantes na determinação da magnitude da eficiência espermatogênica em diversos mamíferos relativamente bem investigados (ver Tabela 1). De maneira geral, espécies que apresentam alto índice gonadossomático (IGS; massa testicular/peso corporal) também apresentam maior eficiência espermatogênica.[2,3,7] Em comparação com espécies de maior porte, usualmente aquelas de menor porte alocam maior proporção da massa corporal e energia para a manutenção dos testículos e da produção espermática, estando esses aspectos também relacionados com o comportamento sexual e com as estratégias reprodutivas.[2,3,5,7] As espécies com maior eficiência reprodutiva também apresentam alta proporção relativa (%) de túbulos seminíferos no testículo, significando que maior espaço é dedicado à produção espermática. Merece ser ressaltado que nessas espécies usualmente o percentual ocupado pelas células de Sertoli no epitélio seminífero é paradoxalmente menor, ou seja, células de Sertoli com menor tamanho são mais eficientes.[2,3,5,7]

O número de gerações de espermatogônias diferenciadas é outro parâmetro importante na determinação da magnitude da produção espermática, sendo também usado em estudos comparativos entre diferentes espécies. Em particular, esse parâmetro dita o número de células germinativas que entra em meiose, sendo característico de cada espécie e aparentemente determinado filogeneticamente.[2,3,5,7] Nesse sentido, em contraste com o homem, nos animais de laboratório (ratos e camundongos) e nos bovinos e suínos quase 10 divisões celulares ocorrem nessa fase da espermatogênese (Figura 1F). No entanto, vale ressaltar que, por meio de apoptoses, grande quantidade de perdas celulares normalmente ocorre nessa fase. Levando em consideração as perdas celulares que ocorrem principalmente na fase meiótica (em média 20%-30%), somente ~ 3-4 espermatozoides são efetivamente formados para cada 10 teoricamente esperados, número esse drasticamente menor no homem (~ 2 em 10).[2,3,5,7] Mesmo assim, a título de ilustração, no homem 1.500 espermatozoides são formados a cada batimento cardíaco.[3,5,7]

A duração total da espermatogênese é também um parâmetro muito importante na determinação da magnitude da produção espermática.[2,3,5,7] Assim, espécies que apresentam curta duração desse processo usualmente mostram alta eficiência espermatogênica, a exemplo do observado para suínos e camundongos, que contrastam sobremaneira com o homem (Tabela 1). Em relação ao trânsito espermático no epidídimo, dados compilados da literatura mostram que a passagem dos espermatozoides por esse órgão requer de 5 a 16 dias nos mamíferos já investigados (Tabela 1).[3,5,7] Ao que parece, a frequência de ejaculação e de coleta do sêmen não influencia esse trânsito, bem como o tempo requerido para a maturação espermática, que usualmente ocorre na cabeça e no corpo do epidídimo e gasta cerca de 2 a 5 dias nesses dois segmentos epididimários mencionados. Dessa forma, somente poucos dias são necessários para que os espermatozoides adquiram seu potencial de fertilização nos mamíferos em geral (ver tópico sobre o epidídimo adiante).

Finalmente, com base na Tabela 1,[2-5,7] pode ser sumarizado que a alta eficiência espermatogênica observada em determinadas espécies de mamíferos é decorrente, além do alto índice gonadossomático, do alto percentual de túbulos seminíferos no parênquima testicular, do maior número de gerações espermatogoniais, do menor número de perdas celulares durante a espermatogênese, do alto número de células de Sertoli por grama de testículo e da alta capacidade de suporte (eficiência) dessas células somáticas, e da curta duração da espermatogênese. A duração do trânsito espermático no epidídimo também tem influência na produção espermática diária.[3,5,7]

DESENVOLVIMENTO E ESTRUTURA DO EPIDÍDIMO EM MAMÍFEROS

Após a formação no testículo, é no epidídimo que os espermatozoides (ainda imaturos e imóveis) adquirem sua maturação, ou seja, passam a apresentar capacidade de nadar (motilidade progressiva) e de reconhecer e fecundar o oócito. Por isso esse órgão é identificado como um componente do sistema reprodutor que desempenha papel vital para a fertilidade e a saúde reprodutiva do macho. Mais especificamente, o epidídimo (do grego *epi* – sobre, em cima – e *didymos* – duplo, em dobro) é um órgão par, em posição dorsolateral aos testículos, dependendo da espécie considerada. Ele é constituído por um ducto único, longo, altamente enovelado, que conecta os dúctulos eferentes, que emergem do testículo ao ducto deferente, que desemboca na uretra prostática. Além dos mamíferos, está também presente em aves e répteis. De maneira geral e conforme será visto adiante em mais detalhes, o epidídimo tem como funções acolher, proteger, transportar, criar e manter um microambiente luminal propício à maturação dos espermatozoides. Assim, ao final de sua jornada ao longo do ducto epididimário, os gametas já maduros são estocados e permanecem de forma quiescente até o momento da ejaculação, quando são transportados pelo ducto deferente, ducto ejaculatório e uretra para o meio externo.[8,9]

O precursor embrionário do epidídimo é o ducto mesonéfrico (ou ducto de Wolff), que, inicialmente, é um ducto retilíneo, de alguns milímetros/centímetros de comprimento (dependendo da espécie), composto por epitélio e mesênquima subjacente (interstício), que contém células dispersas em uma matriz extracelular (Figura 2A). O gatilho molecular primário para o início da transformação desse ducto mesonéfrico no epidídimo são os andrógenos – primariamente testosterona –, que passam a ser produzidos pelos testículos fetais (p. ex., ~ 8ª semana da gestação em humanos; 14,5 e 18,5 dias de gestação em roedores – camundongos e ratos; ~ 47º dia de gestação em bovinos). A morfogênese epididimária ocorre na porção mais proximal do ducto mesonéfrico, sendo o resultado de uma sucessão de eventos de proliferação e rearranjos celulares que dirigem o crescimento (alongamento), podendo chegar até a 1 ou alguns vários metros comprimento (p. ex., ~ 1 m em camundongos; 4-6 m em humanos; ~ 25 m em suínos; ~ 35 m em bovinos; e ~ 80 m em equinos). Adicionalmente, interações químicas e mecânicas entre o epitélio e o mesênquima criam regiões de "dobras" que levam ao alto grau de enovelamento e empacotamento que progride até a estrutura do epidídimo estar formada.[8-11] Nesse período fetal também já é possível detectar a presença de fluido no lume do ducto mesonéfrico, cuja composição e função são ainda pouco conhecidas. Além dos andrógenos, outros fatores participam dos eventos morfogenéticos que transformam o ducto mesonéfrico no epidídimo. Entre eles membros da família WNT/β-catenina, HOX (p. ex., HOXA10, HOXA13), inibina β-A (INHBA), vários fatores de transcrição (p. ex., PAX) e de crescimento (p. ex., EGF, FGF2, FGF8 e seus receptores), hormônios (p. ex., ácido retinoico e estrógenos) e componentes do sistema imunológico (p. ex., várias citocinas, imunomoduladores como as β-defensinas).[10,11] A ocorrência de falhas em algum dos eventos celulares e moleculares nesse período pode levar a consequências negativas na formação ou função desse órgão ao longo da vida, sendo potenciais causas para quadros de subfertilidade e de infertilidade do macho (ver adiante na seção sobre patologias epididimárias).

Logo após o nascimento, o enovelamento e o crescimento do ducto ainda continuam. No início do período neonatal, o epitélio epididimário é ainda indiferenciado e caracterizado por células epiteliais colunares contendo várias unidades em mitose. Vasos sanguíneos e linfáticos, bem como células imunológicas residentes (macrófagos, células dendríticas e linfócitos), já fazem parte do arcabouço intersticial. No período pré-púbere, a diferenciação epitelial é finalizada. A partir desse ponto, são encontrados múltiplos tipos de células no epitélio epididimário: (a) células principais, (b) basais, (c) apicais, (d) estreitas, (e) claras e (f) halo (Figura 2C). Com a puberdade, a maturidade estrutural e funcional desse epitélio, assim como da função epididimária como um todo, ocorre sob a ação dos andrógenos (testosterona e di-hidrotestosterona) e outros fatores hormonais e não hormonais (discutidos adiante no texto). Nesse período, o ducto epididimário expande de forma significativa, em grande parte pela presença dos espermatozoides que passam a ser encontrados no lume desse tecido.[8,12]

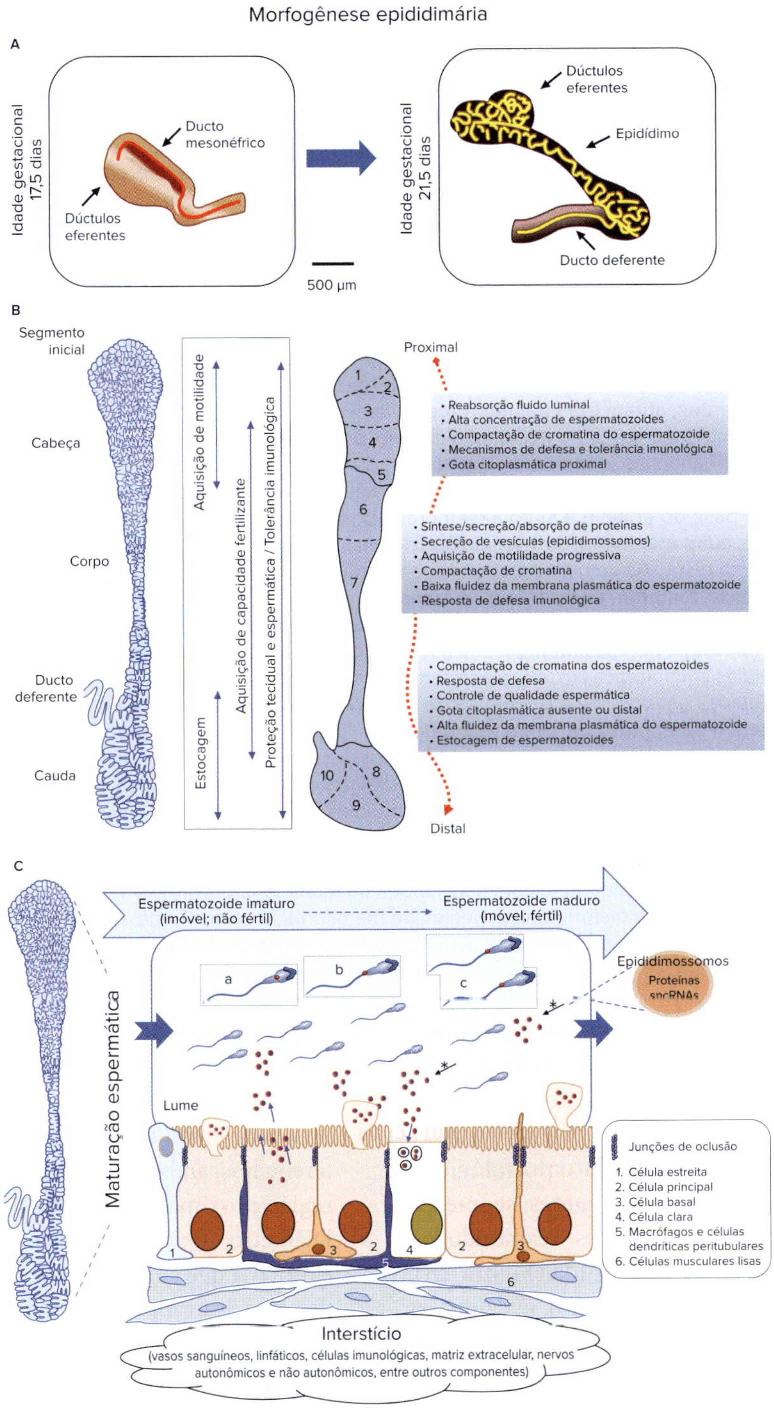

FIGURA 2 Estrutura e principais funções do epidídimo. (A) Imagem representativa da progressão da morfogênese epididimária em feto de rato macho. Aos 17,5 dias de idade gestacional, o ducto mesonéfrico estabilizado (estrutura retilínea) começa a se alongar e se enovelar com o início da síntese de

andrógenos (primariamente testosterona) pelas células de Leydig dos testículos fetais. Na idade gestacional de 21,5 dias (já próximo ao nascimento), a estrutura epididimária já está bem desenvolvida. As imagens foram fotodocumentadas com ampliação de acordo com a barra de escala apresentada. (B) Diagrama representativo de epidídimo do camundongo já na fase adulta, ilustrando a estrutura altamente enovelada e compactada do ducto epididimário. À esquerda, estão indicadas as regiões epididimárias (segmento inicial, cabeça, corpo e cauda) e, de forma geral, a localização espacial das principais funções do epidídimo referente na maturação espermática (aquisição de motilidade progressiva e da capacidade fertilizante), papel de defesa tecidual e de tolerância imunológica aos espermatozoides em trânsito, bem como a estocagem na região da cauda até o momento da ejaculação. Na imagem à direita, há ilustração da distribuição de septos de tecido conjuntivo ao longo do órgão que, no caso do camundongo, totalizam a subdivisão do epidídimo em 10 segmentos que variam em número em cada uma das quatro regiões apresentadas. A estrutura epitelial, composição do fluido luminal e principais funções do epidídimo ao longo do órgão estão destacadas. (C) Diagrama representativo dos principais tipos de células epiteliais, musculares lisas e imunológicas que, para fins didáticos, estão identificadas de 1 a 6 na Figura (inserto, lado direito). As células principais, basais, claras e estreitas, assim como células imunológicas residentes, atuam em conjunto para promover a maturação espermática durante a jornada dos espermatozoides ao longo do ducto epididimário. As células principais (colunares, com estereocílios) são as mais abundantes ao longo desse ducto; controlam diretamente a secreção de proteínas e outros componentes em direção ao lume epididimário. As células basais (mais achatadas e triangulares) têm localização na base do epitélio e junto à membrana basal; parte dela geralmente apresenta extensões celulares pelas quais monitoram o meio intraluminal. As células estreitas (alongadas) são mais abundantes no epidídimo distal. As células claras possuem o núcleo condensado e circundado por citoplasma claro. O interstício, também representado, é composto por matriz extracelular contendo células imunológicas (macrófagos, células dendríticas, linfócitos), vasos sanguíneos e linfáticos, musculatura lisa (circundando o epitélio) e nervos (autonômicos e não autonômicos) que variam ao longo do órgão em seu conjunto. Células imunológicas (p. ex., macrófagos) também podem ser vistas com extensões celulares que são projetadas para o lume. Os eventos de secreção de material proteico pelo epitélio por vesículas com origem no complexo de Golgi (estruturas de "blebs" formadas e liberadas a partir da região apical das células) ou epididimossomos (vesículas extracelulares carreadoras de proteínas e população heterogênea de sncRNAs) estão também apresentadas no diagrama. À medida que o espermatozoide transita no epidídimo, os eventos de maturação espermática progridem. As várias modificações estruturais espermáticas, incluindo-se a mudança de localização da gota citoplasmática (em destaque pelas letras a, b e c) e a compactação da cromatina, transformam o espermatozoide de origem testicular (ainda imaturo e imóvel) em gameta com habilidades de motilidade progressiva e capacidade fertilizante. Ao final da jornada, na maioria das espécies de mamíferos, é comum que alguns espermatozoides ainda apresentem retenção da gota citoplasmática na população de gametas presentes no ejaculado.
Fonte: acervo dos autores.

Ao longo do período pós-natal e na idade adulta é notável o alto grau de regionalização estrutural e funcional apresentado pelo epidídimo. Com base na posição (proximal e distal) e em parâmetros histomorfológicos, o órgão é dividido em 4 regiões: segmento inicial (presente em roedores – camundongo e rato), cabeça, corpo e cauda (Figura 2B). Os septos de tecido conjuntivo, já evidentes no período neonatal, subdividem cada região epididimária em segmentos, cujos números variam de acordo com a espécie (10 em camundongos, Figura 2B; 19 em ratos; 8 em humanos; e 6 em animais domésticos como gato e cão).[8,9,12] Cada região e respectivos segmentos intraepididimários apresentam diferenças quanto a:

- Altura do epitélio e comprimento dos estereocílios, ambos mais proeminentes na região proximal do que na distal.
- Diâmetro luminal e espessura da musculatura lisa que circunda o epitélio, que aumentam de forma gradativa da região proximal à distal.
- Distribuição dos tipos celulares do epitélio e interstício (incluindo as células imunológicas), que variam de forma significativa ao longo do epidídimo.

- Abundância de nervos autonômicos (adrenérgicos e colinérgicos) e não autonômicos (serotoninérgicos, histaminérgicos, entre outros), que são mais abundantes na região mais distal.
- Expressão gênica e perfil de síntese e secreção de proteínas pelo epidídimo, que, pela significativa variação ao longo do órgão, gera microambientes luminais, altamente especializados e distintos ao longo do tecido, os quais interagem com o espermatozoide em trânsito e são vitais para a maturação espermática que estará em decurso.

Além do perfil proteômico, o fluido epididimário contém em sua matriz, viscosa e gelatinosa, uma variedade de outros componentes, incluindo glicanos, lipídios, íons inorgânicos, matrizes de amiloides, vesículas extracelulares contendo proteínas e pequenos RNA não codificadores (sncRNA), que são também determinantes no desempenho das funções do epidídimo para controlar ou induzir a maturação que garante a sobrevivência e o potencial fertilizante do espermatozoide (ver descrição adiante).

Considerando a estrutura do epitélio epididimário, as células principais são encontradas ao longo de todo o epidídimo. No epidídimo proximal (segmento inicial e cabeça), esse tipo celular representa cerca de 80% do total de células presentes no epitélio e tem importante papel na reabsorção de conteúdo luminal. Essas células também secretam proteínas e estruturas vesiculares (epididimossomo; descritas a seguir; Figura 2C) para o lume, assim como atuam no transporte e secreção de íons e pequenas moléculas orgânicas que auxiliam na manutenção do perfil ácido-base luminal. As células basais, também presentes em todo o tecido em íntimo contato com a membrana basal do epitélio, são mais abundantes na região do corpo e cauda epididimária. Elas são células singulares, pois têm capacidade de autorrenovação, proliferação e, ainda, de diferenciação em células principais, sendo por isso consideradas células-tronco epididimárias. São células versáteis pois também apresentam as funções de:

- Modular o perfil de secreção das células principais via sinalização por PGE2 na região basolateral da célula.
- Emitir projeções celulares semelhantes a antenas em direção ao lume epididimário (Figura 2C), pelas quais monitoram a composição luminal de fatores hormonais no ambiente luminal (p. ex., a ANGII).
- E, pela ativação de receptor de angiotensina tipo 2 (AGTR2) presente na membrana plasmática, modular a atividade das células claras adjacentes usando a liberação de óxido nítrico (NO) e de guanilil ciclase solúvel como sinalizadores para essa comunicação célula-célula.

As células claras, por outro lado, são caracterizadas por vacúolos apicais e por serem mais predominantes na cauda epididimária. Assim, são células que reciclam componentes luminais, incluindo a absorção e a captação de debris presentes no fluido epididimário. Pela alta expressão da bomba de próton vacuolar-ATPase (V-ATPase) que apresentam na membrana plasmática, elas também atuam na acidificação luminal, essencial para viabilizar os eventos da maturação do espermatozoide. As células apicais e as células estreitas (estas últimas encontradas exclusivamente no segmento inicial) são menos conhecidas do ponto de vista funcional e auxiliam na manutenção de microambiente luminal que favorece o estado quiescente do espermatozoide ao longo de sua jornada epididimária. As células halo, mais abundantes na cabeça do epidídimo, apresentam características de células imunológicas e participam da manutenção da tolerância imunológica epididimária, por mecanismos ainda não totalmente esclarecidos. O fato de o lado luminal (apical) do epitélio poder ser modulado de forma independente da superfície basolateral, ao mesmo tempo que extensões celulares monitoram o lume, exemplifica a complexa rede de comunicação intercelular presente no epidídimo.

A estrutura do epidídimo está preparada para garantir a proteção dos espermatozoides durante o trânsito e estocagem no ambiente tecidual. Assim como o testículo, há as junções de oclusão (coletivamente chamada barreira hematoepididimária), localizadas na parte mais apical das células epiteliais. Essas regiões celulares são ricas em proteínas como claudinas, conexinas e cateninas, as quais fazem parte dessa barreira anatômica e fisiológica que promove o controle seletivo da passagem de certos compostos (íons, solutos e pequenas moléculas) do lume para o espaço intersticial. Ademais, evitam a exposição dos espermatozoides luminais a substâncias nocivas que eventualmente adentram o ducto epididimário via vasos sanguíneos (Figura 2C). Essa barreira também propicia um ambiente luminal de tolerância imunológica que, após a puberdade, isola os espermatozoides em trânsito no epidídimo e evita a exposição e o reconhecimento dos gametas por componentes do sistema imunológico. Adicionalmente, é também um mecanismo de proteção contra mudanças acentuadas no potencial osmótico do fluido epididimário, bem como de proteção contra patógenos, xenobióticos e estressores oxidativos (p. ex., espécies reativas de oxigênio), entre outros, que podem desencadear danos aos espermatozoides em trânsito e ao próprio tecido.[9,12,13]

As funções das células epididimárias até aqui descritas contam com uma rede de cooperação célula-célula complexa e que inclui diferentes células imunológicas que, em condições fisiológicas, residem no epidídimo. Os macrófagos, por exemplo, são encontrados próximo à superfície basal do epitélio (posição peritubular) e no interstício epididimário. No epidídimo proximal, onde estão em maior abundância, é comum haver macrófagos e células dendríticas projetando extensões celulares similares às apresentadas por células basais, que são usadas para monitorar o ambiente luminal. No epidídimo distal, os macrófagos residentes atuam mais primariamente na vigilância e defesa contra infecção causada por patógenos ou na resposta inflamatória a diferentes estressores (como trauma tecidual ou agentes químicos como toxicantes ambientais). Diferentemente do testículo, é comum observar no epidídimo macrófagos e linfócitos no compartimento luminal e em contato direto com os espermatozoides em trânsito.[9,13]

Outro ponto bastante curioso do epidídimo é a alta taxa metabólica das células epiteliais, que resulta na liberação de grande quantidade de espécies reativas de oxigênio no microambiente luminal. Em contrapartida, essas células também sintetizam e secretam para o lume várias enzimas antioxidantes (p. ex., superóxido dismutase), o que neutraliza os efeitos negativos do estresse oxidativo nos espermatozoides em trânsito. Além disso, o epidídimo expressa de forma abundante uma variedade de proteínas participantes da imunidade inata, as quais, uma vez secretadas, participam nas respostas de defesa do tecido diante de agentes estressores de infecção por patógenos e inflamatórios. Dentre elas, podem ser observadas proteínas imunomoduladoras (cicloxigenase-2, indolamina 2,3-dioxigenase-1- IDO), imunomoduladores com perfil antimicrobiano (p. ex., catelicidinas e β-defensinas), membros da superfamília do fator de crescimento TGFβ e proteínas antimicrobianas, bem como diferentes citocinas (p. ex., TNF, IL6, IL10).[8,9,13]

FATORES DE REGULAÇÃO DA ESTRUTURA E FUNÇÃO DO EPIDÍDIMO

Todas as funções do epidídimo até aqui relatadas são altamente dependentes da ação de andrógenos que atuam via receptores de andrógenos (AR; também conhecido como NR3C4) expressos ao longo do órgão.[12,14] A testosterona e outros derivados androgênicos chegam ao epidídimo pelo fluido testicular (neste caso associada à proteína ligadora de andrógenos, ABP – do inglês *androgen binding protein*) ou pela circulação sanguínea. No epidídimo, grande parte da testosterona é convertida pela enzima 5α-redutase em seu metabólito ativo, a di-hidrotestosterona (DHT),[14] principal hormônio androgênico regulador das funções epididimárias. As mudanças na disponibilidade de andrógenos, como ocorre por exemplo no hipogonadismo, e/ou expressão/função do próprio AR por fatores genéticos, e doenças endócrinas afetam o desenvolvimento, a estrutura e a função do epidídimo, podendo resultar em quadros de infertilidade. A ablação androgênica por castração cirúrgica (orquiectomia) ou química (p. ex., com fármacos antiandrogênicos como a flutamida, entre outros) resulta em menor massa tecidual, menor diâmetro luminal, menor altura do epitélio e aumento relativo da área intersticial epididimária. No epitélio, as células principais são geralmente mais sensíveis aos efeitos da retirada dos andrógenos. Os efeitos da castração cirúrgica ou química podem ser restaurados, de forma total ou parcial, pela terapia com fármacos androgênicos, por exemplo, aqueles derivados sintéticos da testosterona. A terapia com fármacos antiandrogênicos (p. ex., flutamida[14]) em machos púberes ou adultos reduz o tempo de trânsito epididimário dos espermatozoides, fator esse que pode comprometer a qualidade espermática e a estocagem de gametas na cauda epididimária.[8,10] Outros hormônios, como estrógenos e seus receptores (ERα, ERβ, GPR30), glicocorticoides e seus receptores (GR), fatores lumícrinos (de origem testicular, p. ex., fatores de crescimento, ABP), parácrinos, componentes neuronais e imunológicos, assim como pequenos RNA não codificadores (sncRNA, p. ex., micro-RNA e RNA transportador) – muitos deles também dependentes da ação androgênica –, participam na manutenção da estrutura e função do epidídimo ao longo da vida.[8,12] Assim, o ambiente luminal estabelecido medeia a transferência e a troca de cargas de proteínas, RNA, dentre outros componentes, entre as células epiteliais epididimárias e os espermatozoides em trânsito, tanto por mecanismos de secreção/absorção/internalização diretos ou tráfego de vesículas quanto pelos epididimossomos (Figura 2C).

TRANSPORTE, MATURAÇÃO E ESTOCAGEM DO ESPERMATOZOIDE NO EPIDÍDIMO

Conforme já citado, o primeiro evento referente à maturação dos espermatozoides ocorre nas células epiteliais principais da região proximal do epidídimo, que, juntamente com os dúctulos eferentes, são responsáveis por reabsorver praticamente 90% do fluido luminal, produzido pelas células de Sertoli, que chega ao epidídimo via *rete testis*. Essas células expressam aquaporinas (proteínas transmembranares responsáveis pelo transporte de água) e canais iônicos que atuam na reabsorção seletiva de água e íons (sódio, cloreto, bicarbonato), o que resulta em aumento significativo da concentração de espermatozoides (~ 10 vezes) no lume epididimário. Esse evento garante, posteriormente, um concentrado de espermatozoides no sêmen que é fator crítico para a fertilidade masculina.[8,9]

O transporte dos espermatozoides ao longo do ducto epididimário é facilitado pelo gradiente diferencial de pressão hidrostática que existe ao longo do tecido e pelo movimento de cílios das células epiteliais que estão em contato íntimo com o espermatozoide em trânsito no lume epididimário. É ainda dependente das contrações rítmicas dos miócitos que compõem a camada de musculatura lisa que circunda o ducto epididimário em resposta a neurotransmissores da inervação autonômica (adrenérgica e colinérgica), vasopressina, oxitocina, neuropeptídeo Y, endotelina, serotonina, prostaglandinas (p. ex., PGF2α e PGE2) e outros fatores diferencialmente presentes nesse ducto. A coordenação desses eventos no tempo e espaço ao longo do epidídimo é vital para o sucesso da maturação espermática. Nos mamíferos em geral, o transporte pelo epidídimo leva entre 1 e 2 semanas, dependendo da espécie (Tabela 1).

Como os espermatozoides são considerados células inativas do ponto de vista transcricional e traducional, a intensa atividade de reabsorção e secreção das células do epitélio epididimário ao longo do ducto do epidídimo contribui sobremaneira para os eventos que seguem:

- Aquisição/remoção/alteração do perfil proteômico, lipídico e de ncRNA dos espermatozoides em trânsito.
- Remodelamento de polissacarídeos e lipídios, incluindo a diminuição da proporção de esteróis (colesterol) e fosfolipídios da membrana plasmática, o que altera a fluidez da membrana plasmática do espermatozoide.

À medida que progridem no epidídimo, os espermatozoides sofrem mudanças na compactação nuclear, remodelagem acrossomal, migração da gota citoplasmática, composição da membrana plasmática, estrutura e componentes do citoesqueleto, assim como nas cargas de proteína e sncRNA que passam a ser incorporados (Figura 2B e C). Diferentes glicoproteínas (p. ex., carnitina, acetilfosforil colina, ácido siálico, glicosidases), enzimas (p. ex., glicosidases, inibidores de proteases) e imunomoduladores (p. ex., catelicidinas e β-defensinas) presentes no fluido epididimário são exemplos daquelas que fazem parte dessa orquestração fisiológica.[9,12,13] Em conjunto, as mudanças no perfil molecular da superfície dos espermatozoides são vitais para o reconhecimento de sítios específicos sobre a superfície dos oócitos durante a fertilização. Em relação à gota citoplasmática localizada próxima à junção do flagelo com o núcleo do espermatozoide (gota proximal), ela migra para a peça intermediária (gota distal) quando o espermatozoide adentra a cauda do epidídimo (ver Figura 1C). Na maioria das espécies, a gota distal é eliminada espontaneamente do espermatozoide durante a ejaculação, sendo então misturada aos fluidos das glândulas acessórias do sistema reprodutor que formam o sêmen.[8,9] Em algumas espécies de mamíferos, como o touro e o carneiro, por exemplo, proteínas ligadas a fosfolipídios, sintetizadas nas ampolas dos ductos deferentes e nas vesículas seminais, induzem a liberação da gota citoplasmática.

A comunicação célula-célula é essencial para a coordenação dos eventos da maturação espermática no epidídimo. Os mecanismos de secreção do epitélio envolvem a liberação de vesículas de secreção, originadas a partir do complexo de Golgi das células epiteliais ou, ainda, por via apócrina, resultando na formação de estruturas do tipo "bleb" que brotam da parte apical das células do epitélio (Figura 2C). O epitélio também libera no lume estruturas vesiculares de epididimossomos, sendo esse um mecanismo eficiente na troca bidirecional de cargas de proteínas e de outros componentes como lipídios e espécies de sncRNA (piRNA, tsRNA, micro-RNA). Esses sncRNA, uma vez incorporados aos espermatozoides, desempenham papéis diversos que vão desde a modulação da expressão pós-transcricional de genes alvos (geralmente com função de silenciamento pela interação direta com RNAm) e a estruturação de cromatina (p. ex., metilação) dos espermatozoides, até serem carregados pelo gameta, após a fertilização, modulando assim a ativação do genoma do embrião em desenvolvimento. A transferência de informação molecular entre a célula epitelial (somática) e a célula germinativa (espermatozoide) via epididimossomos é também um importante mecanismo de transmissão de fenótipos epigenéticos paternos ao embrião em desenvolvimento, os quais podem persistir por herança transgeracional.[8,9]

Na maioria das espécies estudadas, parte significativa das proteínas epididimárias que participam da maturação espermática é oriunda de células da região da cabeça, e, destas, várias representam proteínas novas para a fisiologia do espermatozoide; em suínos, por exemplo, as proteínas dessa região representam número 6 a 8 vezes maior do que o observado na cauda do epidídimo. As proteínas epididimárias secretadas ao longo do ducto, uma vez no lume, podem interagir direta ou indiretamente com os espermatozoides, alterando a função e a morfologia desses gametas. Algumas se ligam à superfície da célula espermática, enquanto outras permanecem no lume por um breve período, concentrando sua atuação em um ou mais segmentos epididimários.[8,9] Parte dessas novas proteínas representa ligantes a componentes proteicos da superfície do espermatozoide e que são liberadas no momento da fertilização. Outro mecanismo que influencia a composição do fluido luminal é a endocitose mediada pelas células principais e claras, que geralmente é mediado por receptor (p. ex., via a proteína LRP2).

O epitélio também exerce papel-chave na manutenção da osmolaridade e do equilíbrio ácido-base do lume epididimário, o que garante a maturação e o estado quiescente dos espermatozoides em trânsito. Os próprios epididimossomos são estruturas altamente sensíveis ao pH luminal. Em termos iônicos, por exemplo, a concentração luminal de K^+ (~ 55 mM) na região distal do epidídimo é cerca de 10 vezes maior que a do plasma, enquanto a de Ca^{2++} (0,25 mM) é cerca de 10 vezes menor. O influxo de Ca^{++} na região do flagelo espermático, via proteína CATSPER (canal de cálcio específico de espermatozoide), é também um evento importante para a aquisição de motilidade progressiva espermática. Adicionalmente, a acidificação luminal é o resultado da modulação da proteína NHE3 (trocador Na^+/H+), presente na região apical das células epiteliais principais, e da proteína V-ATPase (bomba excretora de prótons, H+), na região apical das células claras. Na cauda epididimária, as células principais também secretam bicarbonato via proteína CTRF (regulador de condutância transmembrana mutado na fibrose cística), que controla o pH luminal necessário para a estocagem do espermatozoide nessa região.[8,9]

Em mamíferos, os eventos que levam à aquisição de motilidade geralmente precedem os que geram a habilidade do gameta para fecundar um oócito (Figura 2). Assim, as mudanças que ocorrem na estrutura do espermatozoide, especialmente no flagelo, que são determinantes para a aquisição da motilidade, já são observadas na cabeça e no corpo do epidídimo. Isso ocorre, entre outros eventos, devido às interações proteína-proteína, exposição a mudanças na osmolaridade (bicarbonato, cálcio), atividade de fosforilação por quinases (p. ex., ativação da PKA e aumento da atividade do AMPc), bem como a atividade de fosfatases, entre outros fatores. Do ponto de vista morfológico e estrutural, o ganho de motilidade advém das mudanças de composição da membrana plasmática do espermatozoide que resulta em remodelagem e estreitamento do acrossoma. Ainda, o aumento do número de pontes dissulfeto no núcleo do espermatozoide acarreta maior compactação do material genético (cromatina nuclear). A migração da gota citoplasmática e a ativação da maquinaria do flagelo espermático induzem ganho de capacidade de motilidade progressiva. As modificações de proteínas do citoesqueleto da cauda do espermatozoide (p. ex., oxidação tiol e formação de pontes dissulfeto) também auxiliam nesse processo, uma vez que geram maior estabilidade do flagelo espermático.[8,9]

Além da motilidade, os espermatozoides em trânsito no epidídimo adquirem propriedades que são essenciais para o perfil de atividade de fertilização durante o trânsito pela cabeça e início do corpo do epidídimo. Várias proteínas participantes desse processo são adquiridas ou têm sua expressão aumentada no espermatozoide à medida que este transita no epidídimo. Algumas funcionam como pró-receptores, ou seja, são funcionais na membrana plasmática dos espermatozoides após os eventos de maturação; são alguns exemplos a CRISP1 e várias outras pertencentes à família de proteínas ADAM, parte destas já expressa e presente nos espermatozoides desde sua origem no testículo.[8,9]

O processo de maturação é finalizado na cauda do epidídimo, onde os espermatozoides são armazenados em estado quiescente até a ejaculação.[8] A ativação precoce dos espermatozoides no epidídimo (capacitação prematura) é impedida por condições ambientais específicas no lume ductal. Na cauda, o excesso de proteínas do lume é também reabsorvido. As células claras, em abundância nessa região, entre outras funções, fagocitam as gotas citoplasmáticas que são liberadas do espermatozoide em maturação, bem como outros debris celulares presentes no compartimento luminal. Cabe ainda ao epitélio da cauda epididimária reabsorver/remover gametas com danos/anormais (células com defeitos de cabeça, acrossomo e de peça intermediária) ou em degeneração, que, por expressarem marcadores específicos (p. ex., a ubiquitina e a proteína epididimária de ligação espermática 1), possibilitam o reconhecimento para eliminação por fagocitose via células epiteliais epididimárias (células claras) ou, ainda, por macrófagos intraepiteliais. Os espermatozoides nessa região epididimária representam 50% a 80% dos espermatozoides presentes em todo o órgão, podendo ser armazenados por vários dias e até meses, dependendo da espécie de mamífero. Em animais que ejaculam diariamente, o tempo de permanência dos espermatozoides nessa região é menor, sendo mantido um estoque em torno de 25% do total da produção diária.

APLICAÇÃO DA COLETA DE ESPERMATOZOIDES E AFECÇÕES ASSOCIADAS AO EPIDÍDIMO

A coleta de espermatozoides epididimários é uma importante ferramenta de aplicação em procedimentos de reprodução assistida em humanos e na medicina veterinária,[15] levando à produção de embriões por meio de inseminação artificial a fresco, fertilização *in vitro* e injeção intracitoplasmática de espermatozoide (ICSI) diretamente no oócito. Essa coleta é executada por aspiração percutânea (Pesa) ou aspiração microcirúrgica (Mesa) dos espermatozoides presentes na cauda epididimária. Ambas permitem a obtenção de gametas com qualidade que podem ser criopreservados e posteriormente usados em técnicas de reprodução assistida.

Clinicamente, por exemplo, essas técnicas são indicadas a casais ou animais com diagnóstico de infertilidade e nos quais o homem é portador de azoospermia obstrutiva. Ou seja, indivíduos cujos espermatozoides não podem ser eliminados no ejaculado. Geralmente a obstrução ocorre no ducto epididimário em decorrência de procedimentos cirúrgicos (p. ex., vasectomia) ou pela ausência da formação do ducto deferente que impede os espermatozoides produzidos de serem eliminados conforme acontece na doença denominada fibrose cística. Na prática veterinária esses procedimentos são rotineiramente usados para a criopreservação dos gametas de animais domésticos de alto interesse comercial e zootécnico, bem como de animais silvestres em perigo ou risco extinção. São também usados em animais que precisam ser esterilizados e naqueles de difícil manejo, quando não é possível obter sêmen do ejaculado. A coleta e a criopreservação de células espermáticas ainda viáveis são também possíveis a partir do epidídimo de animais de interesse comercial que venham a óbito.

Apesar dos avanços no conhecimento da fisiopatologia do epidídimo nas últimas décadas, as patologias que acometem esse órgão do sistema reprodutor são ainda negligenciadas e carecem de melhor documentação para auxiliar na prática de saúde reprodutiva do macho na clínica médica e médico-veterinária.[9,13,15] Do ponto de vista terapêutico, o epidídimo tem sido alvo de estudos que buscam identificar distúrbios epididimários associados a quadros de infertilidade masculina, bem como aqueles que objetivam descobrir novos alvos que possibilitam desenvolver compostos com ação segura, eficaz e reversível, a serem usados como método contraceptivo masculino. Nesse contexto, ambas são áreas de pesquisa básica e clínica promissoras na área médica e médico-veterinária. São exemplos dessas condições clínicas:

- Epididimite (inflamação do epidídimo).
- Agenesia, hipoplasia e má-formação epididimária.
- Cisto epididimário (espermatocele).
- Granuloma espermático.
- Torção (geralmente associada à torção testicular).
- Tumores (raros e compreendem não mais do que 0,03% de todos os cânceres masculinos).

Agradecimentos: à CAPES, ao CNPq e às fundações estaduais de amparo à pesquisa Fapemig e Fapesp, pelo constante apoio. Ao pesquisador Guilherme Mattos Jardim Costa, que gentilmente auxiliou na preparação das ilustrações presentes neste capítulo.

REFERÊNCIAS

1. Russell, LD, Ettlin, RA, Sinha Hikim, AP, Clegg, ED. Histological and Histopathological Evaluation of the Testis. Clearwater: Cache River Press; 1990.
2. França LR, Russell LD. The testis of domestic animals. In: Regadera J, Garcia M (eds.). Male reproduction: a multidisciplinary overview. Madrid: Churchill Livingstone; 1998. p.197-219.
3. Hess RA, França LR. Spermatogenesis and cycle of the seminiferous epithelium. Adv Exp Med Biol 2008;636:1-15.
4. França LR, Avelar GF, Almeida FFL. Spermatogenesis and sperm transit through the epididymis in mammals with emphasis on pigs. Theriogenology 2005;63:300-18.
5. França LR, Hess RA. Espermatogénesis y su ciclo en el testiculo humano. In: Levalle OA, Calandra, RS (eds.). Andrología molecular y clínica: interacciones. Buenos Aires: Ascune; 2022. p.41-59.
6. França LR, Hess RA, Dufour JM, Hofmann MC, Griswold MD. The Sertoli cell: one hundred fifty years of beauty and plasticity. Andrology 2016;4:189-212.
7. França LR, Russell LD, Cummins JM. Is human spermatogenesis uniquely poor? Ann Rev Biomed Sci 2002;19-40.
8. Robaire B, Hinton BT, Orgebin Crist M C. The epididymis. In: Jimmy, D.N., et al. (eds.). Knobil and Neill's Physiology of Reproduction. 3.ed. St. Louis: Academic Press; 2015. p.1071-148.
9. Chen H, Alvez MBR, Belleannée C. Contribution of epididymal epithelial cell functions to sperm epigenetic changes and the health of progeny. Human Reprod Update 2022;28:51-66.

10. Arrotéia KF, Garcia PV, Barbieri MF, Justino ML, Pereira LAV. The Epididymis: Embryology, Structure, Function and Its Role in Fertilization and Infertility. In: Pereira LAV (ed). Embryology – Updates and Highlights on Classic Topics. London: IntechOpen; 2012.
11. Hinton BT, Avellar MCW. Wollfian duct development. In: Michael Skinner (ed.). Encyclopedia of Reproduction. 2.ed. v.1. Oxford: Elsevier Science & Technology Books; 2018.
12. Avellar MCW, Hinton BT. Epididymis. In: Huhtaniemi I (ed.). Encyclopedia of Endocrine Diseases. 2.ed. Oxford: Elsevier Science & Technology Books; 2018.
13. Avellar MCW, Ribeiro CM, Dias-Da-Silva MR, Silva EJR. In search of new paradigms for epididymal health and disease: innate immunity, inflammatory mediators, and steroid hormones. Andrology 2019;7:690-702.
14. Ferreira LG, Ribeiro CM, Dias-Da-Silva MR, Avellar MCW. Hormônios Androgênicos. In: Sato MA (ed.). Tratado de fisiologia médica. Rio de Janeiro: Guanabara Koogan; 2021.
15. AliHassan H, Domain G, Luvoni GC, Chaaya R, Van Soom A, Wydooghe E. Canine and feline epididymal semen – a plentiful source of gametes. Animals 2021;11:2961.

CAPÍTULO 5

Fisiologia do espermatozoide e capacitação espermática

Mayra Elena Ortiz D'Avila Assumpção
Thais Rose dos Santos Hamilton
Adriano Felipe Perez Siqueira
Leticia Signori de Castro

INTRODUÇÃO

A célula espermática, desde seu descobrimento em 1670, por Antonie Van Leeuwenhoek, gera fascínio e curiosidade. Esse fascínio, sem dúvida, é decorrente do papel que o espermatozoide tem na herança genética, da diversidade e das distintas funções dessa célula. Possui uma característica única entre todas as células: sair do organismo no qual ele é produzido e exercer sua função em um ambiente estranho, que é o sistema reprodutor feminino. Apesar de tudo o que se conhece sobre a biologia do espermatozoide, pouco se sabe sobre a diversidade dessa célula, sobre a variação de desempenho de ejaculados e o sucesso da fertilidade.

ESPERMATOGÊNESE

Os espermatozoides são células extremamente complexas, com uma função primária singular e importante, que é entregar o DNA paterno ao oócito durante a fecundação. As distintas características morfológicas são adaptadas a essa função. O espermatozoide é a célula mais especializada que existe, originário de uma espermatogônia, uma célula grande, redonda, diploide, com toda a maquinaria de uma célula somática, que precisa passar por uma série de mudanças para se tornar uma célula pequena, móvel e ter a capacidade de fecundar um oócito. A formação do espermatozoide maduro é denominada espermatogênese, e pode ser dividida em quatro etapas:

1. Estabelecimento de uma linhagem germinativa primordial (PGC – *primordial germinal cell*), que formam as gônadas na fase fetal.
2. Proliferação via mitose da linhagem germinativa.
3. Produção via meiose de espermátides.
4. Diferenciação das espermátides em espermatozoide maduro.

A espermatogênese ocorre no túbulo seminífero, nele as células precursoras mais indiferenciadas ficam na base desse túbulo, multiplicando-se e servindo de fonte eterna de células (espermatogônia tipo A) para a diferenciação em espermatozoides. Uma parte destas se diferenciam em espermatogônias do tipo B, que passam por uma fase de crescimento, que inclui a duplicação do material genético, preparando essa célula, agora denominada espermatócito primário, para entrar em meiose. Ao término da meiose 1, ocorre a separação dos cromossomos homólogos, sendo cada célula denominada espermatócito secundário. No final da meiose 2, ocorre a separação das cromátides irmãs e, portanto, surgimento das espermátides (n). Essas espermátides passarão por um processo de diferenciação (espermiogênese), formando o espermatozoide. As etapas da espermatogênese estão ilustradas na Figura 1.

Conforme as células espermáticas evoluem no processo da espermatogênese, tornando-se células diferenciadas, elas se afastam da base do túbulo seminífero, migrando para camadas mais próximas do lúmen do túbulo. Em um corte transversal do túbulo seminífero, é possível verificar 4 a 5 camadas de células. A combinação dos tipos celulares que estão nessas camadas determina o estágio da espermatogênese em que aquela porção se encontra, sendo conhecidos de 8 a 14 estágios distintos, ou seja, distintas combinações de 4 a 5 camadas de células. A porção do túbulo na qual se encontram as mesmas camadas,

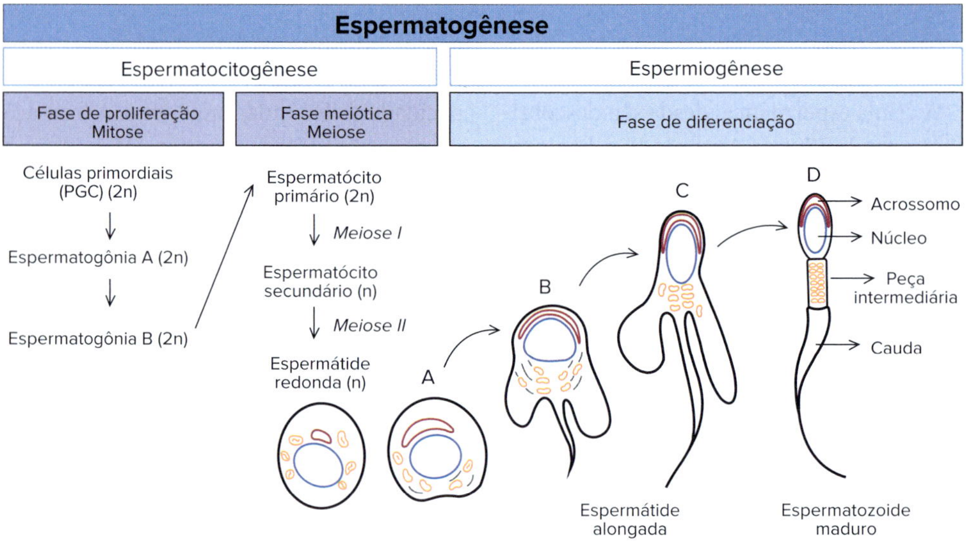

FIGURA 1 Representação da espermatogênese e da espermiogênese. Esquema da espermatogênese e suas etapas, espermatocitogênese e espermiogênese. A etapa de espermatocitogênese compreende a fase de proliferação das células primordiais (PCG – 2n) por mitose para a formação das muitas gerações de espermatogônia do Tipo A (espermatogônia A – 2n), sendo esse tipo celular responsável por manter o número de espermatogônias no túbulo seminífero. As espermatogônias do tipo A sofrerão também divisões mitóticas para a formação das espermatogônias do tipo B (espermatogônia B – 2n). Essas espermatogônias do tipo B passam por uma fase de crescimento, originando os espermatócitos primários (2n), que, agora por divisões meióticas (meiose I), formarão os espermatócitos secundários, que darão origem às espermátides redondas (meiose II). A etapa de espermiogênese consiste na fase de diferenciação morfológica da espermátide redonda (n) em espermátide alongada (n) e por fim em espermatozoide maduro (n). Nessa fase, o núcleo (azul) sofre achatamento e compactação, o complexo de Golgi (vermelho) funde-se em uma grande vesícula enzimática, que recobre o núcleo, formando o acrossomo, as mitocôndrias (amarelo) migram para o polo oposto ao acrossomo para se organizarem ao redor da peça intermediária, o núcleo se compacta e ocorre o desenvolvimento do flagelo, a partir dos centríolos. O contorno da célula (cinza) representa o movimento citoplasmático em direção ao colo para eliminação de todo o conteúdo não necessário ao espermatozoide. A: fase Golgi; B: fase capa; C: fase acrossomal; D: fase maturação.

2n/n: número total de cromossomos.

Fonte: Letícia Signori de Castro, 2021.

ou seja, mesmo estágio celular, é chamada de seção. Toda vez que uma seção completa o ciclo, ou seja, a célula passa por todos os estágios, ocorre a espermiação, que nada mais é do que a liberação de espermatozoides no lúmen do testículo. Em bovinos, o ciclo dura 13,5 dias. O que significa que, a cada 13,5 dias, cada seção libera espermatozoides já diferenciados. Uma célula precursora que acaba de entrar no processo de diferenciação leva em média 4,5 ciclos até chegar a um espermatozoide. Dessa forma, em bovinos, para que ocorra a espermatogênese completa, uma célula leva cerca de 61 dias (13,5 × 4,5). Esse ciclo espermático permite ao macho a constante liberação de gametas por meio da ejaculação.

Durante a fase de diferenciação, a espermátide esférica indiferenciada sofre transformações que resultam no espermatozoide totalmente diferenciado composto de cabeça e flagelo (peça intermediária, principal e terminal) (Figura 1). Esse processo envolve a compactação do material genético, a formação do acrossomo, o desenvolvimento do flagelo e da bainha mitocondrial localizada na peça intermediária para a produção de energia.[1,2]

Nessa fase, ocorrem transformações bruscas na célula. Ela passa de uma célula grande, esférica e com organelas e citoplasma abundantes, para ser uma célula pequena, cuja cabeça é composta basicamente de um núcleo, com o DNA altamente compactado, e com um flagelo e uma maquinaria própria para fazer esse se movimentar. Esses eventos são orquestrados pelo surgimento de uma vesícula proveniente do complexo de Golgi, que se forma e passa a recobrir o núcleo da célula. Concomitantemente, os centríolos distal e proximal migram para a porção oposta do núcleo, e, nessa migração, estruturas do citoesqueleto da célula (microtúbulos) vão trazendo o citoplasma e alongando o núcleo. Essa vesícula, que recobre o núcleo, dá origem ao acrossomo. As mitocôndrias existentes no citoplasma irão se depositar, em formato espiral, na porção inicial do flagelo, formando a peça intermediária (Figura 1). O flagelo será formado pelo colo (originário do centríolo proximal) e pelas peças intermediária, principal e final (originárias do centríolo distal).[3] O citoplasma excedente é descartado em forma de gotas, ao longo da maturação espermática que ocorre no epidídimo.

O processo de compactação do material genético no espermatozoide ocorre entre os estágios finais da espermatogênese e o início da espermiogênese e finaliza no epidídimo. Essa compactação é fundamental para que o DNA permaneça protegido durante todo o percurso, desde o testículo até a tuba uterina, enovelado de maneira tal que não sofra danos por causa da exposição a ambientes e condições diversas.

Nas células somáticas, a estrutura do cromossomo é regulada por proteínas, entre elas as histonas, que são proteínas nucleares básicas, hiperacetiladas e com nucleossomos dissociados. A cromatina das espermátides tem estrutura similar à dessas células somáticas, apresentando alta atividade transcricional e DNA compactado em nucleossomos pela ação das histonas. No espermatozoide, essas histonas são substituídas pelas protaminas, em um processo denominado protaminação. O DNA sofre remodelação, sendo as histonas substituídas primeiramente por proteínas de transição (TNP) 1 e 2 e no final da espermiogênese por protaminas, que são proteínas pequenas, com caráter mais básico e ricas em arginina e cisteína oxidada. As protaminas se ligam à curvatura menor do DNA formando complexos altamente compactados denominados nucleoprotaminas. Após a ligação da protamina, a cromatina espermática torna-se extremamente condensada e inerte.[1,3,4] Tradicionalmente, os espermatozoides são considerados células metabolicamente diferenciadas por não apresentarem processos bioquímicos fundamentais ou funções moleculares, como a replicação do DNA, a expressão gênica e a síntese proteica.

METABOLISMO E CINÉTICA ESPERMÁTICA

A porção interna do flagelo é denominada axonema e é composta de 9 microtúbulos periféricos duplos e de 1 central. O movimento do flagelo é baseado no deslizamento recíproco entre os microtúbulos duplos por ação de uma proteína motora denominada dineína ATPase. Para a ação dessa proteína é necessária energia, que será produzida pelas mitocôndrias presentes na peça intermediária. Estão presentes na peça intermediária de 22 a 75 mitocôndrias, que têm como principal função a produção de ATP para a homeostase celular e a motilidade. O ATP responsável pela motilidade do espermatozoide é produzido pela fosforilação oxidativa e pela glicólise, havendo participações diferentes na motilidade dependendo da espécie.

Durante o metabolismo celular, espécies reativas de oxigênio (ERO) são formadas em razão do ambiente mitocondrial rico em oxigênio e elétrons. Alguns elétrons escapam do complexo enzimático durante a fosforilação oxidativa e se ligam ao oxigênio desencadeando a produção de ERO. Do oxigênio, 1% a 2% entram na cadeia respiratória e se transformam em ERO. Muitos processos fisiológicos no espermatozoide (capacitação e hiperativação espermática, reação acrossomal e interação com a zona pelúcida – ZP) são desencadeados por essas espécies reativas de

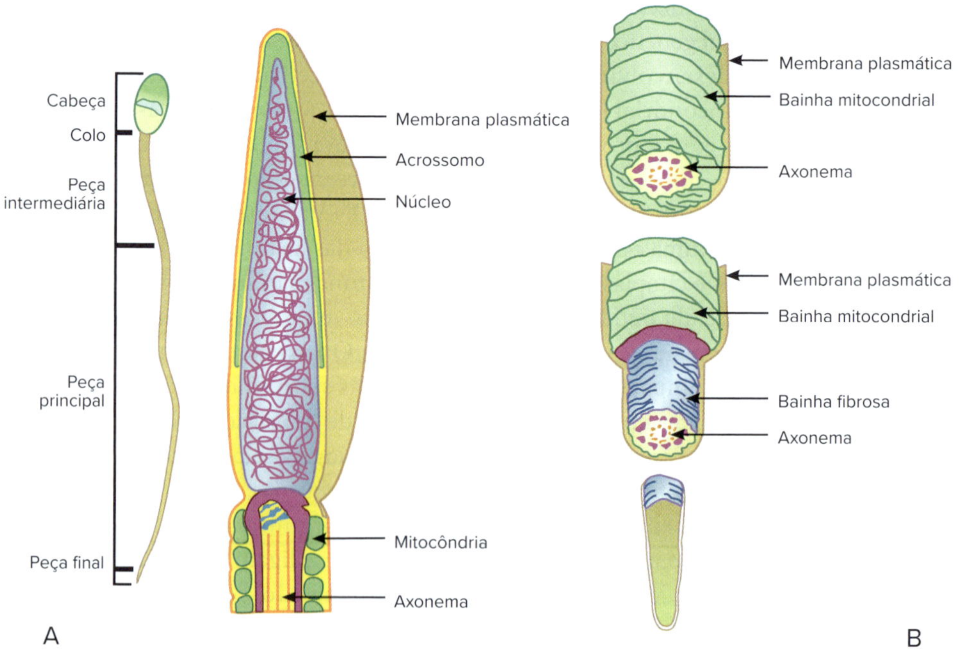

FIGURA 2 A: principais elementos do espermatozoide mamífero; B: peça intermediária (parte superior), principal (centro) e porção final (parte inferior) de um espermatozoide visto em corte transversal.
Fonte: Klein 2021.[5]

oxigênio. O controle da produção de ERO ocorre pela ação de agentes antioxidantes presentes no citoplasma das células, e um desequilíbrio entre agentes antioxidantes e ERO desencadeia a condição de estresse oxidativo. O espermatozoide é muito suscetível ao estresse oxidativo em razão da baixa capacidade antioxidante ocasionada pela limitada quantidade de citoplasma. Além disso, é uma célula que possui alta quantidade de ácidos graxos poli-insaturados na membrana plasmática. Essa característica confere fluidez à membrana, possibilitando a movimentação do espermatozoide; no entanto, torna-o instável e facilmente oxidado gerando ERO em altas quantidades que causam danos em diferentes compartimentos espermáticos, como membrana plasmática, acrossomo, mitocôndria e DNA.[3,6]

A cinética espermática, integridade das membranas plasmática e acrossomal, potencial de membrana mitocondrial, integridade do DNA e capacitação espermática são características morfofuncionais atribuídas aos compartimentos espermáticos. Embora a principal função do espermatozoide seja a de entregar o material genético paterno ao oócito, ao longo dos últimos anos, estudos vêm demonstrando que essa função vai além. A célula espermática, além do próprio genoma, possui características fundamentais para a fecundação e para o desenvolvimento embrionário inicial, por exemplo, alterações epigenéticas paternas, manutenção de algumas histonas em pontos bastante específicos do DNA e presença de RNA e de determinadas proteínas. Embora o espermatozoide seja transcricionalmente inativo, proteínas e RNA são adquiridos durante o processo de espermatogênese, no trânsito epididimal até após a ejaculação. Além desses, possui também microRNAs (miRNA) que recentemente foram citados como fatores fundamentais para a fecundação, o desenvolvimento embrionário inicial e a promoção de variação fenotípica na progênie, uma vez que modulam a expressão gênica.[4,7,8]

Após a espermiação, os espermatozoides sofrem um processo de maturação espermática que ocorre no epidídimo. Nesse processo, ocorrem alterações morfológicas e bioquímicas fundamentais para que a célula adquira motilidade e capacidade fecundante, resultante do contato da célula com o microambiente epididimário.

Após a ejaculação, o espermatozoide tem um longo trajeto pelo sistema reprodutor feminino até o encontro com o oócito na ampola da tuba uterina. Nesse percurso, ele é exposto a diferentes ambientes que induzem mudanças fisiológicas necessárias para se tornar apto a fecundar o gameta feminino. Essa interação com o ambiente modula a fisiologia espermática, necessária para adaptar a atividade do espermatozoide a cada segmento do sistema reprodutor feminino. Se não houvesse essa modulação, o espermatozoide poderia perder viabilidade logo após a ejaculação, tentando fecundar células do epitélio vaginal ou da mucosa uterina. O conjunto mais conhecido e estudado dessas alterações é denominado capacitação espermática.

CAPACITAÇÃO ESPERMÁTICA

Dependendo da espécie, a capacitação espermática pode iniciar na cérvix ou no útero e ser finalizada momentos antes da interação oócito-espermatozoide na tuba uterina. Entre as alterações que compõem a capacitação espermática estão a aquisição da hiperatividade e a reação acrossomal, esta última ocorrendo após a interação da membrana plasmática do espermatozoide com a glicoproteína (ZP3) localizada na ZP do oócito. Sendo assim, um espermatozoide que não tenha sofrido essas alterações é incapaz de fecundar um oócito, vindo daí o termo capacitação, evento que torna o espermatozoide apto à fecundação.

Embora a capacitação espermática tenha sido descrita pela primeira vez há mais de 70 anos,[9] e diversos pesquisadores tenham descrito métodos *in vitro* de induzir a capacitação em diversas espécies,[10-12] alguns mecanismos moleculares por trás desse processo ainda não foram completamente elucidados.

Para que a capacitação espermática não ocorra precocemente, ou seja, antes que o espermatozoide tenha iniciado seu trajeto pelo sistema reprodutor feminino, existem mecanismos decapacitantes que impedem o início prematuro. Um desses mecanismos se dá por meio do recobrimento das moléculas de superfície da membrana plasmática espermática por proteínas presentes no plasma seminal. É importante lembrar que no momento da ejaculação, os espermatozoides armazenados na cauda do epidídimo são conduzidos para a uretra pélvica e entram em contato com secreções produzidas pelas glândulas acessórias, chamadas de plasma seminal. Durante a passagem pelo sistema reprodutor feminino, essas proteínas que impedem a capacitação são removidas, iniciando assim o processo de capacitação. Esse processo pode ser revertido se o espermatozoide for removido do sistema reprodutor e recolocado em plasma seminal.

Alterações relacionadas à capacitação são observadas em diferentes estruturas celulares do espermatozoide, da cabeça até a cauda.[13] Na cabeça, a membrana plasmática sofre reorganização das proteínas e dos lipídeos, o que facilita a interação espécie-específica entre o espermatozoide e a zona pelúcida do oócito e subsequente a reação acrossomal. Nessa região, ocorre também influxo de íons que torna a membrana plasmática hiperpolarizada, com aumento das cargas negativas na região intracelular. Além disso, nessa fase ocorre a fosforilação do aminoácido tirosina de diversas proteínas e modificações na interação entre proteínas envolvidas no processo de hiperativação e reação acrossomal, essenciais para a interação com o oócito.

Como o espermatozoide reconhece o oócito, por que ele não fecunda uma célula epitelial ou um neutrófilo? Isso se dá pela interação das moléculas da superfície da membrana do espermatozoide com as moléculas da zona pelúcida. A zona pelúcida é uma camada de glicoproteínas que recobre o oócito muito semelhante à casca de um ovo. A necessidade dessa interação entre as moléculas, em um modelo semelhante à chave-fechadura, traz um certo grau de especificidade, impedindo não apenas que o espermatozoide não interaja com a membrana de qualquer tipo celular, mas também que espermatozoides de machos de uma espécie não consigam se ligar e fecundar oócitos de fêmeas de outras espécies. Dessa maneira, também é possível entender o motivo pelo qual o recobrimento das moléculas de superfície do espermatozoide pelas proteínas do plasma seminal, mencionados anteriormente, tem efeito decapacitante, uma vez que impede a exposição e a interação das proteínas de membrana com a zona pelúcida.

Na cauda do espermatozoide, é possível observar mudanças no padrão de motilidade. Um espermatozoide antes da capacitação apresenta uma motilidade progressiva e linear. No entanto, ao atingir a ampola da tuba uterina, passa a exibir um padrão denominado hiperativação, no qual apresenta grande movimentação de lateralidade da cabeça e batimento flagelar, em um movimento local, amplo e sem progressão, como se estivesse "sambando em um salão". Acredita-se que moléculas presentes no fluido da tuba uterina são capazes de induzir essa alteração do padrão de motilidade.

As mudanças fisiológicas no padrão de motilidade associadas aos eventos de seu trajeto em cada segmento do sistema reprodutor da fêmea permitem entender que, no momento pré-capacitação, o espermatozoide precisa mover-se por vários centímetros até atingir o local de fecundação, o que exige uma motilidade linear e progressiva contra a corrente dos fluidos do sistema reprodutor feminino. Uma vez que ele atinge esse local, uma movimentação sem progressão e de varredura o auxilia a atravessar o fluido do oviduto e a penetrar na matriz extracelular das células do complexo *cumulus-oophorus*, aproximando-se assim da zona pelúcida (ZP), além de facilitar a penetração através dela, para interagir com a membrana plasmática do oócito.

Ao entrar em contato com a ZP do oócito, ocorre a interação entre as moléculas de superfície da membrana plasmática espermática e da ZP, nesse momento, o espermatozoide inicia a reação acrossomal. O acrossomo é uma vesícula repleta de enzimas hidrolíticas que fica entre a membrana plasmática e o núcleo. Dessa forma, a membrana acrossomal interna está sobreposta à membrana nuclear, e a membrana acrossomal externa está imediatamente abaixo da membrana plasmática. Na reação acrossomal, a membrana externa do acrossomo se funde à membrana plasmática, formando pequenas vesículas compostas de partes das duas membranas, causando fragmentação das membranas plasmática e acrossomal externa. Com a perda dessas membranas, as enzimas acrossomais extravasam e, por causa da capacidade lítica, digerem uma região da ZP, criando poros pelos quais o espermatozoide penetra a ZP e entra em contato com a membrana plasmática do oócito. Com a reação acrossomal e a perda das membranas plasmática e acrossomal externa, moléculas que estavam abaixo dessas membranas são expostas. Sabe-se do papel importante dessas moléculas para a internalização do espermatozoide pela membrana plasmática do oócito, reforçando como a capacitação e a reação acrossomal são fundamentais para tornar o espermatozoide apto a fecundar. Espermatozoides não capacitados não são capazes de interagir com o oócito e os espermatozoides não reagidos não são capazes de fecundar. A Figura 3 descreve um sumário dos eventos da capacitação espermática, e a Figura 4, um esquema das alterações morfológicas e moleculares.

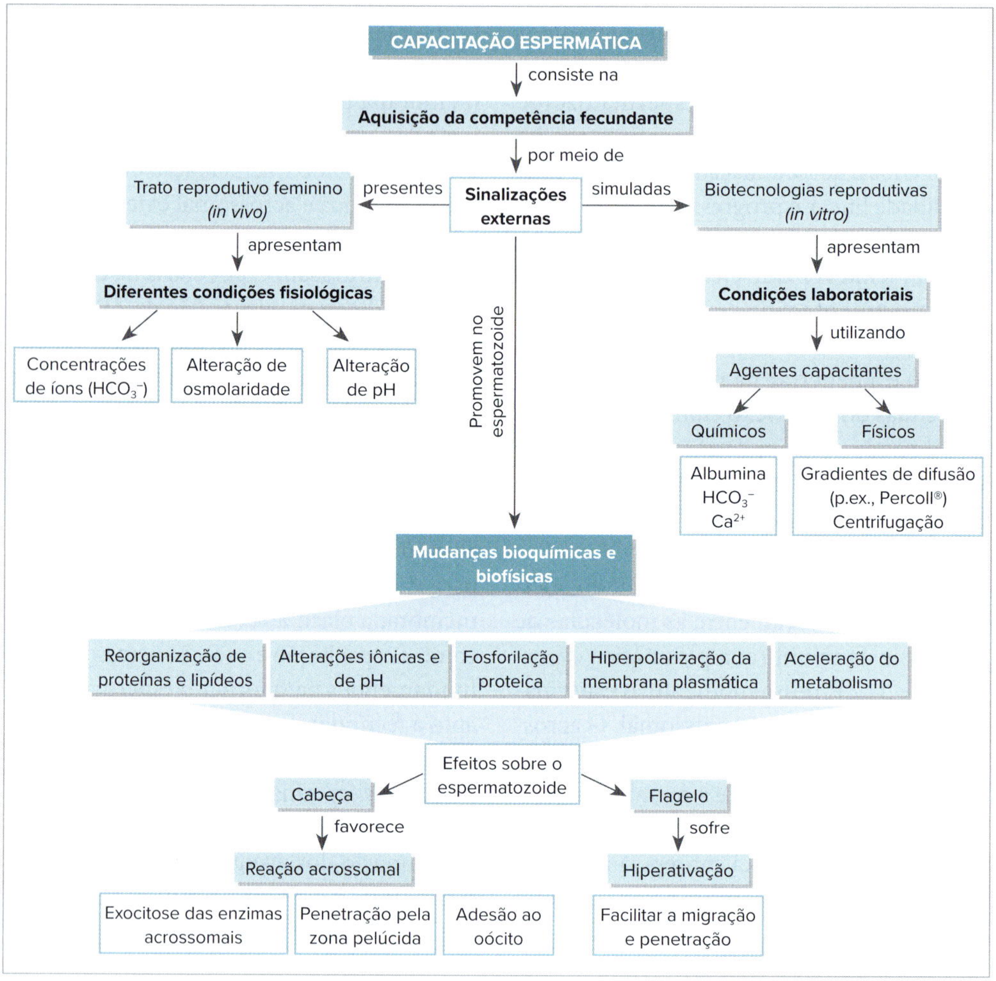

FIGURA 3 Mapa conceitual do processo de capacitação espermática. A capacitação espermática consiste na aquisição de competência fecundante pelo espermatozoide. Essa competência é desencadeada por sinalizações externas, que no modelo *in vivo* (lado esquerdo do mapa conceitual) corresponde a diferentes condições fisiológicas, como concentração de bicarbonato de sódio e alterações de osmolaridade e de pH do trato reprodutivo feminino. Já quando pensamos nas biotécnicas reprodutivas, que usam o modelo *in vitro* em condições laboratoriais, essa condição pode ser simulada utilizando agentes capacitantes, químicos (p. ex., albumina) e físicos (p. ex., gradientes de densidade). As sinalizações externas provocam mudanças bioquímicas e biofísicas no espermatozoide, como: reorganização de proteínas e lipídeos, alterações iônicas e de pH, fosforilação de proteínas, hiperpolarização de membrana plasmática e aceleração do metabolismo. Essas mudanças provocam alterações na cabeça do espermatozoide, o que favorece a reação acrossomal, que precede a exocitose das enzimas acrossomais, penetração da zona pelúcida do oócito e subsequente adesão. No flagelo, essas mudanças causam a hiperativação, movimento essencial para a migração e a penetração.
Fonte: Carlos A. Paco Nagaki, 2021.

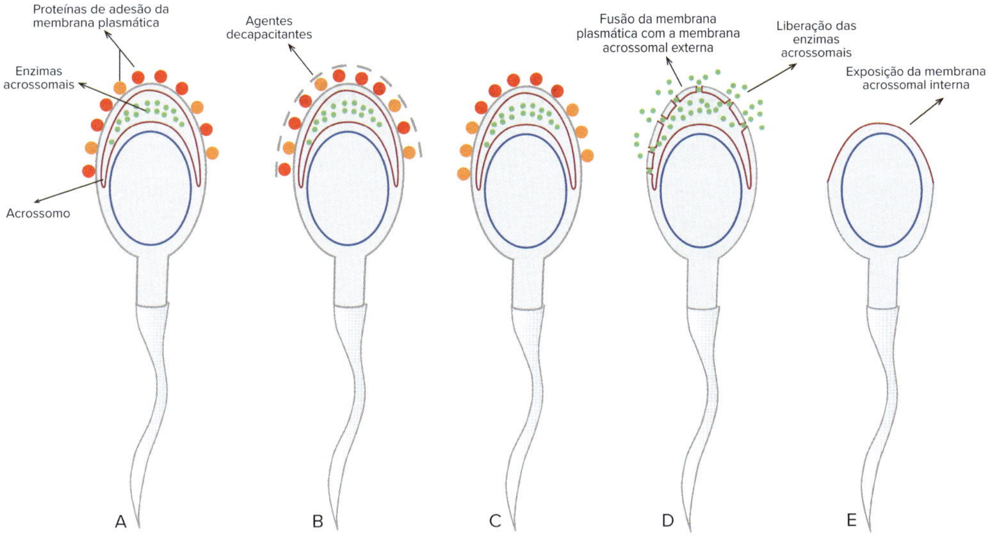

FIGURA 4 Esquema das alterações morfológicas e moleculares durante o processo de capacitação espermática. A: espermatozoide armazenado na cauda do epidídimo; B: adesão de fatores decapacitantes presentes no plasma seminal, no momento da ejaculação, prevenindo a capacitação prematura; C: remoção dos fatores decapacitantes no trato reprodutivo feminino, reorganização das proteínas e lipídeos da membrana plasmática, dando início ao processo de capacitação espermática; D: reação acrossomal – fusão da membrana plasmática com a membrana acrossomal externa formando pequenas vesículas, permitindo que haja liberação do conteúdo acrossomal; E: exposição das proteínas da membrana interna do acrossomo necessárias para a interação com a membrana plasmática do oócito.

Fonte: Adriano Felipe Perez Siqueira, 2022.

REFERÊNCIAS

1. Sharma R, Agarwal A. Spermatogenesis: an overview. In: Zini A, Agarwal A. Sperm chromatin. Biological and clinical applications in male infertility and assisted reproduction. New York: Springer; 2011, p. 277-94.
2. Alberts B, Bray D, Lewis J, Raff M, Roberts K, Watson JD. Germs cells and fertilization. Molecular biology of the cell. 3.ed. New York: Garland; 1994.
3. Senger PL. Endocrinology of the male & spermatogenesis. In: Senger PL (eds.). Pathways to pregnancy and parturition. 3.ed. Pullman: Current Conceptions; 2012, p. 202-27.
4. Hamilton TRS, Assumpção MEOD. Sperm DNA fragmentation: causes and identification. Zygote 2020; 28:1-8.
5. Klein BG. Cunningham tratado de fisiologia veterinária. 6.ed. Rio de Janeiro, Grupo GEN; 2021.
6. Losano JDA, Angrimani DSR, Leite RF, Silva BCS, Barnabe VH, Nichi M. Spermatic mitochondria: role in oxidative homeostasis, sperm function and possible tools for their assessment. Zygote 2018;26:251-60.
7. Gannon JR, Emery BR, Jenkins TG, Carrell DT. The sperm epigenome: implications for the embryo. In: Baldi E, Muratori M (eds.). Genetic damage in human spermatozoa. Advances in experimental medicine and biology. v. 791. New York: Springer; 2014, p. 53-66.
8. Jenkins TG, Carrell DT. The sperm epigenome and potential implications for the developing embryo. Reproduction 2012;143:727-34.
9. Chang M. Fertilizing capacity of spermatozoa deposited into the Fallopian tubes. Nature 1951;168:697-8.
10. Assumpção MEOD, Haipeck K, Lima AS, Mello MRB, Oliveira LJ, Oliveira VP, et al. Capacitaçao espermática in vitro com heparina e cálcio ionóforo e sua correlação com a fertilidade em touros. Braz J Vet Res Anim Sci 2002;39(3):149-56.
11. Bernecic NC, Gadella BM, Leahy T, de Graaf SP. Novel methods to detect capacitation-related changes in spermatozoa. Theriogenology 2019;137:56-66.
12. Sosa CM, Pavarotti MA, Zanetti MN, Zoppino FC, De Blas GA, Mayorga LS. Kinetics of human sperm acrosomal exocytosis. Molecular Human Reproduction 2014;21(3):244-54.
13. Flesch FM, Gadella BM. Dynamics of the mammalian sperm plasma membrane in the process of fertilization. Biochim Biophys Acta 2000;1469(3):197-235.

CAPÍTULO 6

Fertilização em mamíferos

Fernanda da Cruz Landim-Alvarenga

INTRODUÇÃO

A vida de um novo indivíduo é iniciada com a fusão do material genético de dois gametas – o espermatozoide e o óvulo. Essa fusão, chamada de fecundação, estimula o ovo ou zigoto a iniciar o desenvolvimento embrionário. A fecundação realiza, então, duas atividades independentes: a sexual (combinação dos genes derivados dos pais) e a reprodutiva (criação de novos organismos). Portanto, a primeira função da fecundação envolve a transmissão dos genes dos pais para os descendentes e a segunda consiste em iniciar no citoplasma do ovo as reações que permitem que o desenvolvimento embrionário ocorra.

Nos mamíferos, a fertilização ocorre internamente. Os espermatozoides são ejaculados no interior da vagina ou útero e devem ser transportados até a ampola do oviduto, onde a fertilização irá ocorrer. No entanto, para que o espermatozoide esteja apto a fertilizar, ele precisa passar por mudanças preparatórias no ambiente do sistema reprodutor feminino que tornam possível o reconhecimento espécie-específico entre óvulo e espermatozoide. Essas mudanças envolvem o processo de colonização dos reservatórios espermáticos no oviduto e a capacitação espermática.

Durante sua migração no sistema reprodutor feminino, o espermatozoide muda sua fisiologia e suas características morfológicas, passando por transformações drásticas em seu padrão de movimentação (movimento de hiperativação) e adquirindo competência para sofrer a reação acrossomal. A reação acrossomal é um processo de exocitose que libera enzimas hidrolíticas contidas no acrossomo, o qual recobre a região anterior da cabeça espermática. Essa reação é pré-requisito para a penetração da zona pelúcida (ZP) e a fusão das membranas plasmáticas do óvulo e do espermatozoide. Dessa forma, a fertilização em mamíferos é um processo que envolve vários passos inseparáveis que ocorrem em cascata.

Os pormenores da fecundação variam de espécie para espécie, sendo cinco, de modo geral, seus principais eventos (Figura 1):

1. Contato e reconhecimento espécie-específico entre espermatozoide e óvulo, por meio da ligação do espermatozoide à ZP do óvulo.
2. Após a ligação, o espermatozoide deve sofrer reação acrossomal e penetrar a ZP.

3. Ligação e fusão com a membrana vitelínica.
4. Ativação de metabolismos do óvulo que iniciam o desenvolvimento.
5. Fusão do material genético dos pronúcleos masculino e feminino no interior do óvulo.

COLONIZAÇÃO DOS RESERVATÓRIOS ESPERMÁTICOS E CAPACITAÇÃO ESPERMÁTICA

Na maioria dos animais domésticos o sêmen é depositado no fundo da vagina durante o coito (p. ex., vaca, ovelha, coelho, macaco). Em outros (p. ex., porco, cavalo, cão e roedores), o sêmen entra no útero diretamente ou é forçado através da cérvix. Talvez isso ocorra em parte por causa do relaxamento momentâneo do canal cervical e das contrações da vagina resultantes do estímulo da cobertura. Independentemente do sítio de deposição, a maior parte do sêmen é eliminada mais cedo ou mais tarde e somente uma pequena fração dos espermatozoides migra com sucesso para o local de fertilização (ampola ou junção istmoampolar).

Nas espécies nas quais o sêmen é depositado na vagina, os espermatozoides têm que ultrapassar o muco cervical antes de entrar

Fusão óvulo-espermatozoide e processos de ativação do óvulo em mamíferos

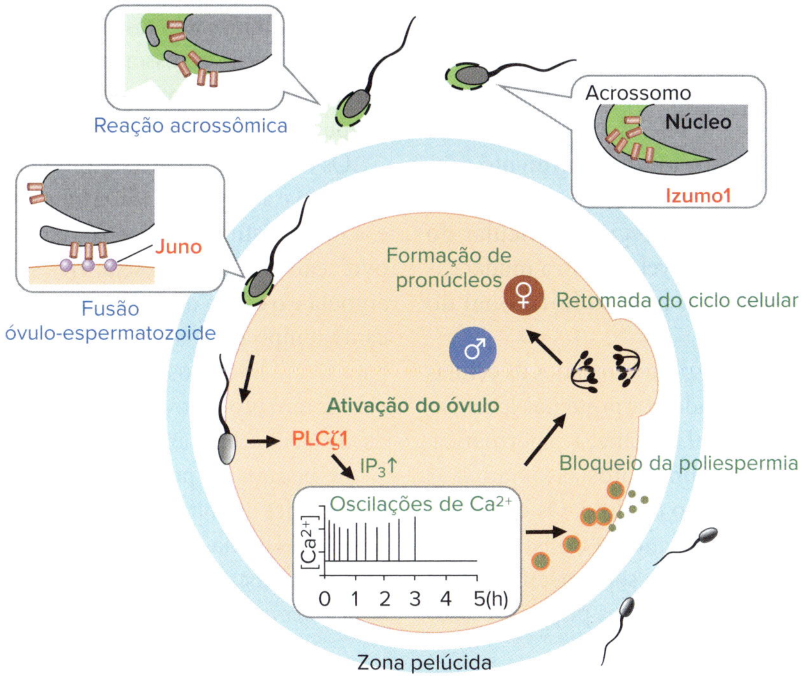

FIGURA 1 Principais eventos da fertilização. Análises realizadas por edição gênica mostraram que tanto a Izumo, no espermatozoide, como a Juno, no óvulo, são proteínas necessárias para a fusão óvulo-espermatozoide. A fosfolipaze C zeta1 (PLCz1) é um fator espermático responsável pela ativação do óvulo por meio da indução de oscilação do Ca^{2+} intracelular. O aumento dos níveis de Ca^{2+} no citoplasma do óvulo leva à liberação dos grânulos corticais e bloqueio a poliespermia, a formação dos pronúcleos masculino e feminino e a reativação do ciclo celular.

Fonte: adaptada de Satouh Y, Ikawa M. New insights into the molecular events of mammalian fertilization. Trends in Biochemical Sciences 2020;TIBS 1488 (no prelo).

no útero. Durante o período pré-ovulatório, o muco cervical serve para: 1) proteger o espermatozoide do ambiente hostil da vagina, 2) prevenir a entrada de plasma seminal no útero, 3) excluir espermatozoides morfologicamente anormais e 4) reter espermatozoides, funcionando como reservatório. Nas espécies nas quais a maioria dos espermatozoides é depositada no útero, a principal barreira que eles enfrentam é a junção uterotubárica. Numerosas dobras mucosas e o lúmen estreito da junção uterotubárica permitem a migração de somente uma pequena fração dos espermatozoides do útero. Durante o processo de migração pelo sistema reprodutor da fêmea o número de espermatozoides decresce drasticamente. No camundongo são ejaculados 10^6 a 10^7 espermatozoides e chegam ao istmo somente algumas centenas.

Nos mamíferos os espermatozoides são estocados no istmo antes da fertilização. Esse segmento do oviduto é rico em receptores adrenérgicos e contém um suprimento sanguíneo direto rico em hormônios ovarianos, o que sugere que essa região particular do oviduto pode ser sensível mesmo a mudanças muito pequenas no padrão hormonal do ovário.

A ligação dos espermatozoides às células do oviduto é mediada por proteínas localizadas na região apical da cabeça espermática, que se ligam a carboidratos associados às células do epitélio do oviduto. Os espermatozoides se ligam à mucosa do istmo, mas essa ligação parece não ser específica, uma vez que os espermatozoides podem se ligar a células que não as do istmo.

É interessante o fato de que somente espermatozoides intactos conseguem se ligar às células do oviduto. Da mesma forma, os espermatozoides vivem mais quando permanecem ligados do que quando estão livres no meio. As células às quais eles se ligam não precisam ser células do oviduto, mas os espermatozoides permanecem férteis por mais tempo quando ligados a células do oviduto.

O ambiente luminal do oviduto não é tão hospitaleiro quanto parece, pois é tomado por debris celulares e espermatozoides mortos, que são empurrados pelos movimentos peristálticos do oviduto. Os espermatozoides ligados às dobras mucosas do epitélio do oviduto estão livres desses debris, e essa talvez seja uma das razões para sua maior sobrevivência. Além disso, a entrada dos espermatozoides no sistema reprodutor feminino desencadeia uma reação inflamatória transitória, e é possível encontrar células polimorfonucleares (PMN) associadas a espermatozoides livres no interior do oviduto. Esses PMN são responsáveis pela fagocitose de espermatozoides mortos, defeituosos ou que sofreram reação acrossomal prematura e que não tenham sido eliminados pelos movimentos peristálticos do oviduto.

Os espermatozoides se soltam das células do istmo e atingem o local da fertilização, isto é, a junção istmoampolar, somente quando a ovulação começa. Ou seja, eles sobem até a ampola e o óvulo desce de maneira sincrônica. O tempo que os espermatozoides levam para serem liberados do istmo é influenciado pelo momento da ovulação ou pelo período desde a cobertura até a ovulação.

O mecanismo por meio do qual os espermatozoides se soltam não está bem esclarecido. Duas teorias têm sido consideradas para explicar a liberação dos espermatozoides de seus reservatórios no oviduto:

1. As modificações induzidas pela capacitação removem as proteínas da cabeça do espermatozoide e terminam a ligação com as células do oviduto.
2. Ocorre a clivagem dos resíduos de carboidratos devido a modificações do fluido do oviduto no momento da ovulação.

A liberação do espermatozoide é auxiliada pelo aumento da frequência e amplitude do movimento flagelar com a aquisição da hiperativação.

A migração do espermatozoide livre do istmo para a ampola parece se dar devido à motilidade do espermatozoide associada ao movimento contrátil do oviduto. Uma das possíveis funções do movimento do oviduto é a orientação do padrão aleatório do movimento dos espermatozoides. Apesar de existirem evidências da liberação de fatores quimiotáxicos pelo óvulo em bovinos e humanos, não foram confirmadas. Já que o espermatozoide se move ativamente no oviduto e este por si só desempenha um papel importante com sua atividade contrátil durante o período periovulatório, a quimiotaxia, se é que existe, deve ser de importância secundária na promoção do encontro entre o óvulo e o espermatozoide.

Espermatozoides de mamíferos ejaculados não são capazes de fertilizar o oócito; essa habilidade é adquirida após uma série de mudanças moleculares e fisiológicas, conhecidas coletivamente como capacitação, as quais ocorrem durante o trânsito pelo sistema reprodutor feminino.

O local em que o espermatozoide inicia e termina a capacitação varia conforme a espécie. Em espécies nas quais o sêmen é depositado no útero durante o coito, os espermatozoides iniciam o processo de capacitação espermática quando entram em contato com o fluido uterino, mas parecem completar toda ou a maior parte da capacitação no istmo.

Nas espécies nas quais os espermatozoides são depositados na vagina durante o coito, a capacitação espermática começa enquanto o espermatozoide passa através do muco cervical. Apesar de alguns espermatozoides estarem em estágio avançado de capacitação logo após passarem através do muco, não é conhecido se eles são capazes de adentrar o oviduto e participar da fertilização ou se esse é somente um processo de seleção, uma vez que a maioria dos espermatozoides que chegam à junção uterotubárica e colonizam os reservatórios está intacta.

Aparentemente os espermatozoides não completam a capacitação e deixam o istmo todos ao mesmo tempo, mas alguns parecem capacitar em índices diferentes (talvez devido a diferenças fisiológicas entre os indivíduos ou devido a sua localização no istmo) e deixar o istmo em períodos diferentes. Talvez, também, muitos espermatozoides morram ao longo do istmo sem sofrer capacitação completa. Esse mecanismo é importante para que eles atinjam o local de fertilização em ondas e não todos ao mesmo tempo. Além disso, somente atingem a ampola espermatozoides completamente capacitados, e com motilidade para penetrar o material que circunda o óvulo, ou seja, a camada de células do *cumulus oophorus* contida na matriz de ácido hialurônico.

Geralmente é aceito que a capacitação envolve a perda de fatores que recobrem a superfície espermática, resultando em uma série de modificações metabólicas e funcionais que ocorrem nos espermatozoides. Essas mudanças incluem:

- Propriedades de membrana, como adesão, remoção e redistribuição de proteínas.
- Alteração na composição e na distribuição de lipídios, podendo levar a assimetrias, difusão lateral, perda de colesterol e reorganização de domínios de membrana.
- Aceleração de metabolismo.
- Mudanças internas de pH e concentrações de Ca^{2+} e outros íons.
- Hiperpolarização das membranas.
- Fosforilação de proteínas.
- Alterações do citoesqueleto.

Dentre as alterações mais significativas, destaca-se a remoção de uma capa de glicoproteínas e proteínas do plasma seminal da região da membrana espermática que recobre o acrossomo, que aumenta a permeabilidade da membrana espermática ao cálcio, levando à desestabilização das membranas celulares na região acrossomal e a maior facilidade para a fusão da membrana plasmática com a membrana acrossomal externa (reação acrossomal). Além disso, as modificações oriundas da capacitação também propiciam o aparecimento do movimento de hiperativação e a exposição dos sítios de ligação com a membrana do óvulo.

A finalização do processo de capacitação espermática parece ser desencadeada por mudanças na composição do fluido do oviduto. Bastante diferente do fluido uterino, ele é composto por uma mistura de moléculas originadas da transudação dos vasos sanguíneos e da secreção das células do epitélio do oviduto com participação do fluido folicular e do fluido peritoneal. Próximo ao momento da ovulação o fluido do oviduto se torna rico em bicarbonato, albumina e outras proteínas de alta densidade, além de fosfolipídios. Essas moléculas são indutoras do efluxo de colesterol, que irá auxiliar a desencadear as modificações da membrana do espermatozoide que resultam na reação acrossomal.

ENCONTRO E RECONHECIMENTO ENTRE ÓVULO E ESPERMATOZOIDE

Primeiro passo: ligação do espermatozoide à zona pelúcida

A ZP é uma camada acelular que se forma ao redor do óvulo durante seu desenvolvimento. Além de proteger o óvulo após a saída do ambiente folicular, essa camada é a principal barreira entre os espermatozoides e a membrana do óvulo. Geralmente a ligação do espermatozoide à ZP é espécie-específica, ou seja, as moléculas presentes na ZP de óvulos de determinada espécie, ou subespécies, somente são reconhecidas por espermatozoides da mesma espécie. Estudos realizados em oócitos de camundongos determinaram que a ZP é composta por 4 glicoproteínas, denominadas ZP1, ZP2, ZP3 e ZP4; em camundongos existem somente 3, pois a ZP4 é um pseudogene (Figura 1).

A ZP é constituída por filamentos longos interconectados com cerca de 7 nanômetros de largura. Os filamentos são compostos por repetições de uma unidade constituída de uma molécula de ZP2 e uma de ZP3 e ZP4, e ligados entre si pelas moléculas de ZP1. Diversos estudos têm demonstrado que zonas pelúcidas de diferentes espécies são formadas por diferentes combinações dessas proteínas. Por exemplo, em suínos e bovinos a ZP é formada pela ZP2, ZP3 e ZP4. Essa arquitetura filamentosa resulta na exposição de milhões de moléculas na superfície da ZP.

Inicialmente se acreditava que os O-oligossacarídeos das moléculas ZP3 eram os sítios específicos de ligação dos espermatozoides. No entanto, em camundongos transgênicos com remoção genética dessa glicoproteína e impedimento da ligação de açúcares aos átomos de oxigênio da ZP3, a fertilização não foi impedida. Dessa forma, outras glicoproteínas da ZP começaram a ser estudadas e hoje se sabe que o sítio de ligação, pelo menos em humanos, é a porção N-terminal da molécula de ZP2.

Apesar de diversos grupos de pesquisadores buscarem a identificação das proteínas espermáticas que se ligam à ZP (*egg binding proteins* – EBP), os resultados continuam incertos. Os espermatozoides de mamíferos adquirem a habilidade de fertilizar o óvulo durante um processo de capacitação, no qual ocorrem modificações marcantes na distribuição de carboidratos e glicoproteínas da superfície espermática. Essas modificações estruturais da lâmina basal espermática aparentemente levam à exposição de proteínas capazes de reconhecer as moléculas específicas presentes na ZP.

Cerca de duas dúzias de proteínas da superfície espermática já foram indicadas como participantes da ligação espécie-específica espermatozoide-ZP2. A natureza desses componentes ainda é controversa, mas entre elas está incluída uma série de enzimas (como a β-galactosiltransferase e α-frucosiltransferase, uma quinase proteica da tirosina e fosfolipase A) e proteínas semelhantes a lecitinas (como proteínas ligadas a manose e a galactose e espermadesinas), além de diversas outras proteínas, como a zonadesina e a proteína espermática 56 (SP56). Atualmente existem quatro possibilidades para explicar a razão para um número tão grande de possíveis EBP:

1. O envolvimento de diferentes proteínas espermáticas como EBP em diferentes espécies.
2. A participação de diversas proteínas espermáticas como EBP, atuando individualmente ou como complexos multiproteicos.
3. A participação de múltiplas proteínas espermáticas como EBP, cada uma com afinidades diferentes pelo receptor e podendo atuar em sequência.
4. Alguns dos testes utilizados *in vitro* para identificar determinada EBP podem não refletir os eventos *in vivo*.

Segundo passo: reação acrossomal

Logo após a ligação à ZP do óvulo, o espermatozoide sofre um processo de exocitose celular, a reação acrossomal (Figura 2 A-B). O acrossomo é uma organela, derivada do complexo de Golgi, em forma de vesícula, contendo enzimas semelhantes às lisossomais, líticas. O acrossomo recobre a parte apical do núcleo e é envolto por uma única membrana que na região onde esta faz contato com a membrana plasmática do espermatozoide é chamada de membrana acrossomal externa, e a região onde faz contato com a membrana nuclear é chamada de membrana acrossomal interna. Morfologicamente, a reação acrossomal envolve fusões múltiplas da membrana acrossomal externa com a membrana plasmática da região anterior da cabeça espermática, resultando na formação de vesículas membranosas híbridas e na liberação do conteúdo acrossomal. Somente os espermatozoides que sofreram reação acrossomal podem penetrar a ZP e se fundir ao oolema.

Existem duas substâncias fisiologicamente relevantes que desencadeiam a reação acrossomal *in vivo*, a progesterona e as proteínas da ZP. Acreditava-se que as proteínas da ZP fossem o principal gatilho, uma vez que a reação acrossomal acontece quando o espermatozoide se liga à ZP2, desencadeando os demais eventos da fertilização. Entretanto, estudos em camundongo demonstraram a importância da progesterona in vivo, uma vez que esta é secretada e está presente na matriz extracelular do complexo *cumulus-oophorus*, induzindo reação acrossomal quando em contato com espermatozoides capacitados

Na membrana do espermatozoide, duas classes de receptores de proteína G estão envolvidas nas modificações que induzem a reação acrossomal:

1. Os receptores de proteína G inibitórias (Gi), que levam à ativação da fosfolipase C (PLC) e da adenilatociclase (AC) para a produção de cAMP, que ativa a proteína quinase A (PKA), e respondem à ativação pelas moléculas de ZP2.
2. O receptor *pertussis toxin-insensitive*, que também leva a uma resposta da PLC, mas além disso ativa outros canais da Ca^{2+}, respondendo à ZP2 e também à progesterona.

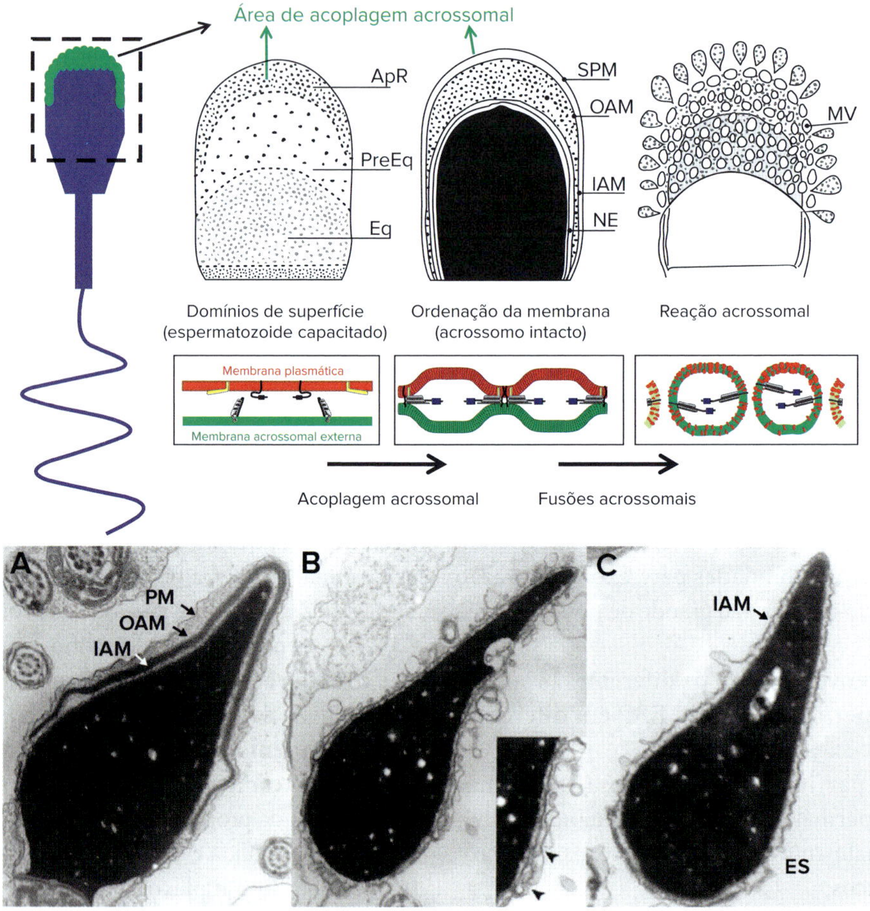

FIGURA 2 (A-B) Reação acrossomal. O acrossomo é uma organela espermática em forma de capuz, contendo enzimas líticas empacotadas pelo complexo de Golgi durante a espermatogênese. Essa organela recobre a região anterior do núcleo espermático e, de acordo com as propriedades de suas membranas, é dividida em domínios denominados região apical (ApR), pré-equatorial (PreEq) e equatorial (Eq). Na região do acrossomo, o núcleo espermático (NE) é recoberto pela membrana acrossomal interna (IAM), membrana acrossomal externa (OAM) e pela membrana plasmática (SPM). A reação acrossomal é caracterizada pelo processo de desestabilização das membranas acrossomais e fusão, em diferentes pontos da SPM e da OAM, promovendo a liberação do conteúdo acrossomal.

A ligação a esses receptores induz a formação de inositol-1,4,5-trifosfato (IP3) e de diacilglicerol (DAG). O IP3, bem como a PKA, ativam os canais de Ca^{2+} presentes na membrana acrossomal externa, promovendo a transferência de Ca^{2+} das reservas intracelulares (nesse caso, o acrossoma) para o citoplasma. Por sua vez, o DAG ativa a proteína quinase C (PKC), levando à abertura dos canais de Ca^{2+} na membrana plasmática. Como resultado, a concentração de Ca^{2+} no citosol aumenta enquanto a concentração de Ca^{2+} acrossomal reduz, o que leva à ativação do *Store-operated* Ca^{2+} *channels* (SOC) e a um maior aumento da concentração de Ca^{2+} no citoplasma. Os níveis elevados de cálcio ativam, então, a hidrólise da actina, destruindo a barreira de f-actina que está presente entre a membrana externa do acrossoma e a membrana plasmática subjacente. Assim, as duas membranas podem entrar em contato, possibilitando a posterior fusão durante a reação acrossomal.

Dessa forma, a ligação do espermatozoide a múltiplas moléculas de ZP2 leva à agregação da β-galactosil-transferase presente na membrana espermática. Essa ligação ativa o complexo de proteínas G (G_{i1}, G_{i2} e $G_{q/11}$), que despolarizam a membrana espermática (de –60 para –30 mV), ativando os canais de Ca^{2+} (tipo voltagem-dependente) e levando a um aumento do pH (0,3 unidade) e do Ca^{2+} intracelular (150-400 nM). Essas modificações ocasionam um aumento da capacidade fusogênica da membrana plasmática, que se funde com a membrana acrossomal externa, levando à liberação das enzimas acrossomais.

Nas células somáticas, a progesterona liga-se a seus receptores presentes no núcleo e regula a transcrição de genes. No entanto, os espermatozoides não possuem receptores de progesterona no núcleo. Assim, a progesterona atua na membrana plasmática, sendo responsável por aumentar o cálcio intracelular no flagelo dos espermatozoides e atuando sobre os canais CatSper presentes nessas células. A ativação desses canais libera o Ca^{2+} de seus reservatórios intracelulares no envelope nuclear, propagando sinais de cálcio para o movimento de hiperativação e para auxiliar na reação acrossomal.

Terceiro passo: ligação e fusão com o oolema

Após atingir o espaço perivitelínico, o espermatozoide reagido se liga e se funde à membrana do oócito pela região pós-acrossomal. A Izumo1 é a única proteína que se provou ser essencial para a fusão do espermatozoide com o óvulo. Trata-se de uma proteína transmembrana específica de testículos e relacionada diretamente com a fertilidade. Camundongos K0 para Izumo1 são completamente inférteis, e seus espermatozoides se acumulam no espaço perivitelínico, mostrando que a proteína não é importante para a penetração da ZP, mas somente para a fusão das membranas plasmáticas.

A Izumo1 se localiza tanto na membrana acrossomal interna como na externa em espermatozoides com acrossomo intacto e migra para a superfície celular quando as vesículas híbridas se formam durante a reação acrossomal. Essa migração e a exposição da Izumo1 na superfície do espermatozoide, através das vesículas que ficam aderidas à membrana acrossomal interna, são consistentes com o fato de que somente espermatozoides com acrossomo reagido são capazes de se fundir à membrana do óvulo.

O receptor da Izumo1 é uma proteína ancorada a um glicosilfosfatidilinositol, denominada Juno. Tanto a Izumo1 como a Juno são extremamente conservadas nos mamíferos eutérios, estando presentes na maior parte das espécies. A Juno desaparece da membrana do óvulo cerca de 40 minutos após a fertilização, sugerindo a participação dessa proteína no mecanismo de bloqueio rápido da poliespermia.

Os mecanismos celulares pelos quais as fusões celulares acontecem ainda não estão completamente elucidados, mas geralmente são mediados por proteínas chamadas fusogênicas. Essas proteínas costumam ter duas propriedades fundamentais:

1. Apresentam uma região transmembrana.
2. Exibem transições conformacionais entre os eventos pré e pós-fusão, como conversão de ligação *cis* para *trans*.

O complexo Izumo1-Juno não satisfaz essas propriedades, uma vez que Juno não é uma proteína transmembrana e as modificações de conformação da Izumo1 são insuficientes em comparação com a maioria das proteínas fusogênicas. Isso sugere que o complexo Izumo1-Juno tem mais uma função de adesão do que de fusão, e que outras moléculas estariam envolvidas no processo de fusão subsequente. Dentre essas proteínas, uma possível candidata é a CD9, capaz de gerar alterações fusogênicas em membranas de oócitos mamíferos. No entanto, mais estudos ainda precisam ser realizados para essa confirmação.

A análise da quantidade de espermatozoides presentes no espaço perivitelínico de zigotos de diversas espécies animais mostra que em algumas espécies, como o coelho, centenas de espermatozoides estão presentes; em outras, como gatos, ratos, porcos, vacas e homens, dezenas de espermatozoides estão presentes; e em uma terceira categoria, como os cães e as ovelhas, praticamente não se observam espermatozoides no espaço perivitelínico após a fertilização. Isso indica que diferentes espécies utilizam diferentes mecanismos de bloqueio à poliespermia, com eficiência variável, que em algumas delas existe um mecanismo de bloqueio no nível da membrana do óvulo (bloqueio rápido) e em outras, somente de modificações da ZP por meio da reação cortical.

Já foi comentado que em camundongos, cerca de 40 minutos após a ligação entre o espermatozoide e a membrana do óvulo, a proteína de reconhecimento Juno desaparece da superfície do zigoto. A perda de Juno e da receptividade a novos espermatozoides acontece mais ou menos no mesmo momento em que ocorre a exocitose dos grânulos corticais, levando às modificações da ZP. No entanto, existem várias diferenças nos mecanismos que desencadeiam o bloqueio da ZP, a poliespermia e o bloqueio rápido. O bloqueio da ZP ocorre em resposta à ativação do óvulo após a entrada do espermatozoide, o que resulta em picos de liberação de Ca^{2+}, induzindo a exocitose dos grânulos corticais.

Nas espécies em que o bloqueio à poliespermia ocorre também na membrana plasmática, aparentemente a incorporação da membrana do espermatozoide à membrana do óvulo é fundamental para o processo de fertilização e perda da receptividade a novos espermatozoides. Nessas espécies, após a técnica de injeção espermática intracitoplasmática (ICSI), o desenvolvimento embrionário só é atingido após a ativação química do óvulo, sem a qual o zigoto não se desenvolve. Aparentemente essa interação de proteínas de membrana ativa a actinomiosina do citoesqueleto do óvulo, modificando as propriedades da membrana plasmática, mas sem interferir na exocitose dos grânulos corticais.

Após a fusão da membrana do espermatozoide com o óvulo, uma protrusão do citoplasma do óvulo rica em filamentos de actina se forma logo abaixo da cabeça do espermatozoide, o cone de fertilização. Essa protrusão é uma extensão do citoplasma do óvulo que engloba o espermatozoide, e pontes citoplasmáticas se formam entre os dois gametas, as quais vão se alargando até que todo o núcleo espermático passe por elas. Normalmente todo o espermatozoide, incluindo seu núcleo, centríolos, mitocôndrias e até mesmo parte do axonema, penetra no citoplasma do óvulo. Microfilamentos presentes no cone de fertilização são responsáveis por guiar o núcleo espermático para o interior desse citoplasma.

ATIVAÇÃO DO ÓVULO E REAÇÃO CORTICAL

Para que após a penetração do espermatozoide se inicie o desenvolvimento embrionário são necessárias mudanças no metabolismo do óvulo, as quais são denominadas ativação do óvulo. Os principais fatos envolvidos na ativação do óvulo são a exocitose dos grânulos corticais, com consequente bloqueio à poliespermia, o reinício da meiose, a formação dos pronúcleos e o estímulo para início do desenvolvimento embrionário. Em oócitos de mamíferos os eventos que caracterizam a ativação oocitária são desencadeados por um aumento transitório mas repetitivo das concentrações intracelulares de Ca^{2+} que dura várias horas.

No camundongo essas oscilações começam 1 a 2 minutos após a fusão do espermatozoide com a membrana do óvulo. A liberação de Ca^{2+} da primeira oscilação se inicia a partir do ponto onde ocorreu a fusão e se transmite em ondas pelo restante do citoplasma do óvulo. Esses aumentos ou picos transitórios de Ca^{2+} persistem por 5 a 6 horas e terminam próximo ao momento da formação dos pronúcleos. A frequência das oscilações de Ca^{2+} varia entre as espécies, podendo durar 10 a 20 minutos no zigoto de camundongo e 30 a 60 minutos em bovinos ou humanos.

O aumento do Ca^{2+} intracelular após a fertilização é resultado da liberação do Ca^{2+} de seus reservatórios intracelulares, ou seja, o retículo endoplasmático. Hoje a ideia mais aceita é a de que o espermatozoide introduz no óvulo um fator solúvel após a fusão. Esse fator ativa a proteína G, localizada internamente na membrana plasmática do óvulo, estimulando a atividade da PLC, localizada na face interna da membrana. A PLC causa hidrólise do fosfatidilinositol para DAG e IP3. O DAG permanece na membrana plasmática, ativando a bomba de Na^+/H^+, responsável pelo aumento do pH. Em contraste, o IP3 é liberado da membrana e se difunde no citoplasma, onde se liga ao retículo endoplasmático e induz o aumento de Ca^{2+} no citoplasma.

O fator que causa a liberação de Ca^{2+} não é espécie-específico, uma vez que extratos de espermatozoides de diferentes espécies de mamíferos são capazes de ativar óvulos de diferentes espécies. No entanto, é específico de espermatozoides, já que extratos de tecidos somáticos não desencadeiam oscilações de Ca^{2+} semelhantes. Foi proposto que esse fator solúvel seria um tipo específico de PLC encontrado especificamente em testículos de mamíferos, a PLC-ζ, uma vez que microinjeções dessa PLC causam oscilações de Ca^{2+} e ativam o desenvolvimento de zigotos murinos até o estágio de blastocisto. Além disso, a PLC-ζ é encontrada na região equatorial e pós-acrossomal, justamente onde o espermatozoide se funde à membrana do óvulo.

Um evento-chave da ativação oocitária é a liberação dos grânulos corticais, que leva ao bloqueio à poliespermia. Aparentemente o primeiro pico de liberação de Ca^{2+} é o que desencadeia o processo de fusão de membranas responsável pela liberação dos grânulos corticais. A liberação das enzimas contidas nos grânulos corticais é responsável pelas modificações que irão ocorrer na ZP impedindo que novos espermatozoides se liguem e penetrem.

Foi proposto que as enzimas dos grânulos corticais destacariam os resíduos terminais de açúcar da ZP2, liberando os espermatozoides já aderidos à ZP e impedindo a aderência de novos espermatozoides. Hoje já foi reconhecido que a metaloproteinase, contida nos grânulos corticais, responsável pela clivagem das moléculas de ZP2, é a ovastacina. A clivagem da ZP2 causada pela ovastacina também leva ao "endurecimento" da ZP, que se torna resistente à digestão por proteases. O mecanismo da reação cortical é semelhante ao da reação acrossomal, ou seja, em presença do aumento do Ca^{2+} intracelular, as membranas dos grânulos corticais se fundem com a membrana plasmática do óvulo liberando seu conteúdo.

O outro evento fundamental para o desenvolvimento embrionário e que é desencadeado pela ativação oocitária é o reinício da meiose. No momento da ovulação os oócitos da maioria dos mamíferos estão com sua meiose bloqueada no estágio de metáfase II. Para que a formação do pronúcleo feminino ocorra, a divisão meiótica precisa ser reiniciada e evoluir para a transição metáfase-anáfase, com a liberação do segundo corpúsculo polar. Esse segundo bloqueio meiótico é mantido por níveis elevados do fator promotor da maturação (MPF), que é estabilizado pelo fator citostático (CSF) e pela proteína c-mos através da mediação MAPK (MAP quinase). A proteína que liga as oscilações de Ca^{2+} com o declínio da atividade do MPF é uma proteína quinase II dependente de calmodulina (CAMKII).

Existem pelo menos duas vias que ligam a CAMKII e a retomada da meiose. Primeiro a CAMKII ativa e fosforila o EMI2, que por sua vez bloqueia a capacidade de EMI2 de inibir o complexo promotor da anáfase (APC). Como consequência, o APC destrói a EMI2, bem como a coesão, que mantém as cromátides irmãs juntas, destruindo também a ciclina B, o que leva a uma perda da atividade do MPF. A segunda ligação entre CAMKII e atividade de MPF envolve a fosforilação da proteína quinase WEE1B. WEE1B é uma quinase que fosforila CDK1 e inibe a atividade de MPF; portanto, quando WEE1B é fosforilado, a atividade de MPF cai.

Enquanto um único aumento de Ca^{2+} após a fusão do espermatozoide desencadeia a retomada meiótica, aumentos múltiplos e transitórios são necessários para completar o processo de ativação. Um único aumento de Ca^{2+} pode levar a uma redução na atividade do MPF, mas esse é um efeito passageiro. A atividade do MPF é retomada se picos insuficientes de Ca^{2+} não se estabelecerem, o que pode levar ao restabelecimento da parada da metáfase: a chamada parada da metáfase III. São necessários pelo menos 8 aumentos transitórios de Ca^{2+} para que a meiose seja finalizada e ocorra a formação do pronúcleo feminino.

FUSÃO DO MATERIAL GENÉTICO DO ESPERMATOZOIDE E DO ÓVULO

Em mamíferos o processo de fusão nuclear demora cerca de 12 horas. O núcleo espermático penetra no ovócito tangencialmente. O núcleo do óvulo, enquanto haploide, é chamado de pronúcleo feminino, e o do espermatozoide, de pronúcleo masculino (Figura 3). Quando o núcleo do espermatozoide é incorporado pelo citoplasma do óvulo, ocorre uma série de modificações. O envelope do núcleo masculino sofre vesiculação, expondo a cromatina altamente condensada do espermatozoide no citoplasma do óvulo. As protaminas que mantêm a cromatina masculina condensada são substituídas por histonas derivadas do óvulo. Essa mudança permite a descondensação da cromatina espermática e sua reprogramação epigenética.

Logo novas vesículas membranosas se agregam ao longo da periferia da massa de cromatina e se conectam com os fragmentos já existentes do antigo envelope nuclear para formar um novo envelope. O pronúcleo masculino aumenta em tamanho, enquanto o núcleo do ovócito completa a segunda divisão meiótica. Conforme os pronúcleos se formam, a cromatina materna e paterna sofrem descondensação, que é controlada por fatores presentes no óvulo. Durante esse processo o DNA paterno, que se encontrava altamente metilado no espermatozoide, sofre desmetilação, enquanto o DNA materno se encontra protegido da desmetilação pela presença da PGC7 (Stella). Posteriormente, a cada ciclo de replicação de DNA, durante as divisões celulares, uma desmetilação passiva ocorre no DNA de ambos os genomas. Com isso o genoma do zigoto vai sendo gradativamente ativado.

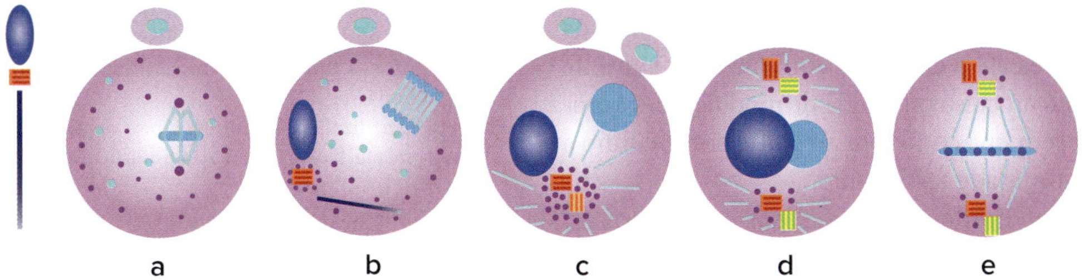

FIGURA 3 Formação e migração dos pronúcleos feminino e masculino. Na maioria dos mamíferos, o óvulo é liberado do folículo em metáfase I, após a finalização da primeira divisão meiótica (a). A penetração do espermatozoide desencadeia o estímulo para a finalização da segunda divisão meiótica do óvulo (b). Com isso, o núcleo haploide do espermatozoide e do óvulo sofrem descondensação da cromatina e se formam os pronúcleos masculino e feminino (c). Os pronúcleos migram através de movimentos do citoesqueleto e se fundem em um processo denominado singamia, originando o zigoto (d). Rapidamente os cromossomos do novo embrião se organizam na placa mitótica e ocorre a primeira divisão da clivagem (e).

Além do remodelamento da cromatina, o citoesqueleto celular também passa por diversas modificações nessa transição de oócito para zigoto. Embora a maior parte do citoesqueleto do zigoto seja de origem materna, um aspecto importante trazido pelo espermatozoide, além do material genético, são os centríolos. Esse centrossomo modificado é a principal fonte de microtúbulos que irá organizar o fuso meiótico para promover as clivagens.

Na maior parte das espécies animais, os centríolos são perdidos durante a maturação oocitária, embora proteínas e material pericentriolar permaneçam presentes. No espermatozoide, entretanto, os centríolos estão presentes, e eles contribuem com essas organelas após a fertilização em muitas espécies animais. É interessante o fato de que no camundongo os centríolos são perdidos tanto no óvulo quanto no espermatozoide, e o primeiro fuso mitótico é acentriolar.

Antes da formação do fuso mitótico, os pronúcleos precisam atingir o centro do zigoto. A migração correta dos dois pronúcleos e a formação adequada do fuso ao redor deles é dependente dos centríolos derivados dos espermatozoides na maioria das espécies, incluindo os humanos. Cada um dos pronúcleos migra em direção ao outro, replicando seu DNA durante o caminho. Quando se encontram, os dois envelopes nucleares se fragmentam, mas, em vez de se formar um novo núcleo, a cromatina se condensa em cromossomos.

O posicionamento dos pronúcleos na região central do óvulo fertilizado é um pré-requisito para a correta disposição dos cromossomos no fuso e a finalização da primeira clivagem. O movimento dos pronúcleos depende da atividade do citoesqueleto, envolvendo tanto microfilamentos de actina como microtúbulos. A união dos pronúcleos é o que define a transição final do oócito para o zigoto e o início do desenvolvimento embrionário. Nos mamíferos, isso envolve uma reorganização massiva do citoesqueleto celular e o reposicionamento de organelas para que ocorra a primeira clivagem.

CONSIDERAÇÕES FINAIS

A fertilização marca o início do período embrionário pré-implantação, com a união dos gametas masculino e feminino. Em mamíferos, a fertilização depende da migração do espermatozoide no sistema reprodutor da fêmea até o encontro com o óvulo. Durante esse processo uma série de modificações acontecem que conferem ao gameta masculino a capacidade fertilizante.

Nem todos os processos envolvidos no reconhecimento e fusão dos gametas são completamente conhecidos, mas sabe-se que é necessário um óvulo maduro e um espermatozoide capacitado para que a penetração aconteça. Após a entrada do espermatozoide no óvulo, este sofre o processo de ativação ovocitária, que induzirá ao bloqueio à poliespermia, à formação e migração dos pronúcleos e ao início do desenvolvimento embrionário.

BIBLIOGRAFIA

Baibakov B, Boggs NA, Yauger B, Baibakov G, Jurrien D. Human sperm bind to the N-terminal domain of ZP2 in humanized zonae pellucidae in transgenic mice. J Cell Biol 2012;197(7):897-905.

Bianchi E, Wright GJ. Find and fuse: unsolved mysteries in sperm-egg recognition. PLoS Biol 2020;18(11): e3000953.

Cruz DF, Freitas MJ, Patrício A, Fardilha M. Vias de sinalização reguladoras das funções do espermatozoide. Rev Int Androl 2014;12(3):104-11.

Dzulfiqor Y, Setiadi MA, Karja NWK. Transformation of ram sperm nuclei in oocytes cytoplasm during in vitro fertilization. J Indonesian Trop Anim Agric 2019; 44(2):146-54.

Gilbert SF. Fertilization: beginning a new organism. In: Developmental biology. Sunderland: Sinauer Associates; 1991.

Meaders JL, Burgess DR. Microtubule-based mechanisms of pronuclear positioning. Cells 2020;9(2):505.

Saint-Dizier M, Mahé C, Reynaud K, Tsikis G, Mermillod P, Druart X. Sperm interactions with the female reproductive tract: a key for successful fertilization in mammals. Molecular and Cellular Endocrinology 2020;516:110956.

Sanders JR, Swann K. Molecular triggers of egg activation at fertilization in mammals. Reproduction 2016; 152(2):R41.

Satouh Y, Ikawa M. New insights into the molecular events of mammalian fertilization. Trends in Biochemical Sciences 2020; TIBS 1488. Article in press.

Simons J, Fauci LA. Model for the acrosome reaction in mammalian sperm. Bulletin of Mathematical Biology 2018;80:2481-501.

Wassarman PM. Mammalian fertilization: molecular aspects of gamete adhesion, exocytosis, and fusion. Cell 1999;96:175-83.

Zigo M, Maňásková-Postlerová P, Zuidema D, Kerns K, Jonáková V, Tůmová L, et al. Porcine model for the study of sperm capacitation, fertilization and male fertility. Cell and Tissue Research 2020;380:237-62.

CAPÍTULO 7

Desenvolvimento embrionário inicial

Felipe Perecin
Marcella Pecora Milazzotto

INTRODUÇÃO

A união dos gametas masculino e feminino no momento da fecundação culmina com a geração do embrião de uma célula, denominado zigoto. Nos mamíferos, a partir dessa única célula, originam-se centenas de tipos celulares distintos que formarão o embrião multicelular e seus anexos membranosos durante a gestação e, ao final, o indivíduo a termo. A importância da compreensão profunda desses eventos biológicos é facilmente evidenciável.

Os rápidos avanços vistos nos últimos anos nas áreas de obtenção e cultivo de células-tronco, geração de células-tronco por indução de pluripotência (do inglês *induced pluripotent stem cells* – iPS) e suas aplicações em terapias regenerativas têm suas bases na compreensão do desenvolvimento do organismo e da plasticidade celular. No campo da medicina veterinária, conhecer os conceitos fundamentais acerca da biologia de gametas e embriões é essencial para o desenvolvimento e a aplicação de biotecnologias reprodutivas, tais como a inseminação artificial, a transferência de embriões, a fertilização *in vitro*, a clonagem, a transgenia e a criopreservação de gametas e embriões.

Este capítulo se propõe a descrever o desenvolvimento embrionário inicial de embriões mamíferos, ou seja, os eventos que se iniciam logo após a fertilização e vão até as primeiras diferenciações de linhagens celulares do embrião. Ao longo do capítulo o desenvolvimento embrionário será abordado quanto aos aspectos morfológicos e moleculares. A abordagem morfológica inclui as divisões celulares e a organização espacial das linhagens celulares, enquanto a abordagem molecular inclui os eventos associados ao metabolismo energético, à origem dos transcritos, ao controle transcricional e à reprogramação epigenética (Figura 1). Finalmente, variações entre espécies quanto à cinética do desenvolvimento embrionário serão destacadas (Figura 2).

O conhecimento acumulado acerca do desenvolvimento embrionário de mamíferos de interesse veterinário advém majoritariamente de estudos conduzidos *in vivo* e *in vitro* em mamíferos domésticos (ruminantes, equinos e suínos) e em animais de laboratórios (principalmente roedores). O capítulo reflete, portanto, o estoque de conhecimento acumulado para essas espécies. Ao longo do texto, algumas diferenças entre o desenvolvimento embrionário dos animais domésticos e o de humanos serão destacadas para facilitar a compreensão.

EVENTOS MORFOLÓGICOS

Conforme descrito no capítulo anterior, a fertilização do oócito pelo espermatozoide resulta na retomada da meiose oocitária, na extrusão do segundo corpúsculo polar e na formação do zigoto – o embrião unicelular diploide. O zigoto recém-formado – a partir das contribuições paterna e materna – contém a maquinaria celular necessária para sustentar o desenvolvimento embrionário nas primeiras clivagens e para, posteriormente, ativar o genoma embrionário, conforme será discutido neste capítulo.

Após a formação do zigoto, o prosseguimento do desenvolvimento embrionário se dá mediante mitoses sequenciais. Diferentemente do que ocorre no processo mitótico de células adultas, essas divisões celulares iniciais do embrião ocorrem com pouca ou nenhuma síntese de novo citoplasma. Esse padrão de divisão recebe o nome de clivagem, e, no caso dos embriões mamíferos, as primeiras clivagens são do tipo holoblástica rotacional, ou seja, com citocinese completa, com divisões no plano equatorial e meridional e com divisões assincrônicas.

O citoplasma do zigoto vai sendo dividido em porções cada vez menores, originando células filhas, denominadas blastômeros. A primeira clivagem resulta em um embrião de 2 células (2 blastômeros), a segunda em um embrião de 4 blastômeros, a terceira em um embrião de 8 blastômeros e assim sucessivamente. Os blastômeros resultantes de cada clivagem são simétricos. Todavia, como as clivagens podem ser assincrônicas, pode-se observar, por exemplo, entre o estágio de 2 a 4 células a formação temporária de um embrião de 3 células com blastômeros assimétricos; o mesmo raciocínio é válido para as clivagens subsequentes.

As primeiras clivagens ocorrem durante o trânsito do embrião pelo oviduto, e os blastômeros formados permanecem envoltos pela zona pelúcida. Concomitantemente às primeiras clivagens ocorre a ativação do genoma embrionário, conforme será detalhado posteriormente neste capítulo. O momento da ativação do genoma, bem como o estágio em que os embriões deixam o oviduto e adentram o útero, varia de espécie para espécie (Figuras 1 e 2).

Ao redor do quarto a quinto ciclo de clivagem o embrião, ainda envolto pela zona pelúcida, torna-se um agregado de múltiplos pequenos blastômeros e passa a receber a denominação de mórula (do latim: *amora*). Nessa etapa os blastômeros, que até então tinham poucas conexões, formam junções aderentes e junções comunicantes entre si, em um processo chamado de compactação, o que resulta em um embrião formado por uma massa sólida de células, a mórula compacta.

A partir da compactação da mórula o embrião, já no lúmen uterino, sofre o processo de blastulação, que culmina com a formação do blastocisto e com a primeira diferenciação de linhagens celulares no embrião: a massa celular interna e o trofectoderma. Nesse processo, uma cavidade preenchida por fluido – a blastocele – se forma no interior do embrião. Os blastômeros da camada mais externa do embrião formam um epitélio que reveste o embrião externamente – o trofectoderma –, enquanto os blastômeros internos se posicionam em um dos polos do embrião, formando a massa celular interna, de um lado em contato com o trofectoderma e de outro banhada pelo fluido da blastocele. A porção do trofectoderma que recobre a massa celular interna recebe o nome de trofectoderma polar, enquanto o restante do trofectoderma, que delimita a blastocele, é chamado de trofectoderma mural.

O blastocisto em crescimento se expande, levando à ruptura da zona pelúcida e à eclosão do embrião, deixando o trofectoderma diretamente exposto ao lúmen uterino. Ressalva deve ser feita aos equídeos. Nessas espécies o embrião eclodido ainda permanece envolto por uma cápsula que se forma entre o trofectoderma e a zona pelúcida antes da eclosão. O desenvolvimento do blastocisto também resulta na delaminação da massa celular interna em dois folhetos: uma camada simples de células, de característica epitelial, voltada para a blastocele – o hipoblasto –, e uma segunda camada, composta de células colunares – o epiblasto –, situada entre o hipoblasto e o trofectoderma polar. Nos animais domésticos o trofectoderma polar gradualmente se degenera, deixando o epiblasto exposto diretamente ao lúmen uterino; esse evento não ocorre no desenvolvimento embrionário humano. A estrutura formada pelo epiblasto e pelo hipoblasto passa a ser chamada de disco embrionário bilaminar.

O detalhamento da sequência de eventos do desenvolvimento a partir desse ponto vai além do escopo do capítulo, mas uma breve descrição das estruturas que se originam a partir de cada uma das linhagens celulares do embrião descritas até aqui é pertinente. O epiblasto dará origem ao indivíduo propriamente dito, formando, após a gastrulação, os três folhetos germinativos (ectoderme, mesoderme e endoderme) e as células germinativas primordiais (as células precursoras dos gametas). O hipoblasto formará o saco vitelino primitivo. O trofectoderma se associará, após a gastrulação, ao mesoderma extraembrionário, dando origem à membrana coriônica, que posteriormente também originará, nos animais domésticos, a membrana amniótica.

EVENTOS MOLECULARES

Metabolismo energético

O metabolismo de uma célula é fundamental para a manutenção adequada de todos os seus processos e pode ser agrupado, de acordo com sua principal função, em bioenergético ou de sinalização. Neste capítulo serão abordados os processos principais relacionados à função bioenergética e sua dinâmica durante o desenvolvimento embrionário inicial para o fornecimento adequado não só de energia, mas também de intermediários e substratos para biossíntese celular e molecular.

Em geral, o perfil metabólico de uma célula é bastante homogêneo, pois a alta especialização faz com que os processos realizados por ela pouco variem ao longo da vida. Entretanto, as células embrionárias dos mamíferos apresentam uma alta dinâmica metabólica bastante específica durante o desenvolvimento embrionário inicial. De maneira geral, a atividade metabólica dos blastômeros é mais lenta durante as primeiras clivagens, seguidas por uma aceleração para suportar a intensa proliferação e diferenciação celular nas etapas seguintes. Assim, o sucesso do embrião depende de sua capacidade de ativar vias específicas de produção de energia de acordo com seu estágio de desenvolvimento.

Durante as primeiras clivagens, os embriões utilizam principalmente piruvato, e em certa medida lactato, glutamina e aspartato, para geração de energia. Uma vez que a replicação mitocondrial não ocorre nos estágios iniciais do desenvolvimento, os embriões são dependentes do funcionamento das mitocôndrias herdadas do oócito, ainda incapazes de promover uma alta atividade oxidativa, o que é compatível com uma ainda baixa demanda energética. Nessa fase, a alta relação ATP:ADP também inibe alostericamente a enzima fosfofrutoquinase (PKF), limitando o direcionamento da glicose para a via glicolítica e fazendo com que seu consumo seja pequeno.

A partir da compactação da mórula, momento próximo à ativação do genoma embrionário em algumas espécies, a demanda energética aumenta, pois o embrião passa a requerer maior quantidade de energia para sustentar a alta atividade biossintética e a proliferação celular, mas também para a formação da blastocele e expansão. Dessa forma, o embrião passa a internalizar maior quantidade de glicose através de transportadores transmembrânicos e a metabolizá-la com maior eficiência. A glicose internalizada pode seguir por dois caminhos principais nessa fase: a via das pentoses fosfato (PPP) e a via glicolítica.

Na PPP são geradas cadeias de ribose que são utilizadas na síntese de DNA e RNA, além de haver a restituição do NADPH a partir do NAD+ requerido para a redução da glutationa intracelular, um importante agente antioxidante no embrião. Essa produção de glutationa é essencial para o controle da formação de espécies reativas de oxigênio intracelulares, decorrentes do aumento da atividade mitocondrial nessa fase.

No segundo caminho, por conta de a relação ATP:ADP se modificar, a atividade da via glicolítica aumenta, permitindo a geração de ATP com baixa produção de espécies reativas de oxigênio. O piruvato gerado a partir da glicólise também é transportado para o interior da mitocôndria, onde é convertido a acetil-CoA, ligando assim a glicólise (que ocorre no citoplasma) ao ciclo do ácido tricarboxílico (TCA) (que ocorre na mitocôndria). A partir da glicólise e do TCA há a redução de NAD+ a NADH, que é responsável pela transferência de elétrons durante a fosforilação oxidativa, sendo esta também responsável pela alta geração de ATP. A partir do TCA também é gerado citrato, que se converte em acetil-CoA no citoplasma da célula pela ação da ATP citrato liase. Essa enzima é chave para a conexão do metabolismo de carboidratos ao metabolismo de lipídios, visto que este último necessita da acetil-CoA para sua síntese.

Ao final da via glicolítica, a enzima lactato desidrogenase (LDH) também pode promover a formação de lactato a partir do piruvato. Os blastocistos convertem aproximadamente metade da glicose consumida em lactato, mesmo na presença de oxigênio suficiente para sua oxidação completa. Esse é um fenômeno denominado efeito Warburg, e a presença de alto lactato no ambiente ao redor do embrião pode fazer parte de um mecanismo de sinalização para o reconhecimento materno.

Os lipídios são outro substrato importante para a produção de energia em oócitos de mamíferos e embriões. Apesar do fato de após a fertilização a densidade lipídica quase não ser alterada, lipídios intracelulares podem ser considerados uma fonte potencial e mais econômica de energia por meio da β-oxidação, alterando a atividade mitocondrial e a produção de ATP.

Com tantas vias possíveis, os embriões são conhecidos por sua assim chamada plasticidade, ou seja, sua alta capacidade de adaptação ao enfrentar o estresse ambiental e mudanças na disponibilidade de substratos. Apesar disso, é fundamental que o ambiente no qual o embrião se desenvolve seja capaz de promover processos metabólicos e moleculares de forma adequada, aumentando assim sua viabilidade.

Reprogramação epigenética

A fusão dos gametas masculino e feminino na fertilização origina o zigoto diploide e estabelece o conteúdo de DNA nuclear do indivíduo. À medida que o desenvolvimento prossegue por divisões mitóticas, a vasta maioria das células do organismo – exceção feita aos linfócitos e aos gametas – terá a mesma composição genética. Os mecanismos moleculares que permitem que células com o mesmo material genético sejam distintas quanto às suas características funcionais e fenótipo celular são complexos e não completamente elucidados, mas incluem mecanismos epigenéticos, tais como a metilação do DNA e modificações covalentes nas proteínas histonas. Esses mecanismos controlam a transcrição gênica, permitindo que células idênticas quanto ao conteúdo de DNA nuclear estabeleçam padrões transcricionais específicos e, portanto, originem as múltiplas linhagens celulares durante o desenvolvimento.

A metilação do DNA é a marca epigenética mais bem caracterizada em termos de seu papel no desenvolvimento embrionário inicial. Consiste na adição de um grupamento metil na posição 5 do anel heterocíclico da citosina, gerando uma 5-metilcitosina. A adição do grupamento metil é catalisada por enzimas da família das DNA metiltransferases (DNTM) e ocorre majoritariamente no genoma em regiões de alta densidade de dinucleotídeos CpG, chamadas de ilhas de CpG, bem como em suas regiões flanqueadoras, com menor densidade de CpG, chamadas de *CpG shores* ou *CpG shelves.* A regra geral é a de que a metilação do DNA está associada ao silenciamento transcricional do gene, enquanto a ausência de metilação está associada à transcrição gênica; exceções, no entanto, podem existir.

Há dois grandes ciclos de reprogramação epigenética associados ao desenvolvimento inicial. O primeiro deles ocorre nos gametas – oócito e espermatozoide. De forma simplificada, a formação dos gametas envolve processos de desmetilação e remetilação do DNA, de forma que os gametas, no momento da fertilização, têm elevados níveis de metilação do DNA. Um aspecto importante a ser ressaltado é que esse processo resulta no estabelecimento de regiões de metilação diferencial (RMD) entre os oócitos e os espermatozoides, cuja importância no desenvolvimento embrionário inicial será destacada mais adiante.

O segundo ciclo de reprogramação epigenética ocorre após a fertilização. No embrião recém-formado, tanto o DNA oriundo do espermatozoide quanto o DNA oriundo do oócito passam por processos de desmetilação do DNA. O DNA paterno sofre um processo de desmetilação ativa do DNA antes da primeira divisão mitótica, ou seja, ainda no estágio de zigoto. Esse processo de desmetilação ativa inclui uma etapa intermediária, na qual a 5-metilcitosina é enzimaticamente oxidada em 5-hidroximetilcitosina e posteriormente substituída por uma citosina, resultando em desmetilação. O DNA materno, por sua vez, passa por um processo de desmetilação passiva do DNA. Esse processo decorre da ausência de replicação dos padrões de metilação a cada ciclo de duplicação semiconservativa do DNA que antecede as mitoses. Assim, a cada ciclo celular as metilações herdadas do oócito vão se tornando cada vez mais escassas.

A desmetilação do DNA que ocorre nos genomas herdados dos genitores masculino e feminino provocará, ao final de alguns ciclos celulares, a redução dos níveis globais de metilação do DNA no embrião. Nesse momento, uma onda de remetilação do DNA atinge o genoma embrionário, e novos padrões de metilação do DNA compatíveis com a geração de múltiplas linhagens celulares necessárias ao desenvolvimento embrionário são estabelecidos.

Interessantemente, as RMD entre os oócitos e os espermatozoides são refratárias a essas ondas de desmetilação e remetilação. Nessas regiões do genoma o padrão de metilação diferencial entre oócitos e espermatozoides é mantido, fazendo com que os genes associados a essas regiões tenham expressão monoalélica (a partir da cópia herdada do macho ou a partir da cópia herdada da fêmea). Esse fenômeno é conhecido como impressão genômica (do inglês: *genomic imprinting*), e resulta em papéis desiguais dos genomas materno e paterno durante o desenvolvimento.

Um segundo mecanismo epigenético atuante durante o desenvolvimento embrionário envolve a modificação covalente das proteínas histonas. As proteínas histonas e o DNA formam o nucleossomo, componente estrutural básico da cromatina. As proteínas histonas possuem caudas de aminoácidos que se projetam para o exterior do nucleossomo, permitindo a interação entre nucleossomos adjacentes. As caudas de aminoácidos das histonas podem sofrer modificações covalentes, tais como metilação, acetilação, fosforilação, entre outras. Essas modificações podem tornar a interação entre nucleossomos adjacentes mais ou menos intensa. Assim, a adição ou remoção de modificações covalentes nas caudas das histonas pode alterar a estrutura da cromatina, tornando-a mais compacta e refratária à transcrição, ou mais relaxada e permissiva à transcrição.

Os mecanismos epigenéticos baseados na metilação do DNA e na modificação covalente das proteínas histonas são interdependentes. Durante o desenvolvimento embrionário inicial, ambos levam à remodelação da cromatina do embrião. Embora cada *loci* ou segmento da cromatina possa passar por modificações epigenéticas específicas, o efeito global é o de que as marcas epigenéticas repressoras transcricionais, abundantes nos gametas e no zigoto recém-formado, vão sendo gradualmente removidas e substituídas por marcas epigenéticas mais permissivas à transcrição. Assim, a reprogramação epigenética e a remodelação da cromatina estabelecem um padrão transcricional condizente com o desenvolvimento embrionário inicial e com a diferenciação das primeiras linhagens celulares do embrião. Em adição, estão relacionadas a outros eventos moleculares ligados ao início do desenvolvimento, tais como a impressão genômica, a inativação do cromossomo X nas fêmeas e a ativação do genoma embrionário, conforme discutido a seguir.

Ativação do genoma e origem, estoque, uso e degradação de transcritos

As células embrionárias de mamíferos apresentam um comportamento molecular muito característico. Em geral, durante as primeiras divisões celulares, a atividade de transcrição gênica é baixa, e as funções celulares acabam sendo majoritariamente sustentadas por transcritos e proteínas que foram produzidos e armazenados durante o crescimento e a maturação de oócitos. Assim, durante a oogênese os transcritos sofrem estabilização pós-transcricional por meio de alterações no comprimento da sua cauda poli (A) e são protegidos da degradação e tradução por sua localização em um complexo de ribonucleoproteína. Esses estoques maternos sofrem novas alterações durante a maturação final do oócito e a fecundação, que permitem sua tradução, garantindo assim a homeostase celular e o suporte aos primeiros estágios da embriogênese, uma vez que ainda há uma limitada síntese de novos transcritos por parte do zigoto. Assim, embora haja evidências de que os embriões de mamíferos sejam transcricionalmente ativos já no estágio de 1 célula, na maioria das espécies a onda principal de ativação do genoma só ocorre em estágios posteriores (Figura 2).

À medida que o embrião se desenvolve, torna-se necessária a deleção dessas instruções maternas, que passam a ser desnecessárias e inclusive deletérias para o desenvolvimento posterior. Esse processo de degradação de mensageiros maternos ocorre majoritariamente por microRNA específicos ou pela ligação de proteínas regulatórias à região 3' não traduzida. A fase de quiescência é então substituída por uma fase de intensa atividade transcricional embrionária, conhecida como ativação principal do genoma embrionário. Essas mudanças em relação à dinâmica transcricional ocorrem como resposta a uma mudança global na organização da cromatina que se inicia já durante a primeira clivagem. Variantes repressivas de histonas específicas dos gametas são substituídas por variantes zigóticas após a fertilização, que frequentemente apresentam modificações permissivas. Assim, uma conformação de cromatina globalmente permissiva é um pré-requisito para a ativação do genoma embrionário e permitirá que o embrião sintetize biomoléculas necessárias não só para a continuidade de sua reprogramação molecular, mas também responsáveis por controlar a compactação das mórulas e o desenvolvimento do blastocisto, promovendo os primeiros eventos de diferenciação celular.

Cinética comparada do desenvolvimento embrionário

Há muita similaridade entre as espécies domésticas quanto à ocorrência dos eventos morfológicos e moleculares descritos neste capítulo. Ou seja, os embriões murinos, bo-

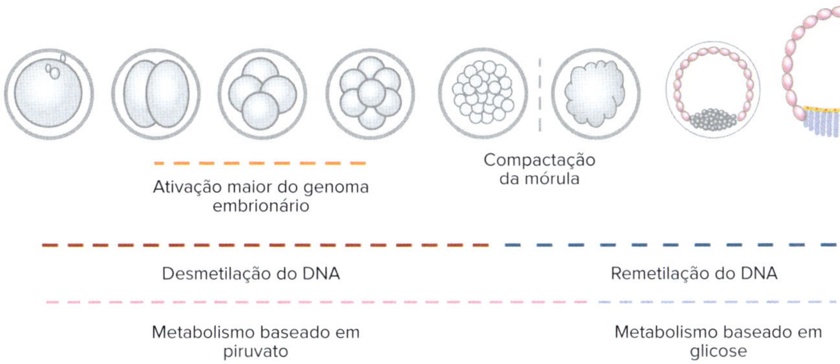

FIGURA 1 Principais eventos morfológicos, metabólicos e moleculares do embrião pré-implantação apresentados como o intervalo temporal médio que compreende diferentes espécies de mamíferos domésticos. A ativação do maior genoma embrionário ocorre já a partir das 2 células em camundongo, ocorrendo mais tardiamente (ao redor de 8-16 células para a maioria das outras espécies). Dentre os processos de reprogramação epigenética, a desmetilação do DNA se inicia logo após a formação dos pronúcleos, no entanto a remetilação se inicia ao redor do estágio de mórula para os bovinos e mais tardiamente, a partir do blastocisto tardio, para espécies como camundongos e humanos. Em relação ao metabolismo, para a maioria das espécies de mamíferos já estudadas, a compactação da mórula representa o ponto-chave, no qual a glicose, um dos substratos mais importantes do metabolismo energético, passa a ser metabolizada com maior eficiência. Em relação à diferenciação celular, o primeiro processo identificável ocorre na formação do blastocisto, com a diferenciação das células do trofectoderma (rosa) e da massa celular interna (cinza). Esta última se diferenciará em hipoblasto (amarelo) e epiblasto (colunar azul), que dará origem aos três folhetos embrionários.

vinos, felinos, caninos, suínos, caprinos, ovinos, equinos e mesmo de humanos passam por processos de clivagem, compactação da mórula e blastulação, e em algum momento do desenvolvimento ativam o genoma embrionário. Todavia, a velocidade do desenvolvimento, ou seja, o tempo decorrido desde a formação do zigoto até a ocorrência de cada uma dessas etapas, varia entre as espécies.

Os eventos iniciais do desenvolvimento embrionário ocorrem durante o trânsito do embrião pelo oviduto. Posteriormente, o embrião adentra o lúmen uterino. O tempo de trânsito do embrião no oviduto e o momento da passagem para o lúmen uterino também variam para as espécies domésticas. Uma vez na cavidade uterina, os embriões seguirão seu desenvolvimento e, em dado momento, iniciarão o processo de justaposição das membranas fetal e materna, comumente nomeado como implantação, que culmina com a formação da placenta. A arquitetura e o grau de invasividade da placenta variam entre espécies. Uma visão geral, comparativa, da variação temporal desses eventos nas espécies domésticas é apresentada na Figura 2.

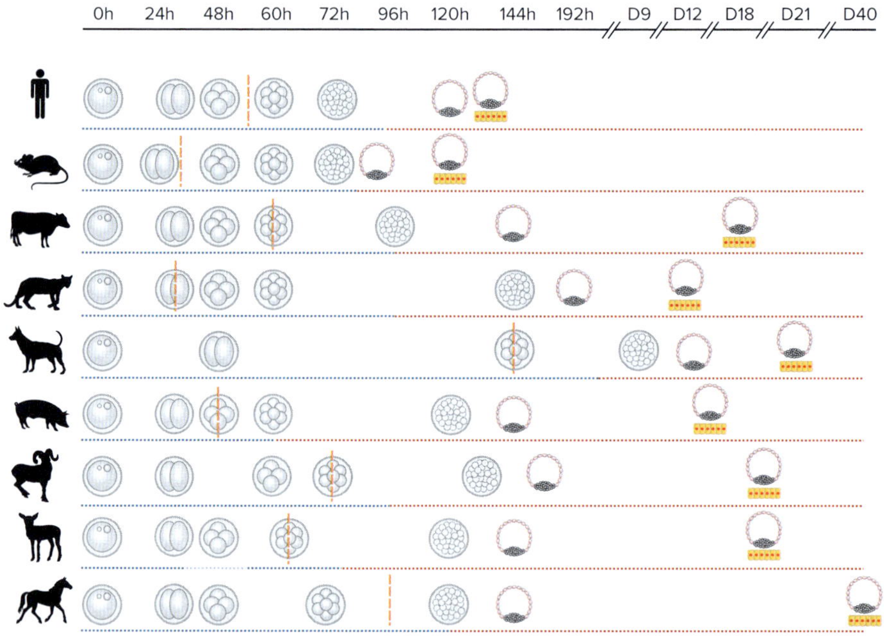

FIGURA 2 Cinética do desenvolvimento embrionário pré-implantacional para diferentes espécies de mamíferos (humanos, camundongos, bovinos, felinos, canídeos, suínos, caprinos, ovinos e equinos). Foi definido como 0h o momento da formação dos pronúcleos, e são apresentados os momentos aproximados dos eventos morfológicos principais (2 células, 4 células, 8-12 células, mórulas, blastocistos e momento do início da implantação). A linha tracejada horizontal azul representa o período no qual o embrião transita pelo oviduto, e a linha tracejada horizontal vermelha, o momento a partir do qual o embrião atinge o lúmen uterino. A linha tracejada vertical laranja indica o momento aproximado da ativação maior do genoma embrionário. O momento do início da implantação é indicado pela justaposição do embrião ao epitélio endometrial.

BIBLIOGRAFIA

Abe Y, Suwa Y, Yanagimoto-Ueta Y, Suzuki H. Preimplantation development of embryos in labrador retrievers. J Reprod Dev 2008;54(2):135-7.

Brinsko SP, Ball BA, Ignotz GG, Thomas PG, Currie WB, Ellington JE. Initiation of transcription and nucleologenesis in equine embryos. Mol Reprod Dev 1995;42(3):298-302.

Cao S, Han J, Wu J, Li Q, Liu S, Zhang W, et al. Specific gene-regulation networks during the pre-implantation development of the pig embryo as revealed by deep sequencing. BMC Genomics 2014;15(1):4.

Chastant-Maillard S, Chebrout M, Thoumire S, Saint-Dizier M, Chodkiewicz M, Reynaud K. Embryo biotechnology in the dog: a review. Reprod Fertil Dev 2010;22(7): 1049-56.

Chastant-Maillard S, Viaris de Lesegno C, Thoumire S, Chebrout M, Reynaud K. Transcriptional genome activation in canine embryos collected in vivo. Reprod Fertil Dev 2011;24:146.

Deb K, Reese J, Paria BC. Methodologies to study implantation in mice. Methods Mol Med 2006;121:9-34.

Filliers M. Of cats, birds and bees: towards an optimization of in vitro embryo production in felids. [Tese]. Gent: University of Gent; 2010.

Gardner DK, Harvey AJ. Blastocyst metabolism. Reprod Fertil Dev 2015;27(4):638-54.

Gopichandran N, Leese HJ. Metabolic characterization of the bovine blastocyst, inner cell mass, trophectoderm and blastocoel fluid. Reproduction 2003;126(3):299-308.

Graf A, Krebs S, Heininen-Brown M, Zakhartchenko V, Blum H, Wolf E. Genome activation in bovine embryos: review of the literature and new insights from RNA sequencing experiments. Anim Reprod Sci 2014;149(1-2):46-58.

Guerif F, McKeegan P, Leese HJ, Sturmey RG. A simple approach for COnsumption and RElease (Core) analysis of metabolic activity in single mammalian embryos. PLoS One 2013;8(8):e67834.

Hewitson LC, Leese HJ. Energy metabolism of the trophectoderm and inner cell mass of the mouse blastocyst. J Exp Zool 1993;267(3):337-43.

Houghton FD. Energy metabolism of the inner cell mass and trophectoderm of the mouse blastocyst. Differentiation 2006;74(1):11-8.

Hyttel P, Sinowatz F, Vejlsted M, Betteridge K. Essentials of domestic animal embryology. Philadelphia: Saunders Elsevier; 2010.

Jukam D, Shariati SAM, Skotheim JM. Zygotic genome activation in vertebrates. Dev Cell 2017;42(4):316-32.

Menchaca A, Barrera N, dos Santos Neto PC, Cuadro F, Crispo M. Advances and limitations of in vitro embryo production in sheep and goats. Anim Reprod 2016;13(3):273-8.

Ménézo YJR, Guérin P. Preimplantation embryo metabolism and embryo interaction with the in vitro environment. In: Cohen J, Elder K (eds.). Human preimplantation embryo selection. London: Informa Healthcare; 2007. p.191-200.

Meo-Niciura SC, Saraiva NZ (eds.). Epigenética: bases moleculares, efeitos na fisiologia e na patologia, e implicações na produção animal e vegetal. Brasília:Embrapa; 2014.

Santos F, Hendrich B, Reik W, Dean W. Dynamic reprogramming of DNA methylation in the early mouse embryo. Dev Biol 2002;241(1):172-82.

SEÇÃO II

BIOTECNOLOGIA AVANÇADA

COORDENADORES DA SEÇÃO

Eneiva Carla Carvalho Celeghini
Felipe Zandonadi Brandão
Marcelo Rezende Luz

CAPÍTULO 8

Clonagem e transgenia animal

Juliano Rodrigues Sangalli
Tiago Henrique Camara De Bem
Rafael Vilar Sampaio
Laís Vicari de Figueiredo Pessôa
Fabiana Fernandes Bressan
Flavio Vieira Meirelles

INTRODUÇÃO

A clonagem animal por transferência nuclear de células somáticas (TNCS) é uma técnica poderosa capaz de reprogramar células somáticas de um animal para um estado de totipotência. A TNCS pode ser utilizada para gerar clones de um indivíduo adulto, assim como gerar células-tronco, as quais podem ser utilizadas em terapia celular, teste de fármacos e outras aplicações biotecnológicas.[1] Um breve histórico cronológico relacionado aos principais avanços na técnica encontra-se resumido na Figura 1. Atente-se ao fato de que, apesar da importância e do sucesso desses grandes marcos, sua ampla utilização ainda permanece limitada em razão de seu alto custo e baixa eficiência na obtenção de animais vivos. Menos de 10% dos embriões clonados se desenvolvem a termo, salvo algumas exceções.[2]

Neste capítulo, primeiro se descreverá um protocolo básico para gerar embriões clones bovinos usando a técnica de clonagem animal por TNCS, o qual é adequado para realizar experimentos abordando questões básicas sobre reprogramação nuclear, e também propicia a geração de descendentes viáveis destinados à pesquisa ou a fins comerciais. Em seguida, discutir-se-á brevemente sobre as barreiras epigenéticas responsáveis pela baixa eficiência da TNCS e as tentativas atuais de superá-las, visando melhorar a eficiência da técnica em bovinos. Por fim, serão abordadas a transgenia animal e a possibilidade de combinar edição gênica com TNCS para gerar animais geneticamente modificados, as potenciais aplicações na produção animal e perspectivas futuras.

METODOLOGIA DE TRANSFERÊNCIA NUCLEAR DE CÉLULAS SOMÁTICAS EM BOVINOS

Os componentes principais da técnica de TNCS são os oócitos receptores e as células somáticas do animal doador. Basicamente, é necessário introduzir uma célula somática no oócito com o auxílio de micropipetas de vidro acopladas a um sistema de manipulação. A introdução das células ocorre no espaço perivitelínico de um oócito maturado e enucleado, ou seja, é preciso que o núcleo tenha sido previamente removido. As etapas para a produção de em animal clonado (bovino) estão resumidas a seguir.

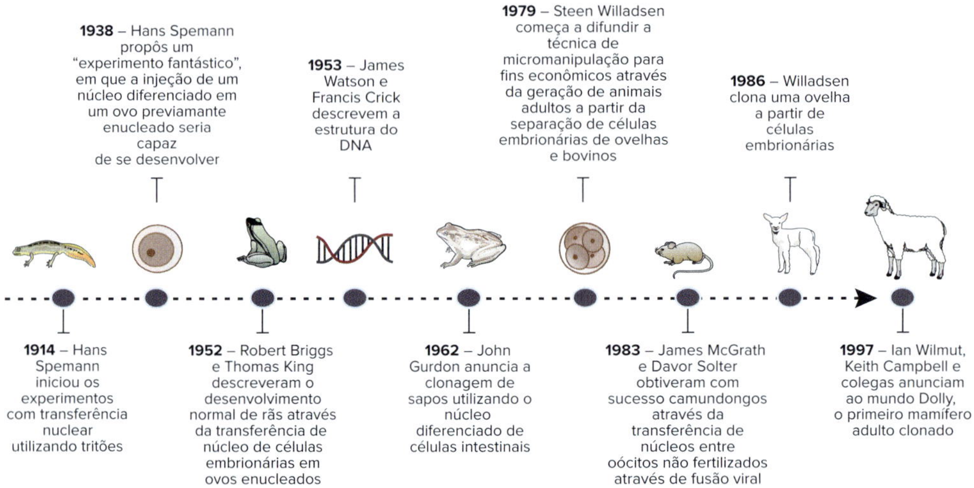

FIGURA 1 Linha cronológica dos principais avanços na técnica de clonagem animal.

MATURAÇÃO *IN VITRO*

Para obter embriões bovinos clonados normalmente se utilizam oócitos maturados *in vitro* (MIV). Estes podem ser recuperados de animais vivos mediante aspiração folicular transvaginal guiada por ultrassom ou *ovum pick-up* (OPU), principalmente quando se deseja manter ou conhecer o DNA mitocondrial da doadora. A outra maneira mais comumente usada é a aspiração de oócitos de ovários coletados em frigoríficos de animais abatidos e destinados ao sistema de produção de carne. A praticidade na obtenção do material de abatedouro e principalmente os resultados similares da utilização de oócitos recuperados por OPU e *post-mortem* justificam essa prática.

No laboratório, os oócitos são aspirados de folículos com 2 a 8 mm de diâmetro, com o auxílio de seringas e agulhas estéreis. Apenas os oócitos considerados viáveis são selecionados e utilizados para a MIV. Dessa forma, é preconizada a utilização de oócitos com citoplasma homogêneo, sem sinal de pigmentação e com várias camadas de células do *cumulus*.[3] A maturação é realizada em meios comerciais e bem padronizados. É um exemplo de meio utilizado o TCM-199 suplementado com 10% de soro fetal bovino (SFB), hormônios (FSH e LH), piruvato e antibióticos (penicilina e estreptomicina). A MIV é realizada em grupos de 15 a 20 oócitos por gotas de 100 μL de meio, sob óleo mineral. As placas de Petri contendo os oócitos são mantidas em incubadoras de CO_2 (5%) a 38,5 °C. Os oócitos ficam na maturação por 18 horas, e a partir desse momento inicia-se a etapa seguinte de enucleação.

ENUCLEAÇÃO DOS OÓCITOS

Antes da enucleação é necessário remover as células do *cumulus* dos oócitos para selecionar apenas aqueles que maturaram, ou seja, aqueles que extruíram o primeiro corpúsculo polar (1º CP) e que estão em metáfase II (MII). Os oócitos são lavados em solução de hialuronidase (2 mg/mL) diluída em solução salina tamponada com fosfato (PBS) sem Ca^{2+} e Mg^{2+}, e são pipetados vigorosamente até que todas as células sejam removidas. A seguir, os oócitos são avaliados individualmente quanto à presença do 1º CP, indicativo de que a maturação ocorreu. Apenas os oócitos maduros são tratados com citocalasina B e Hoechst 33342, que desestabilizam os filamentos de actina para prevenir a lise e corar o núcleo dos oócitos, respectivamente.

Uma vez que os oócitos estão tratados e o núcleo está corado, retira-se o material genético (placa metafásica e 1º CP) com o auxílio das micropipetas de manipulação *holding*, que mantêm o oócito na posição, e *injection*, que aspiram o conteúdo ou injetam a célula (Figura 2A). Após a enucleação, os oócitos estão prontos para receber a célula doadora. Nas rotinas de clonagem normalmente se utilizam fibroblastos da pele como doadores de núcleo, pois são células de fácil obtenção e manutenção *in vitro*, além de apresentarem bom crescimento.

SINCRONIZAÇÃO DO CICLO CELULAR

Para que o núcleo somático possa ser eficazmente reprogramado, é fundamental que haja sincronia entre o ciclo celular da célula doadora e o do citoplasma do oócito receptor. Existem diferentes maneiras de conseguir a sincronia. Entre elas, pode-se citar o uso de células em qualquer estágio do ciclo celular, desde que combinada com oócitos ativados e enucleados no estágio de telófase.[4] A maneira mais comumente usada e que propiciou o nascimento da ovelha Dolly[5,6] é a indução das células à quiescência. É a metodologia que descreveremos aqui.

Uma estratégia eficaz para inibir o ciclo celular e tornar uma célula quiescente é a restrição de nutrientes (SFB – 0,5%) no meio de cultivo por um período prolongado (até 72 horas). Essa restrição severa de nutrientes faz com que a maior parte das células pare o ciclo celular em G0 e/ou G1. Outra alternativa para parar a divisão das células *in vitro* é a confluência celular. Quando as células crescem por toda a placa de Petri e não há mais espaço para divisão, elas também entram em quiescência e ficam bloqueadas em G0 e/ou G1.[7]

Uma vez que o ciclo celular das células está sincronizado, um único fibroblasto é introduzido com a *injection* no espaço perivitelínico do oócito receptor (Figura 2B). É fundamental que a célula fique em contato com o citoplasma do oócito para que a fusão (etapa seguinte) ocorra corretamente. A fusão entre as membranas dos oócitos e da célula doadora é realizada com o auxílio de um equipamento (eletroporador/eletrofusor) que libera uma descarga elétrica com um pulso de corrente alternada (0,05 kV/cm por 5 segundos) e dois pulsos de corrente contínua (1,75 kV/cm por 45 μs). Esse choque despolariza a carga das membranas por um período determinado, e após alguns minutos (aproximadamente 30 minutos), quando a polarização se restabelece, as membranas se fundem e o núcleo da célula somática passa a interagir com o citoplasma do oócito receptor.

ATIVAÇÃO ARTIFICIAL OU PARTENOGENÉTICA

Durante a fecundação, o espermatozoide atravessa a zona pelúcida e a membrana citoplasmática e penetra no citoplasma do oócito. Isso proporciona uma série de eventos que culminam com o aumento da concentração (em forma de picos) intracelular de cálcio (Ca^{2+}), o que ativa o desenvolvimento embrionário inicial. Entretanto, na técnica de TNCS não há a presença do espermatozoide, e essa ativação deve ser estimulada quimicamente para se iniciar o desenvolvimento embrionário. Uma maneira de elevar a concentração intracelular de cálcio é incubar os oócitos em ionóforos,

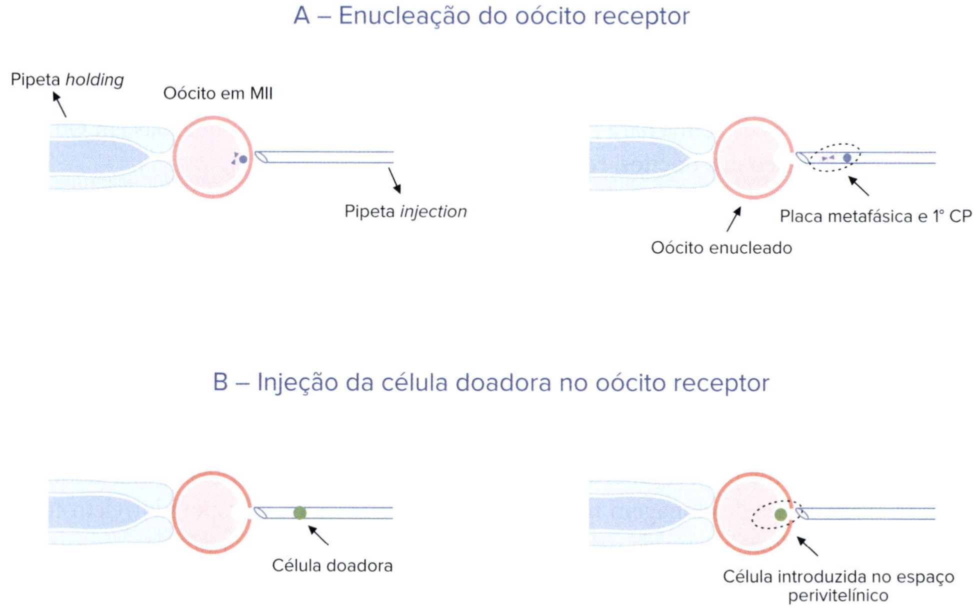

FIGURA 2 Esquema ilustrativo das etapas de enucleação e reconstrução por TNCS dos oócitos bovinos. A: etapa de enucleação do oócito receptor; um oócito em MII tratado com citocalasina B e com o núcleo corado Hoechst 33342. Com a pipeta *holding* ajusta-se o oócito na posição correta, e com a pipeta *injection* perfura-se a zona pelúcida do oócito e aspira-se o núcleo (placa metafásica) mais o 1º CP. B: etapa de injeção da célula doadora (reconstrução); um único fibroblasto é introduzido no espaço perivitelínico (entre a membrana e a zona pelúcida do oócito).

CP: corpúsculo polar; MII: metáfase II; TNCS: transferência nuclear de células somáticas.

Fonte: elaborada pelos autores.

como a ionomicina, que estimula a liberação do cálcio sequestrado no retículo endoplasmático. A exposição à ionomicina por apenas 5 minutos é suficiente para estimular a ativação do oócito. Posteriormente, os oócitos são incubados e mantidos em uma substância (6-dimetilaminopurina ou 6-DMAP) por 3 horas, a qual impede a atividade do fator promotor da meiose (MPF). O MPF é um complexo proteico que mantém os oócitos em MII, e sua diminuição facilita a ativação dos oócitos.[8]

A degradação do MPF ocorre mais facilmente em oócitos envelhecidos, o que aumenta significativamente as taxas de ativação. Dessa forma, é preconizado que a ativação dos oócitos deve ser realizada 26 horas após o início da MIV no processo de TNCS.

CULTIVO *IN VITRO* E TRANSFERÊNCIA DOS EMBRIÕES CLONADOS

Após a ativação, os oócitos são lavados em meio de cultivo *in vitro* (CIV) – normalmente se utiliza meio SOF (*synthetic oviductal fluid*) suplementado com 2,5% de SBF, 0,5 mg/mL de BSA, 22 μg/mL de piruvato e antibiótico. O cultivo é realizado em placas de Petri de 35 mm com 15 a 20 embriões por gotas de 100 μL de meio, sob óleo mineral em incubadoras de CO_2, nas mesmas condições anteriormente descritas da MIV. Como alternativa, o CIV também pode ser realizado em baixa tensão de oxigênio (5% O_2). Essa condição diminui a formação de espécies reativas de oxigênio e consequentemente causa menos estresse aos embriões, produzindo blastocistos de melhor qualidade.

A primeira clivagem (duas células) ocorre aproximadamente 16 horas após a ativação. Em bovinos, é somente no estágio de 8 células que ocorre a ativação majoritária do genoma do embrião, este se tornando ativo e passando a transcrever seus próprios RNA e proteínas. Até esse momento os embriões são dependentes do estoque de RNA materno no citoplasma do oócito. No sétimo dia do desenvolvimento os embriões já possuem duas linhagens celulares distintas, a massa celular interna (MCI) e as células da trofectoderma (TE). Nessa fase, os embriões são bem caracterizados pela formação da blastocele (cavidade formada pelo acúmulo de líquido). É nesse momento que os blastocistos são envasados em palhetas para a transferência dos embriões (TE) para as receptoras previamente sincronizadas, a fim de que se obtenha o animal a termo.

BARREIRAS EPIGENÉTICAS NA TRANSFERÊNCIA NUCLEAR DE CÉLULAS SOMÁTICAS

A técnica de clonagem animal, conforme descrito acima, ainda é um processo ineficiente comparado à reprodução natural, com menos de 10% dos embriões clones produzidos sendo capazes de se desenvolver a termo. Vários mecanismos são responsáveis por essa baixa eficiência, podendo-se citar:

- Desregulação dos genes *imprinted*.
- Falha na inativação do cromossomo X em embriões de fêmea.
- Retenção de marcas epigenéticas repressoras contidas nas células somáticas durante o desenvolvimento embrionário inicial, culminando em expressão gênica aberrante.[1]

Os mecanismos aberrantes descritos possivelmente ocorrem porque o oócito evoluiu para reprogramar o espermatozoide, que apresenta uma cromatina completamente distinta das células somáticas usadas como doadoras de núcleo. As células somáticas adultas têm marcas repressivas em genes essenciais para o desenvolvimento embrionário inicial. Essas marcas são muito estáveis e perduram por toda a vida do animal, para evitar que ocorra um padrão de expressão aberrante nos tecidos adultos.[9] A capacidade de propagar as marcas mesmo durante a replicação celular é chamada de memória epigenética. Após a transferência do núcleo somático para o citoplasma do oócito, as enzimas remodeladoras de cromatina, tais como as demetilases de histonas e de DNA, trabalham ativamente para a remoção da maioria das marcações epigenéticas a fim de reprogramar a cromatina para um estado permissivo à transcrição, e de iniciar a formação de um novo programa embrionário.

Pelo fato de gametas e células somáticas serem totalmente diferentes epigeneticamente, não é surpresa que falhas possam ocorrer durante esse processo. A desmetilação do DNA de forma incompleta durante a reprogramação nuclear foi um dos primeiros eventos epigenéticos observados e descritos na tentativa de elucidar a origem da baixa eficiência da clonagem.[10] Da mesma forma, a observação de hipermetilação das histonas nas células embrionárias de embriões clones também foi verificada em trabalhos pioneiros.[11] A falha em apagar completamente essa memória epigenética da célula somática causa a expressão desregulada de alguns genes e a falha na reativação de outros. Entre os genes mais comumente alterados estão os *imprinted*, cruciais para a placentação e o crescimento fetal.[12] Como o desenvolvimento procede em cascata, um único gene alterado afeta o processo subsequente, resultando em baixo desenvolvimento embrionário e fetal.

A identificação de mecanismos epigenéticos desregulados (p. ex., falha em inativar o cromossomo X ou em apagar completamente a metilação das células somáticas) como o principal problema de baixa eficiência levou laboratórios em todo o mundo a adotar diferentes métodos para superar essa barreira. Entre estes, pode-se citar:

- Impedir a expressão ectópica do RNA não codificador XIST, responsável por silenciar o cromossomo X.[13]
- O uso de sondas químicas ou inibidores direcionados às enzimas modificadoras da cromatina.[14]
- A superexpressão de desmetilases ou *knockdown* das metiltransferases.[15]

Como resultado desses métodos, foi observado que, impedindo a expressão ectópica do RNA não codificador XIST em camundongos, a expressão gênica retornou ao normal e houve um aumento de até 9 vezes na eficiência de clonagem.[13] O tratamento de embriões clones de camundongo no estágio de zigoto com tricostatina A, um potente inibidor de enzimas repressoras da cromatina, conhecidas como histonas desacetilases, reativou uma série de genes resistentes à reprogramação e aumentou a eficiência da TNCS.[14] A superexpressão de histonas demetilases levou à remoção da marca repressora H3K9me3 em células doadoras de núcleo de camundongos e, após a clonagem, permitiu a reativação de genes fortemente silenciados por essa marca, causando um grande aumento na eficiência da técnica.[15]

No entanto, abordagens similares a essas foram tentadas em bovinos com resultados variados. A redução dos níveis de H3K9me3 por superexpressão de uma desmetilase específica durante a ativação do genoma embrionário bovino também proporcionou um aumento na eficiência da TNCS.[16] Mais recentemente, o mesmo grupo de pesquisa demonstrou que outra modificação de histona, a H3K27me3, pode comprometer a eficiência da clonagem por meio da retenção da memória epigenética somática.[17] Usando a mesma estratégia anterior, eles demonstraram que foi possível aumentar a taxa de blastocistos clonados. Entre as regiões reativadas pela redução dessa marca estão os genes ligados ao cromossomo X, descritos em trabalhos anteriores como um dos grandes problemas encontrados na clonagem.[18]

De modo contrário, outros estudos demonstraram que o tratamento de zigotos clonados bovinos com tricostatina A, embora torne a cromatina mais acessível, não melhorou a eficiência da clonagem nem corrigiu os genes aberrantemente expressos.[19,20] O uso de sondas químicas contra metilases de histonas, embora tenha reduzido eficientemente os níveis de H3K9me2 quando as células doadoras de núcleo ou embriões clones bovinos foram tratados, não ocasionou melhora no desenvolvimento embrionário inicial.[21]

Todos esses estudos trouxeram valiosos conhecimentos para entendermos melhor as falhas inerentes à clonagem. Essas abordagens ajudaram a corrigir alguns defeitos e a melhorar a eficiência de maneira geral. No futuro, espera-se que a descoberta de novos compostos modulando as enzimas epigenéticas, combinada com análises detalhadas do transcriptoma e do epigenoma embrionário, possa ajudar a corrigir todas as regiões afetadas pela TNCS e consequentemente elevar a taxa de sucesso.

TRANSGENIA ANIMAL

Uma das tecnologias de maior destaque e mais promissoras entre as biotecnologias da reprodução é certamente a engenharia genética para a produção de animais transgênicos. A possibilidade de manipulação do genoma dos animais revolucionou o entendimento sobre processos biológicos e moleculares, e também resultou em inúmeras aplicações biomédicas e na agropecuária, por exemplo:

- A produção de biofármacos.
- A criação de modelos para estudos de doenças animais ou humanas.
- A melhoria de características genéticas para aumentar a produção e a saúde animal, entre muitas outras.

O termo "transgenia" é usualmente considerado como a introdução, alteração ou inativação de uma sequência gênica no genoma de organismos pluricelulares, mudanças estas capazes de serem transmitidas à progênie da espécie manipulada, e, consequentemente, de mudar (adicionar, aumentar, retirar ou diminuir) características específicas ao fenótipo.[22]

Os primeiros animais de produção transgênicos foram reportados em 1985, via microinjeção de DNA exógeno em pronúcleos de zigotos de ovinos, suínos e coelhos.[23] São diversos os métodos utilizados para a manipulação do genoma de organismos. Ao longo das últimas décadas, diferentes técnicas que oferecem maior precisão na engenharia genética foram desenvolvidas, como a combinação de endonucleases e proteínas "dedos de zinco" (ZFP, do inglês, *zinc finger proteins*) e as nucleases com efetores do tipo ativador transcricional (Talen, do inglês, *transcription activator-like effector nucleases*). Mais recentemente, foi estabelecida a aplicação do sistema "repetições palindrômicas curtas agrupadas e regularmente interespaçadas" (CRISPR, do inglês, *clustered regularly interspaced short palindromic repeats*) como ferramenta para a edição gênica de precisão, aumentando as perspectivas para a manipulação do genoma em larga escala.[24]

A transferência dessas construções transgênicas, proteínas e RNA guias do sistema CRISPR pode ser mediada por mecanismos físicos, tais como eletroporação ou microinjeção em oócitos e zigotos; ou por mecanismos químicos, como o uso de lipossomos para transfectar as células, espermatozoides, zigotos ou embriões.

Para a produção de animais a termo e viáveis, essas células e/ou gametas modificados são utilizados associados a uma biotecnologia da reprodução. Dentre as biotécnicas, pode-se citar:

- Injeção intracitoplasmática de espermatozoide (ICSI).
- Fertilização *in vitro* (FIV).
- Injeção de células embrionárias previamente modificadas em blastoceles.
- Transferência nuclear de células somáticas (TNCS) previamente geneticamente modificadas.[25-28]

A evolução nos protocolos de clonagem animal por TNCS fez dessa biotécnica uma das preferidas para a produção de animais transgênicos. Isso se deve ao fato de que as células doadoras de núcleo podem ser caracterizadas quanto ao padrão de expressão gênica, sequenciadas para observar se ocorreu mutação ou inserção em local inadequado, o que garante que a prole oriunda dessas células será transgênica, além de produzir animais mais homogêneos quanto ao fenótipo desejado.[29] Em contrapartida, animais produzidos por microinjeção podem apresentar mosaicismo, com algumas células modificadas e outras não.

Todas essas informações mostram que a combinação de edição gênica em células combinadas com TNCS tem o potencial de revolucionar a criação dos animais de produção, introduzindo ou removendo genes visando ao aumento da produção de carne, resistência a doenças, entre outros.[30-32]

No entanto, apesar de promissora, a utilização das ferramentas de edição gênica ainda gera preocupações éticas e em relação à biossegurança, e animais gerados por meio dessas biotecnologias podem não ser aceitos como produtos alimentícios ou mesmo estar sujeitos a restrições severas no mercado internacional. Dessa forma, a legislação e as regulamentações ainda precisam evoluir para garantir que os animais transgênicos sejam seguros para o meio ambiente e o consumidor.[33]

CONSIDERAÇÕES FINAIS

A TNCS combinada com a edição gênica das células doadoras é uma biotecnologia poderosa para melhorar a produção e a saúde animal, e consequentemente a lucratividade e a disponibilidade de alimentos para os humanos. No entanto, abordagens aplicadas com sucesso na TNCS em camundongos falharam em ser traduzidas para animais de produção como bovinos, sugerindo particularidades específicas da espécie.

No futuro, espera-se que o protocolo evolua utilizando estratégias como correção de *loci* de *imprinting*, injeção de demetilases e drogas modificadoras de cromatina, e então se poderá utilizar a TNCS em larga escala para

- Produzir animais biorreatores expressando proteínas valiosas para uso industrial ou farmacológico.
- Editar genes por meio da tecnologia de edição gênica em células doadoras, introduzindo ou removendo genes específicos ou mutações desejáveis visando melhorar a produção animal ou alterar características fenotípicas.
- Produzir células-tronco embrionárias de bovinos para acelerar os programas de melhoramento genético.
- Resgatar animais ameaçados de extinção.

REFERÊNCIAS

1. Yang X, Smith SL, Tian XC, Lewin HA, Renard J-P, Wakayama T. Nuclear reprogramming of cloned embryos and its implications for therapeutic cloning. Nat Genet 2007;39:295-302.
2. Wilmut I, Beaujean N, Sousa PA, King TJ, Paterson LA. Somatic cell nuclear transfer. Nature 2002;419:583-6.
3. De Bem THC, Adona PR, Bressan FF, Mesquita LG, Chiaratti MR, Meirelles FV, et al. The influence of morphology, follicle size and Bcl-2 and bax transcripts on the developmental competence of bovine oocytes. Reprod Domest Anim 2014;49:576-83.
4. Bordignon V, Smith LC. Telophase enucleation: na improved method to prepare recipient cytoplasts for use in bovine nuclear transfer. Mol Reprod Dev 1998;49:29-36.
5. Campbell KHS, McWhir J, Ritchie WA, Wilmut I. Sheep cloned by nuclear transfer from a cultured cell line. Nature 1996;380:64-6.
6. Wilmut I, Schnieke AE, McWhir J, Kind AJ, Campbell KH. Viable offspring derived from fetal and adult mammalian cells. Nature 1997;385:810-3.
7. Campbell KH. Nuclear equivalence, nuclear transfer, and the cell cycle. Cloning1999;1:3-15.
8. Susko-Parrish JL, Leibfried-Rutledge ML, Northey DL, Schutzkus V, First NL. Inhibition of protein kinases after an induced calcium transient causes transition of bovine oocytes to embryonic cycles without meiotic completion. Dev Biol 1994;166:729-39.
9. Pasque V, Jullien J, Miyamoto K, Halley-Stott RP, Gurdon JB. Epigenetic factors influencing resistance to nuclear reprogramming. Trends Genet 2011;27:516-25.
10. Dean W, Santos F, Stojkovic M, Zakhartchenko V, Walter J, Wolf E, et al. Conservation of methylation reprogramming in mammalian development: aberrant reprogramming in cloned embryos. Proc Natl Acad Sci 2001;98:13734-8.
11. Santos F, Zakhartchenko V, Stojkovic M, Peters A, Jenuwein T, Wolf E, et al. Epigenetic marking correlates with developmental potential in cloned bovine preimplantation embryos. Curr Biol 2003;13:1116-21.
12. Smith LC, Therrien J, Filion F, Bressan F, Meirelles FV. Epigenetic consequences of artificial reproductive technologies to the bovine imprinted genes SNRPN, H19/IGF2 and IGF2R. Front Genet 2015;5:1-6.
13. Inoue K, Kohda T, Sugimoto M, Sado T, Ogonuki N, Matoba S, et al. Impeding Xist expression from the active X chromosome improves mouse somatic cell nuclear transfer. Science 2010;330:496-9.

14. Kishigami S, Mizutani E, Ohta H, Hikichi T, Thuan N Van, Wakayama S, et al. Significant improvement of mouse cloning technique by treatment with trichostatin A after somatic nuclear transfer. Biochem Biophys Res Commun 2006;340:183-9.
15. Matoba S, Liu Y, Lu F, Iwabuchi KA, Shen L, Inoue A, et al. Embryonic development following somatic cell nuclear transfer impeded by persisting histone methylation. Cell 2014;159:884-95.
16. Liu X, Wang Y, Gao Y, Su J, Zhang J, Xing X, et al. H3K9 demethylase KDM4E is an epigenetic regulator for bovine embryonic development and a defective factor for nuclear reprogramming. Dev 2018;145:1-12.
17. Zhou C, Wang Y, Zhang J, Su J, An Q, Liu X, et al. H3K27me3 is an epigenetic barrier while KDM6A overexpression improves nuclear reprogramming efficiency. Faseb J 2019;33:4638-52.
18. Xue F, Tian XC, Du F, Kubota C, Taneja M, Dinnyes A, et al. Aberrant patterns of X chromosome inactivation in bovine clones. Nat Genet 2002;31:216-20.
19. Hosseini SM, Dufort I, Nieminen J, Moulavi F, Ghanaei HR, Hajian M, et al. Epigenetic modification with trichostatin A does not correct specific errors of somatic cell nuclear transfer at the transcriptomic level: highlighting the non-random nature of oocyte-mediated reprogramming errors. BMC Genomics 2016;17:1-21.
20. Sangalli JR, De Bem THC, Perecin F, Chiaratti MR, Oliveira LDJ, De Araújo RR, et al. Treatment of nuclear-donor cells or cloned zygotes with chromatin--modifying agents increases histone acetylation but does not improve full-term development of cloned cattle. Cell Reprogram 2012;14:1-13.
21. Sampaio RV, Sangalli JR, De Bem THC, Ambrizi DR, del Collado M, Bridi A, et al. Catalytic inhibition of H3K9me2 writers disturbs epigenetic marks during bovine nuclear reprogramming. Sci Rep 2020;10:1-13.
22. Rülicke T, Montagutelli X, Pintado B, Thon R, Hedrich HJ. Felasa guidelines for the production and nomenclature of transgenic rodents. Lab Anim 2007;41:301-11.
23. Hammer RE, Pursel VG, Rexroad CE, Wall RJ, Bolt DJ, Palmiter RD, et al. Genetic engineering of mammalian embryos. J Anim Sci 1986;63:269-78.
24. Jinek M, Chylinski K, Fonfara I, Hauer M, Doudna JA, Charpentier E. A programmable dual-RNA-guided DNA endonuclease in adaptive bacterial immunity. Science 2012;(80-)337:816-21.
25. Gordon JW, Ruddle FH. Integration and stable germ line transmission of genes injected into mouse pronuclei. Science 1981;214:1244-6.
26. Lavitrano M, Camaioni A, Fazio VM, Dolci S, Farace MG, Spadafora C. Sperm cells as vectors for introducing foreign DNA into eggs: genetic transformation of mice. Cell 1989;57:717-23.
27. Schnieke AE, Kind AJ, Ritchie WA, Mycock K, Scott AR, Ritchie M, et al. Human factor IX transgenic sheep produced by transfer of nuclei from transfected fetal fibroblasts. Science 1997;278:2130-3.
28. Wheeler MB. Production of transgenic livestock: promise fulfilled. J Anim Sci 2003;81(Suppl 3):32-7.
29. Bressan FF, Dos Santos Miranda M, Perecin F, De Bem TH, Pereira FTV, Russo-Carbolante EM, et al. Improved production of genetically modified fetuses with homogeneous transgene expression after transgene integration site analysis and recloning in cattle. Cell Reprogram 2011;13:29-36.
30. Kim G, Lee JH, Song S, Kim SW, Han JS, Shin SP, et al. Generation of myostatin-knockout chickens mediated by D10A-Cas9 nickase. Faseb J 2020;34:5688-96.
31. Moro LN, Viale DL, Bastón JI, Arnold V, Suvá M, Wiedenmann E, et al. Generation of myostatin edited horse embryos using CRISPR/Cas9 technology and somatic cell nuclear transfer. Sci Rep 2020;10:15587.
32. Su X, Cui K, Du S, Li H, Lu F, Shi D, et al. Efficient genome editing in cultured cells and embryos of Debao pig and swamp buffalo using the CRISPR/Cas9 system. Vitr Cell Dev Biol – Anim 2018;54:375-83.
33. Epstein LR, Lee SS, Miller MF, Lombardi HA. CRISPR, animals, and FDA oversight: building a path to success. Proc Natl Acad Sci USA 2021;118:1-5.

CAPÍTULO 9

Sexagem de espermatozoides e embriões

Vera Fernanda Martins Hossepian de Lima

INTRODUÇÃO

Ao longo da história da ciência foram registradas várias tentativas de seleção do sexo em função de descobertas como o dimorfismo dos cromossomos sexuais, diferenças fisiológicas entre os espermatozoides portadores dos cromossomos X ou Y, entre embriões femininos e masculinos. Nos animais domésticos, especialmente naqueles de interesse zootécnico, o desenvolvimento de técnicas de seleção do sexo em espermatozoides e em embriões pré-implantados intensificaram-se a partir da década de 1980 em função dos avanços na tecnologia da reprodução e de sua utilização em programas de melhoramento genético animal.[1]

O principal objetivo das tecnologias da reprodução é aumentar a eficiência reprodutiva nos mamíferos, e a seleção do sexo de espermatozoides ou embriões permite o aumento do número de indivíduos de um dos sexos (masculino ou feminino) na progênie, incrementando a intensidade de seleção ou a produção.[2]

Nos rebanhos bovinos comerciais destinados à produção de leite, a seleção do sexo de espermatozoides ou embriões permite produzir 70% a 100% de bezerras de reposição geneticamente superiores a partir de vacas com mérito genético para as características de produção de leite e, consequentemente diminuir a produção de bezerros que têm baixo valor comercial. O destino dos machos de raças produtoras de leite varia entre os países. Em alguns, são usados para produção de vitelo ou de algum outro derivado de carne bovina. Esses animais são uma preocupação para o bem-estar animal porque o baixo valor de mercado não incentiva uma criação adequada. Estima-se que, no Brasil, 35% das fazendas descartem os bezerros de raças produtoras de leite. Quando se desejam apenas novilhas para reposição do rebanho, somente metade da população de espermatozoides é útil (portadores do cromossomo X) e, consequentemente, metade da população das matrizes.[2,3]

Nos núcleos de melhoramento genético para produção de leite, o uso de espermatozoides sexados X proporciona maior intensidade de seleção das fêmeas, já que possibilita o nascimento de maior número de bezerras e, consequentemente, de novilhas contemporâneas a serem avaliadas no mesmo período. Essa maior intensidade na seleção de fêmeas faz com que as estimativas de ganho genético anual para produção de leite fiquem entre 6% e 40% em função da taxa de prenhez das fêmeas inseminadas com espermatozoides sexados ou após a transferência dos embriões sexados.[3,4]

A predição do progresso genético anual é importante para avaliar a eficiência dos métodos de seleção e pode diferir quando se considera o sexo masculino ou feminino, já que a produção de leite só pode ser mensurada nas fêmeas. Nesse caso, a seleção é feita em quatro níveis:

1. Seleção de reprodutores para produzir reprodutores (SS).
2. Seleção de reprodutores para produzir matrizes (SD).
3. Seleção de matrizes para produzir reprodutores (DS).
4. Seleção de matrizes para produzir matrizes (DD).

Assim, a comparação de quatro programas de criação para a produção de leite demonstra que o progresso genético é maximizado naqueles em que o sexo é controlado (por ocasião da inseminação artificial ou produção de embriões), obtendo-se machos ou fêmeas, quando desejado.[2]

Os efeitos do controle do sexo nas etapas SS e SD são menores, já que na maioria dos estudos sobre o efeito da utilização da sexagem de espermatozoides a ênfase está na importância do uso na fase DD e em sua capacidade de aumentar o progresso genético naquela etapa. Entretanto, a etapa SD exerce um papel importante para o melhoramento genético. Essa etapa (SD) considera o fluxo de genes dos touros para suas filhas (as futuras matrizes) no rebanho comercial, e tem um grande impacto no melhoramento dos núcleos de criação, o que significa que a mudança no melhoramento genético nessa etapa afetará o melhoramento genético da população. As técnicas de sexagem de espermatozoides podem reduzir o número de doses de sêmen obtidas dos touros provados. Além disso, a menor fertilidade desse tipo de sêmen sexado é esperada devido ao menor número de espermatozoides por dose de sêmen sexado. Ambos os fatores podem afetar a proporção de seleção na etapa SD.[2]

Simulações determinísticas indicam o efeito da utilização de sêmen sexado na etapa SD em três diferentes estratégias:

1. Uso contínuo de sêmen sexado em novilhas.
2. Primeira inseminação e segunda inseminação (quando necessário devido ao retorno ao cio) com sêmen sexado.
3. A primeira inseminação com sêmen sexado seguida de inseminação artificial com sêmen convencional caso ocorra retorno ao cio.

Nas três estratégias de utilização, o sêmen sexado diminui a intensidade de seleção na etapa SD quando a sexagem diminui as doses de sêmen obtidas de cada touro provado (devido às perdas pelo método) e diminui a taxa de concepção (devido ao menor número de espermatozoides por dose e por danos nestes). Isso faz com que maior número de touros seja necessário para produzir sêmen sexado suficiente para inseminar as novilhas. O aumento do número de touros necessários na etapa SD diminui a intensidade de seleção e o ganho genético esperado. Contudo, vale lembrar que nessas simulações não se leva em conta a possibilidade do uso de espermatozoides sexados de touros jovens (os potenciais touros que poderão ser pais de vacas, SD) no programa de teste de progênie. Além disso, para concluir o efeito da utilização dos espermatozoides sexados no melhoramento genético é necessário considerar, simultaneamente, ou juntamente, o efeito nas quatro etapas. Por outro lado, para decidir sobre a utilização é necessário considerar o custo-benefício, bem como o efeito no melhoramento genético.[4]

Ainda do ponto de vista genético, a seleção por genotipagem das fêmeas associada à utilização de espermatozoides sexados acelera o ganho genético.[5]

PRODUÇÃO DE CARNE

No sistema de produção de carne com raças puras, maior eficiência é alcançada quando a fêmea é acasalada quando novilha e produz uma bezerra (ou várias pela indução de múltiplas ovulações ou aspiração folicular para obtenção de oócitos) que a reporá no rebanho, sendo abatida logo após o desmame (*single sex bred heifer* – SSBH). Nos sistemas de produção de carne por cruzamento industrial, um dos esquemas é a produção de carne por animais originados do cruzamento de vacas de raças com mérito genético para habilidade materna com touros de raças com mérito para característica de carcaça (p. ex., musculosidade). Nesse caso, se a opção for abater toda a progênie (primeira geração – F1) para a produção de carne, a máxima eficiência é alcançada quando 100% da progênie é do sexo masculino, o que permite associar o vigor da heterose com o peso 25% maior dos novilhos aos 24 meses, em relação ao peso das fêmeas.[2]

Se o sistema de produção de carne adotar o abate de animais *tricross*, a seleção do sexo permite melhorar a eficiência do sistema pela produção da primeira geração composta em sua maioria de fêmeas que são inseminadas com doses de sêmen enriquecidas com espermatozoides Y de raças com mérito para características de carcaça (p. ex., musculosidade). Devido às diferenças entre os sexos nas características de carcaça (p. ex., o peso da carcaça do macho aos 24 meses é em torno de 25% maior que o da fêmea da mesma idade), o valor de uma progênie com 100% de machos é em média 35% maior do que aquela composta de 40% de machos.[2]

SEXAGEM DE ESPERMATOZOIDES[2]

A trajetória tecnológica para a sexagem de espermatozoides tem se baseado em diferenças fenotípicas entre os espermatozoides portadores do cromossomo X ou Y, tais como:

- Diferenças no conteúdo de DNA: devido ao maior tamanho do cromossomo X, os espermatozoides portadores desse cromossomo têm maior conteúdo de DNA.
- Diferenças na densidade entre espermatozoides X ou Y: os espermatozoides portadores do cromossomo X são mais densos devido ao maior conteúdo de DNA quando comparados com os espermatozoides Y.
- Diferenças nos antígenos de membrana.

Até o momento, o método com maior reprodutibilidade é o de sexagem de espermatozoides por citometria de fluxo desenvolvido a partir da diferença do conteúdo de DNA.

CITOMETRIA DE FLUXO[6]

Em 1983, vislumbrando o desenvolvimento de uma metodologia comercial e automatizada para sexagem de espermatozoides, foi validada a diferença citogenética que indicava que o cromossomo X possuía cromátides maiores que o cromossomo Y.

A ideia era conseguir a automação da sexagem de espermatozoides (células achatadas) utilizando um citômetro de fluxo, mas naquela época era um equipamento utilizado apenas na versão para análise de células arredondadas. Então começaram a utilizá-lo para quantificar o DNA dos núcleos dos espermatozoides de várias espécies de animais para estabelecer as diferenças na quantidade de DNA entre os espermatozoides portadores do cromossomo X ou Y. As diferenças médias de 3,9%, 3,7% e 4,1% a mais de DNA nos núcleos contendo o cromossomo X para bovinos, caprinos e ovinos, respectivamente, foram estabelecidas.

No início era difícil distinguir as pequenas diferenças do conteúdo de DNA entre as populações de espermatozoides X ou Y porque a intensidade do sinal de fluorescência era afetada devido às irregularidades da cromatina compactada, da morfologia da cabeça (achatada) e da orientação da cabeça dentro do citômetro. A intensidade de fluorescência do corante ligado ao DNA era maior na borda do que na face plana do espermatozoide porque a cromatina densa causava alto índice de refração. A diferença do índice de refração entre a cabeça do espermatozoide e o meio de cultura circundante, associada à forma achatada da cabeça do espermatozoide, resultava em uma emissão de luz, preferencialmente, a partir da extremidade da cabeça do espermatozoide.

Em 1986, foi anunciada a *Beltsville Sperm Sexing Technology* por Johnson e Pinkel, que consistia na modificação do citômetro de fluxo convencional pela adaptação de um detector adicional de fluorescência colocado na frente e a 0 grau do laser, de modo que o sinal de fluorescência fosse captado em outro ângulo, além daquele de 90 graus do detector do aparelho original. Assim, o sinal fluorescente da face plana era captado pelo detector posicionado a 0 grau em relação ao *laser*, e aquele emitido pela extremidade da cabeça era captado pelo posicionado a 90 graus em relação ao *laser*. Isso minimizava a heterogeneidade do sinal de fluorescência, permitindo a separação dos espermatozoides X ou Y. Outra modificação foi na agulha (tubo) do fluxo, que passou a ter a forma de bisel, o que permitia que apenas 20% a 40% dos espermatozoides fossem orientados corretamente em relação ao *laser*. Os espermatozoides orientados incorretamente, ou seja, com a face plana voltada para o detector de 90 graus, emitiam menos fluorescência para esse detector, o que permitia que eles fossem retirados da análise, eletronicamente. Apenas 350 mil a 400 mil espermatozoides eram sexados por hora (25-28 horas para produzir uma dose com 10 milhões de espermatozoides).

Isso ocorria em função do formato da agulha, que orientava corretamente apenas 20% a 40% dos espermatozoides em relação ao feixe de *laser*. A pequena quantidade de espermatozoides sexados por hora (cerca de 2 milhões) não permitia a subsequente congelação. Os espermatozoides eram resfriados e utilizados para inseminação cirúrgica, inseminação intrauterina profunda ou produção de embriões *in vitro*. Nessas tentativas, as taxas de prenhez na inseminação artificial e na produção *in vitro* de embriões chegavam a ser 10% e 20% menores que aquelas conseguidas com sêmen convencional.

A agulha em formato de bisel foi substituída por bocal de forma elíptica, que aumentou para 70% a porcentagem de espermatozoides corretamente orientados em relação ao *laser*. Essa melhor orientação deveu-se ao fato de o formato elíptico exercer e manter uma força hidrodinâmica nos espermatozoides até eles se posicionarem na frente do *laser*, diminuindo a chance de eles mudarem a orientação correta. Essa modificação foi refinada pela XY, Inc. (Fort Collins, Colorado, USA) e denominada CytoNozzle®, que fazia parte do equipamento *MoFlo® SX Sex Selection Sperm Sorter* (comercializado pela *Cytomation*), que produz 15 milhões de espermatozoides por hora com pureza acima de 85% devido a um aumento da pressão imposta aos espermatozoides para passarem pelo tubo elíptico.

Basicamente, para a sexagem, o ejaculado é fracionado e os espermatozoides incubados em corante fluorescente com afinidade para DNA (Hoeschst 33342) por cerca de 1 hora.

Esse corante liga-se à dupla hélice, evidenciando as diferenças de conteúdo de DNA entre os espermatozoides X ou Y. Os espermatozoides são colocados no citômetro de fluxo e passam em fila única em um tubo elíptico. No fim do trajeto os espermatozoides saem individualizados em gotas (devido à vibração durante o trajeto) e sobre elas incide um feixe de *laser* que evidencia a fluorescência. Os sinais fluorescentes emitidos pelo núcleo dos espermatozoides são captados, simultaneamente, por detectores ópticos posicionados a 0 e 90 graus em relação à face plana e às extremidades da cabeça, respectivamente. Os detectores convertem esses sinais em sinais elétricos que carregam positivamente ou negativamente as gotas contendo o espermatozoide X ou Y, respectivamente, de acordo com a intensidade de fluorescência. As gotas passam por um campo eletrostático e são coletadas em dois tubos distintos de acordo com a carga elétrica. Esses tubos contêm tampões apropriados para manter a viabilidade espermática e preparar as células para o resfriamento. As gotas vazias e aquelas que não estão dentro dos padrões de fluorescência estabelecidos (p. ex., que contêm mais que um espermatozoide) continuam no feixe central e caem em um tubo de descarte (Figura 1).

O processo de resfriamento, congelação, e controle de qualidade segue os padrões semelhantes ao sêmen convencional com as modificações necessárias para atenuar os possíveis danos que as várias etapas do processo podem causar.

Após as modificações e refinamentos que originaram o *MoFlo® SX Sex Selection Sperm Sorter*, e ajustes na congelação, iniciou-se a produção comercial de doses de sêmen congelado sexado bovino, o que gerou uma série de publicações que nortearam a utilização de uma nova etapa de aperfeiçoamento do processo.

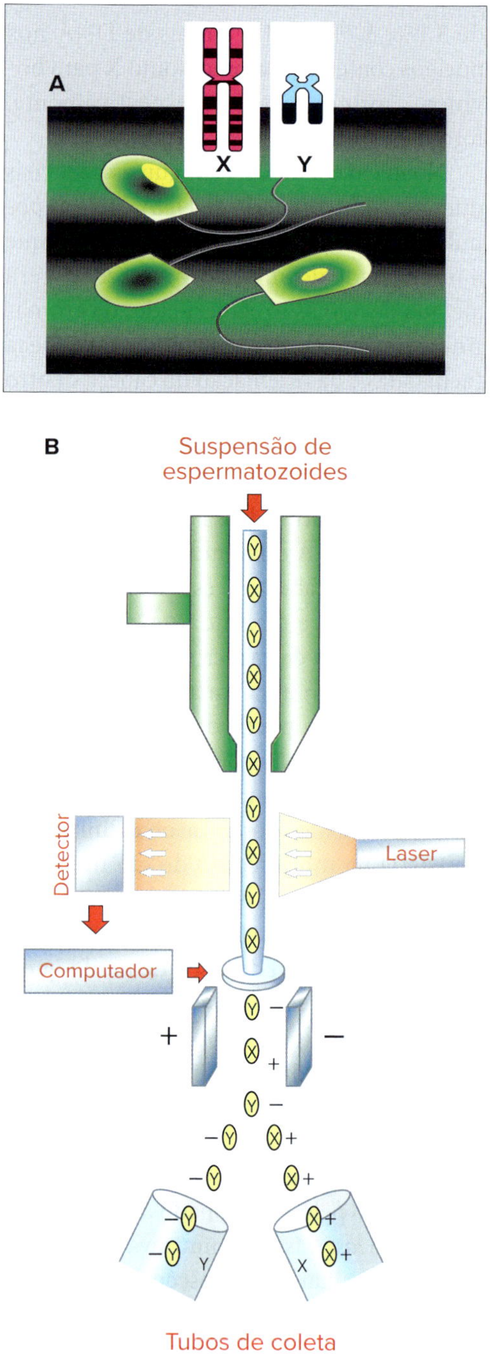

FIGURA 1 A: representação da intensidade de fluorescência mais intensa (espermatozoides portadores do cromossomo X) e menos intensa (espermatozoides portadores do cromossomo Y). B: esquema da sexagem por citometria de fluxo.
Fonte: elaborada pela autora.

Utilizando-se espermatozoides sexados para inseminação artificial, a diminuição das taxas de concepção e de prenhez variam, em média, entre 10% e 25 % quando comparada com o sêmen convencional. Em alguns casos, houve a redução de 16% na taxa de concepção após a inseminação artificial com doses de 10 milhões de espermatozoides sexados quando comparado com o sêmen convencional com a mesma concentração. A taxa de prenhez após a inseminação artificial com a deposição dos espermatozoides sexados no corno uterino foi semelhante à do sêmen convencional depositado no corpo do útero.

Na inseminação artificial com tempo fixo (IATF), resultados semelhantes ao sêmen convencional ou cerca de 20% a menos de taxa de prenhez e de concepção foram obtidos. Há variação na taxa de prenhez entre 11,6% e 46,1% em função do touro utilizado na IATF com espermatozoides sexados.

As pesquisas continuam no sentido de ajustar protocolos e a escolha de touros para melhorar taxas de fertilidade após a utilização de espermatozoides sexados na IATF.

Na produção *in vivo* de embriões observou-se redução de cerca de 50% nos oócitos fecundados e 30% no número de embriões viáveis em relação ao sêmen convencional, provavelmente, devido ao menor número de espermatozoides por dose de sêmen sexado. As taxas de prenhez após a transferência de embriões produzidos com espermatozoides sexados e não sexados melhoraram em função do aumento do número de espermatozoides por dose de sêmen. Também, a produção de embriões foi menor cerca de 50% em relação ao sêmen convencional em doadoras que foram inseminadas 12 e 24 horas com espermatozoides sexados. Quando os horários da inseminação artificial foram 18 e 30 horas, a produção de embriões não diferiu estatisticamente.

Na produção *in vitro* de embriões, inicialmente, as taxas de blastocisto eram significativamente menores. Apesar da diminuição significativa na taxa de prenhez após a transferência de embriões produzidos com espermatozoides sexados, em média, a taxa de nascimento pode ser semelhante àquela conseguida com embriões produzidos com sêmen convencional.

Inicialmente, a utilização de espermatozoides sexados, associado a técnicas de reprodução assistida, diminuía a fertilidade, em média de 20% a 30%, e foi a principal razão de a tecnologia não ter sido amplamente difundida. Essa diminuição era resultado dos danos sofridos pelos espermatozoides nas várias etapas do processo de sexagem, o que promovia alterações na integridade de membrana e na motilidade, na fragmentação do DNA e na redução da longevidade, além da capacitação.

Concomitante à utilização no campo e aos estudos da viabilidade espermática *in vitro*, ajustes eram feitos no processo de sexagem no que se referia à pressão, concentração do Hoechst, potência do *laser*, número de espermatozoides por dose de sêmen, protocolos de congelação. Além disso, o local de deposição do sêmen na inseminação artificial e o efeito do touro também foram avaliados.

Na tentativa de elucidar os possíveis danos às estruturas espermáticas e ao genoma durante o processo de sexagem, que se traduziam pela diminuição nas taxas de fertilidade, as investigações também avançaram para o campo celular e molecular.

Demonstrou-se que os embriões produzidos *in vitro* com sêmen sexado apresentavam alta proporção de mitocôndrias imaturas e membranas nucleares danificadas, e expressão reduzida de genes importantes para o desenvolvimento embrionário e a placentação. Essas diferenças explicariam as altas taxas de perda embrionária nos períodos de 30 a 90 dias de gestação após a inseminação artificial.

Como reflexo, além das modificações no processo de sexagem, surgem relatos que demonstram que os resultados de taxa de prenhez variam em função da fertilidade e do manejo das fêmeas, das categorias de fêmeas a serem utilizadas para inseminação e da fertilidade dos touros doadores de sêmen. O efeito do touro e o do protocolo de produção *in vitro* de embriões podem ser os responsáveis pelas baixas taxas de blastocisto, assim como a intensidade de pressão do citômetro.

Os danos no DNA e as alterações na expressão gênica, apontados como a causa da menor fertilidade, aparentemente foram diminuídos com as modificações do processo de sexagem, mas continuam a ocorrer, por exemplo, em função do touro.

Os benefícios que a utilização da sexagem por citometria de fluxo promove em rebanhos bovinos e diferentes sistemas de produção fizeram com que ela se consolidasse, portanto dificilmente será substituída num futuro próximo. Assim, a tecnologia XY foi modificada originando a tecnologia SexedULTRA® (Navasota, Texas, USA), que promoveu modificações (pH, carga oxidativa, poder tampão) que possibilitam a proteção dos espermatozoides durante o processo de sexagem. Logo, a comparação das tecnologias SexedULTRA® e XY Inc. após a descongelação dos espermatozoides sexados demonstrou que a fragmentação de DNA foi menor na primeira. Também, a motilidade progressiva e a longevidade à 0:00h (50,7% *v.* 44,9%) e às 3 horas (31,5% *v.* 4,4%), a integridade de acrossoma (78% *v.* 64%) e a taxa de blastocistos graus 1 e 2 (13,2% *v.* 9,2%) foram significativamente maiores do que aquelas de espermatozoides sexados pela tecnologia XY Inc. A taxa de concepção (cerca de 7%) após a inseminação artificial aumentou significativamente em relação à metodologia anterior.

Na IATF os resultados iniciais demonstraram taxa de prenhez menor (8%) que a do sêmen convencional, aumento significativo na taxa de prenhez (9%) em comparação à metodologia anterior e taxa de concepção semelhante à do sêmen convencional. Entretanto, os resultados variaram em função do touro.

O impacto das tecnologias da reprodução nos sistemas de produção depende de quão amplamente e eficientemente forem implementadas. No caso do sêmen sexado, o aumento da utilização é função da interação entre o mercado (preços e custos), práticas de manejo e eficiência tecnológica em termos de acuidade e fertilidade. Assim, sua utilização em novilhas aumentou de 9,4% (2007) para 30,7% (2015) e, em vacas, de 0,2% para 1% no mesmo período, coincidindo com as modificações no processo que levaram ao aumento da fertilidade.

ASPECTOS QUE ESTIMULAM A PESQUISA DE OUTRAS METODOLOGIAS DE SEXAGEM DE ESPERMATOZOIDES

A sexagem de espermatozoides por citometria de fluxo é utilizada comercialmente em vários países. Contudo, apesar da evolução da técnica, como descrito no tópico anterior, ainda existem fatores que limitam sua utilização nos sistemas de produção animal, tais como o alto custo, o limitado número de espermatozoides por dose de sêmen e, frequentemente, a redução na taxa de prenhez tanto na inseminação artificial como na Mote (múltiplas ovulações e transferência de embriões),[7,8] principalmente em bovinos, nos quais ela é mais demandada. Isso tem levado à investigação dos efeitos da sexagem de espermatozoides na função espermática e no desenvolvimento embrionário inicial.[8]

A análise computadorizada das células espermáticas (Casa) de touros antes e após a sexagem por citometria de fluxo tem demonstrado uma redução significativa na motilidade progressiva e na hiperatividade após a sexagem por citometria de fluxo. Na produção *in vitro*, apesar dos embriões oriundos de espermatozoides sexados atingirem os estágios de desenvolvimento em tempo semelhante àqueles produzidos com sêmen convencional, pode ocorrer aumento significativo de bloqueio no estádio de quatro células, quando analisados por videomicroscopia. A taxa de blastocistos pode ser reduzida quando se comparam embriões produzidos *in vitro* com sêmen sexado por citometria de fluxo ou sêmen convencional. Essa redução parece consequência da menor taxa de clivagem e consequente menor sobrevivência dos embriões. Geralmente essas características são touro-dependentes. Esses resultados sugerem que a redução na taxa de concepção após a sexagem é devida a alteração morfocinética dos espermatozoides (diminuindo a chance de os espermatozoides alcançarem e fecundarem os oócitos) e a anormalidades no desenvolvimento embrionário.[9]

A análise dos efeitos do tipo de sêmen (convencional *versus* sexado para fêmea pela citometria de fluxo) demonstra que a taxa de natimortos de bezerros do sexo masculino pode ser cerca de 3 vezes maior nas novilhas inseminadas com o sêmen sexado por citometria de fluxo (X) quando comparado com o sêmen convencional. A produção de leite ajustada para 305 dias teve diminuição de 200 kg nas novilhas nulíparas que foram inseminadas com sêmen sexado. Gordura e proteína foram cerca de 7 kg mais baixas após o uso de sêmen sexado. Novilhas que pariram bezerras a partir do sêmen sexado demonstraram maior sobrevivência.[10]

Outro aspecto importante a ser levado em conta é que a proporção do sexo vai diminuindo com o número de serviços dependendo do esquema de utilização dos espermatozoides sexados por citometria de fluxo. Enquanto 59,7% das nulíparas foram inseminadas com sêmen sexado no primeiro serviço, essa porcentagem diminuiu para cerca de 7% no quarto serviço, já que o sêmen sexado é usado, principalmente, na primeira e, no máximo, até a segunda inseminação. Caso ocorra retorno ao estro, as inseminações seguintes são feitas com sêmen convencional para diminuir os custos e aumentar as taxas de concepção.[10] Esse esquema leva a um desvio da proporção sexual entre 65% e 75%.[11]

CENTRIFUGAÇÃO EM GRADIENTE DE DENSIDADE

A sexagem de espermatozoides por centrifugação em gradiente de densidade é uma das linhas de pesquisa mais antigas para a seleção do sexo.[12,13]

Os procedimentos envolvendo a centrifugação de espermatozoides baseiam-se na diferença de densidade existente entre os portadores do cromossomo X ou Y. Na década de 1970, as primeiras análises foram feitas por microinterferometria e demonstraram que a cabeça dos espermatozoides portadores do cromossomo X continha mais DNA e proteína nuclear que os espermatozoides Y, e que essa diferença era proporcional à diferença de massa entre os dois tipos de células. A grande quantidade de água e de lipídios contidos na cabeça dos espermatozoides, já que o DNA corresponde a apenas 18% da massa, faz com que a diferença do conteúdo de DNA produza uma pequena diferença no peso e, consequentemente, na densidade. Pela diferença na densidade, foi estimado que a diferença no conteúdo de DNA dos espermatozoides X ou Y de bovinos resultaria em uma diferença de densidade de 7×10^{-4} g/cm^3 ou 0,06% em relação a um espermatozoide X. Essa diferença sugeriu que a separação dos dois tipos de espermatozoides fosse possível por velocidade diferencial de sedimentação, desde que se utilizassem gradientes com alta resolução de densidade, por exemplo, aqueles obtidos com sílica coloidal modificada (Percoll®) ou componentes iodinatados (Iodixanol)[2,13] (Figura 2).

Os gradientes descontínuos de densidade desenvolvidos têm composição definida, o que permite manter a viabilidade dos espermatozoides após a centrifugação, de forma que sejam resistentes ao processo de diluição e congelação convencionais. Após a descongelação, esses espermatozoides mantêm índices aceitáveis de viabilidade (motilidade, vigor, porcentagem de acrossomas íntegros).[8,13]

O Percoll® parece não alterar a ultraestrutura e o complemento cromossômico dos espermatozoides tratados. Após três lavagens, as partículas de sílica são totalmente removidas da superfície dos espermatozoides. Para a produção *in vitro* de embriões, não há necessidade de realizar a lavagem para a retirada do Percoll®, e com isso se conseguem resultados similares aos do grupo controle em relação às taxas de clivagem e produção de blastocistos.[8,13]

Em bovinos, a separação dos espermatozoides X em gradientes de Percoll® (densidade variando de 1,050 a 1,120 g/mL e de 1,044 a 1,123 g/mL) ocorre com acuidade média de 70% para *Bos taurus taurus* e *Bos taurus indicus*. Após a centrifugação, até 80% dos espermatozoides apresentaram motilidade progressiva. Após congelação e descongelação, esses espermatozoides produziram em torno

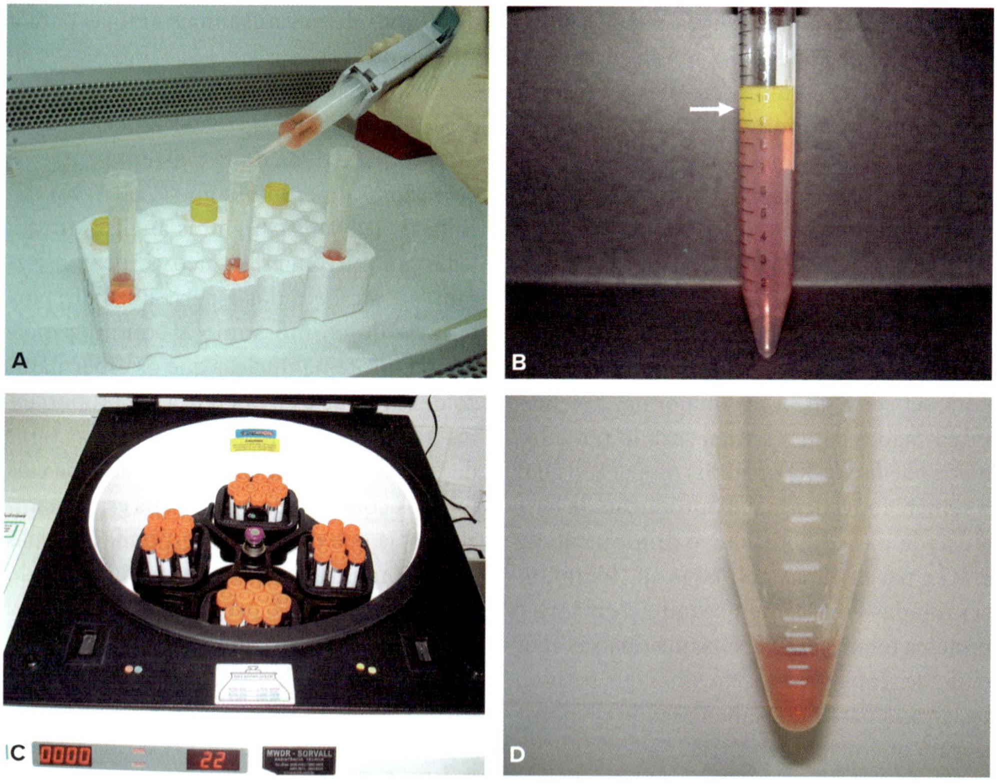

FIGURA 2 Etapas para sexagem de espermatozoides por centrifugação em gradiente de densidade. A: montagem do gradiente. B: sêmen sobre gradiente de densidade (seta). C: centrifugação em rotor horizontal em centrífuga refrigerada. D: recuperação dos espermatozoides sexados no sedimento.
Fonte: acervo da autora.

de 75% de prenhez após inseminação artificial no corpo do útero.[8,13]

Na produção *in vitro* de embriões, foram capazes de fecundar 75% dos oócitos, dos quais 30% desenvolveram-se até o estágio de blastocisto. Obteve-se uma taxa média de prenhez de cerca de 40% e uma proporção de fêmeas de 80% com embriões produzidos a partir da associação da redução no tempo de maturação dos oócitos ao gradiente de sexagem.[8,13]

Os gradientes descontínuos de densidade são compostos de soluções isotônicas feitos a partir de sílica coloidal modificada (Percoll®) ou componentes iodinatados (OptiPrep®). Em função das combinações de densidades, permitem em uma única centrifugação diminuir a quantidade de impurezas (partículas leves, espermatozoides imaturos, células, bactérias) dos espermatozoides viáveis e, dentre estes, separar os espermatozoides X dos Y. A sexagem com uma única centrifugação permite minimizar as possíveis injúrias causadas nos espermatozoides pelas sucessivas centrifugações e manipulações e assim preservar a resistência deles ao processo de congelação. Alternativamente, faz-se uma segunda centrifugação para aumentar a acuidade de separação dos espermatozoides X e Y.[8,13] Essa metodologia[8,13] tem sido utilizada com resultados semelhantes em bovinos[14] e búfalos.[15]

Na Tailândia, esses gradientes de Percoll®[8] foram utilizados em bovinos de leite na inseminação artificial e na produção *in vitro* de embriões. O método manteve a viabilidade espermática, e o número de fêmeas nascidas foi de 70% após a inseminação artificial ou a transferência dos embriões produzidos *in vitro* com os espermatozoides centrifugados. Após a inseminação, a taxa de prenhez foi de 40% (semelhante à taxa com utilização do sêmen convencional).[14]

Na Índia, também utilizando aqueles gradientes de Percoll®[8] em espermatozoides bovinos, obteve-se acuidade de cerca de 70% na separação de espermatozoides portadores do cromossomo X e taxa de prenhez de cerca de 40% após a inseminação artificial.[16] Em búfalos demonstrou-se que os gradientes de Percoll® e OptiPrep® produziram doses de sêmen com cerca de 67% e 72% de espermatozoides X, respectivamente.[15]

INDUÇÃO DE DIFERENÇAS NA MOTILIDADE E *SWIM-UP*

Em várias espécies, diferenças na motilidade dos espermatozoides X e Y têm sido observadas em função das condições do meio ambiente tais como pH, nutrição, concentração hormonal, drogas e poluentes. Essa resposta espermática ao meio ambiente se dá, em alguns casos, pela ligação de moléculas a receptores espermáticos que influenciam seletivamente a expressão gênica em espermátides e espermatozoides X ou Y no epidídimo.[2]

Entre os vários genes expressos pelo cromossomo X em espermatozoides de murinos, 18 codificam receptores celulares. Dois deles (Tlr8, Tlr7) são receptores específicos para proteínas que modulam a resposta imune (receptores *Toll-like* 7 e 8; TLR7 e 8) e são expressos no flagelo e na peça intermediária, respectivamente, em espermatozoides portadores do cromossomo X. Ambos têm como agonistas (ligantes) os moduladores da resposta imune Resiquimod (R848), que se liga em TLR7 e TLR8, ou Imiquimod (R837), que se liga especificamente ao TLR7. A incubação de espermatozoides com esses moduladores ativa TLR7/8 seletivamente e suprime a motilidade dos espermatozoides X, mas não a do espermatozoide Y. Essa indução da diferença de motilidade permite separar os espermatozoides X ou Y utilizando a técnica de *swim-up* (Figura 3). A utilização dos espermatozoides da camada superior do meio de cultura onde foi feito o *swim-up* (espermatozoides com

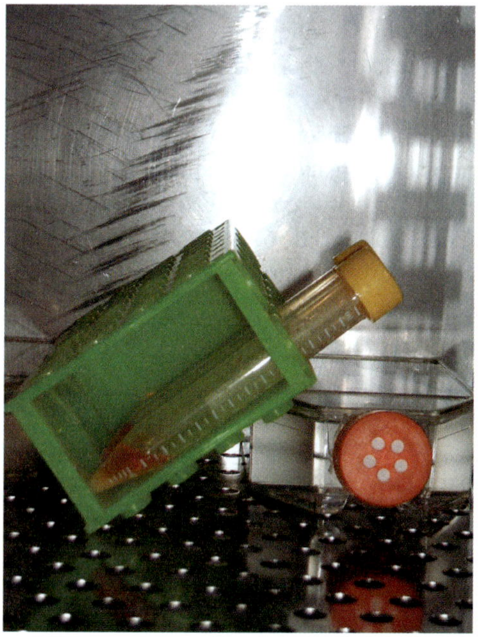

FIGURA 3 Foto digital do *swim-up*: no meio de cultura da fração inferior dos tubos são colocados os espermatozoides que migram diferencialmente para a fração superior do meio de cultura.
Fonte: acervo da autora.

motilidade normal) produziu 83% de nascimento de machos murinos. Os espermatozoides da camada inferior produziram 81% de nascimento de fêmeas murinas.[17]

A centrifugação em gradiente de densidade e a indução de diferenças de motilidade associado ao *swim-up* são tecnologias simples que podem futuramente ser associadas à produção comercial de sêmen sexado ou de embriões *in vitro*, diminuindo custos e produzindo desvios na proporção sexual semelhantes àqueles da citometria de fluxo, por exemplo, quando se considera o desvio do sexo conseguido com o protocolo de primeira inseminação com sêmen sexado e segunda inseminação com sêmen convencional.[11]

IMUNOSSEXAGEM

Apesar da existência de vários mecanismos biológicos para prevenir a expressão haploide, e da possível troca de RNA mensageiro (RNAm) devido à presença de pontes citoplasmáticas entre as espermátides X e Y, existem comprovações da atividade gênica das células germinativas.[18]

As diferenças de expressão gênica entre os espermatozoides portadores do cromossomo X ou portadores do cromossomo Y e, consequentes diferenças nas proteínas de membrana, possibilita a pesquisa para o desenvolvimento de métodos imunológicos para a sexagem de espermatozoides.[19]

A maioria das tentativas de sexagem de espermatozoides pelo método imunológico baseou-se no uso de anticorpos antiproteínas específicas dos espermatozoides portadores do cromossomo Y, tais como o antígeno H-Y e o SRY. A população de espermatozoides marcados com anticorpo poderia ser rapidamente separada por métodos imunomagnéticos ou *fluorescence-activated cell sorting* (FACS).[18,19]

SEXAGEM DE EMBRIÕES

O mapeamento do cromossomo Y possibilitou a produção de oligonucleotídeos iniciadores (*primers*) de sequências específicas do cromossomo Y de mamíferos por "reação em cadeia da polimerase" (PCR) para a sexagem de embriões de murinos, búfalos, humanos e suínos, com acuidade de até 100%. A sexagem é feita em biópsias retiradas com técnicas de micromanipulação de cada embrião a ser sexado. Cada biópsia é acondicionada em um microtubo contendo 20 μL de água bidestilada autoclavada e tratada com proteinase K. Em seguida, adiciona-se a "mistura de amplificação" (Taq polimerase, componentes tamponantes, desoxinucleotídeos e oligonucleotídeos iniciadores). Amplifica-se o DNA, incubando-se os microtubos em um termociclador, programado para proceder 30 a 40 ciclos de amplificação. Cada ciclo compreende três etapas:

- 1 minuto a 95 °C.
- 1 minuto a 58 °C.
- 30 segundos a 72 °C[13] (Figura 4).

Os produtos amplificados são visualizados posteriormente, por eletroforese em gel de agarose 5%, sob luz ultravioleta. Cada amostra é amplificada em duas reações distintas (A e B). A reação A consiste na amplificação simultânea de duas sequências específicas do cromossomo Y usando 2 pares de *primers*. Os *primers* 1 e 2 amplificam produtos com 210 e 250 pb nos machos bovinos, respectivamente. A reação B amplifica um produto com 280 pb de uma sequência repetitiva do genoma bovino usada como controle interno.[13] Assim, as amostras de fêmeas produzem uma banda de 280 pb (reação B), e as amostras de machos produzem 3 bandas, de 280 e 250 pb (reação A) e de 210 pb (reação B) (Figura 5).

Um método alternativo e simplificado à PCR é a Lamp (*loop-mediated isothermal amplification*). A Lamp é uma técnica de amplificação isotérmica do DNA. As biópsias são submetidas a uma temperatura constante

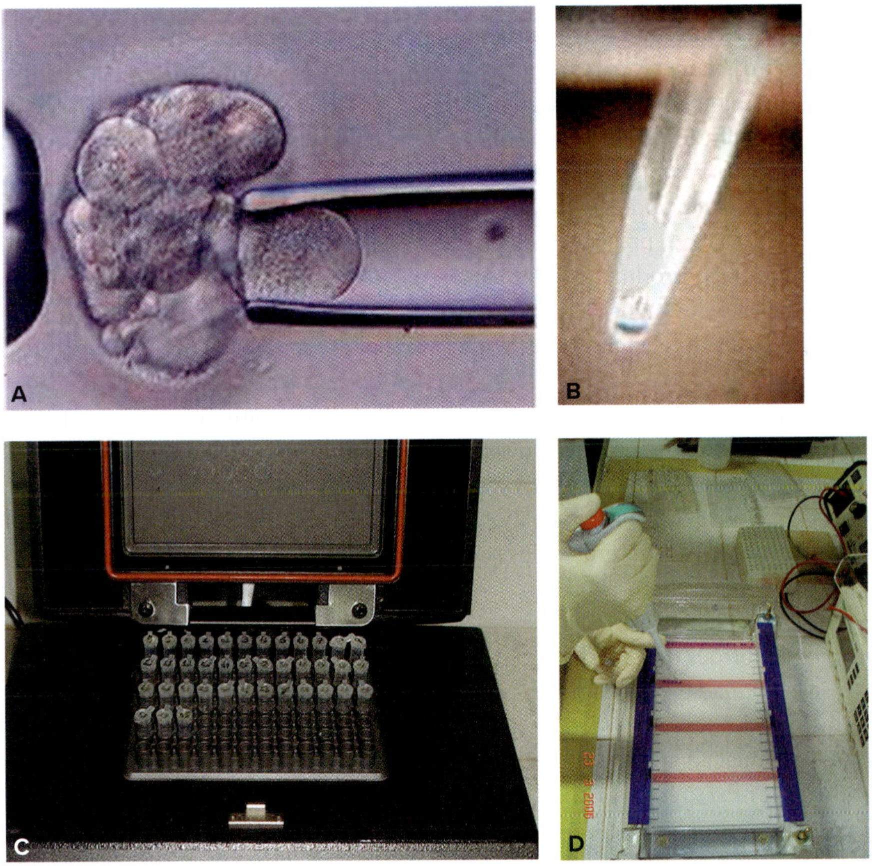

FIGURA 4 A: retirada da biópsia por micromanipulação. B: tubo contendo a biópsia e os produtos de amplificação para a reação em cadeia da PCR. C: termociclador contendo os microtubos com as biópsias a serem sexadas por PCR. D: aplicação dos produtos de amplificação no gel para eletroforese.

PCR: reação em cadeia da polimerase.

Fonte: acervo da autora.

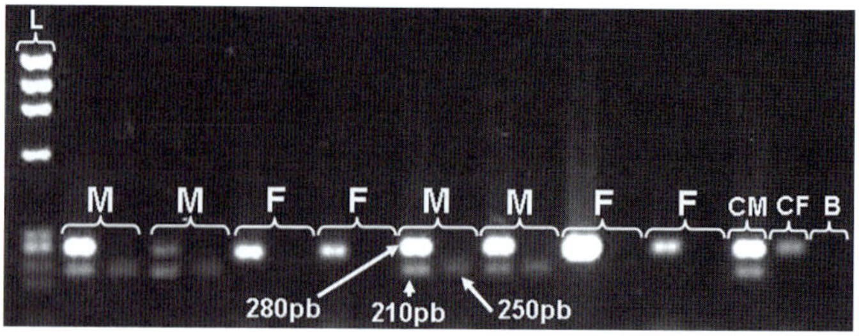

FIGURA 5 Foto digital de gel de agarose com os padrões de amplificação por PCR de DNA de embriões bovinos produzidos *in vitro*, corado com brometo de etídio, mostrando os fragmentos com 280, 210 e 250 pb.

B: branco – sem DNA; CF: controle fêmea; CM: controle macho; DNA: ácido desoxirribonucleico; F: embrião fêmea; L: *ladder* – marcador de peso molecular – X174 RF DNA/Hae III Fragments; M: embrião macho; PCR: reação em cadeia da polimerase.

Fonte: acervo da autora.

(60-65 °C) e não requerem, como a PCR, o termociclador para promover a amplificação pela alteração de temperaturas. Geralmente são usados quatro diferentes pares de *primers* e uma polimerase com alta atividade de deslocamento e atividade de replicação para amplificar 6 regiões distintas do gene alvo. Um par de *loop-primers* pode ser adicionado para acelerar a reação. A presença dos produtos de amplificação produz turbidez causada pelo pirofosfato de magnésio adicionado à reação, e pode ser detectada visualmente por fotometria.

Apesar da acuidade de 100%, quando comparados quatro métodos de produção de embriões do sexo feminino, a utilização de espermatozoides sexados se demonstra vantajosa.

Foram comparados quatro protocolos para a produção de bezerras:

1. Coleta de embriões produzidos em doadoras superovuladas e inseminadas com espermatozoides sexados; coleta no 7º dia após a inseminação artificial.
2. Coleta de embriões produzidos em doadoras superovuladas e inseminadas com sêmen convencional e subsequente biópsia dos embriões para sexagem por Lamp.
3. Embriões produzidos *in vitro* com oócitos coletados por *ovum pick-up* (OPU) e sêmen sexado.
4. Embriões produzidos *in vitro* com oócitos coletados por OPU após ablação do folículo dominante e estimulação hormonal de crescimento de folículos e sêmen sexado.

O custo de produção por bezerra produzida foi menor quando se utilizou o protocolo 4 devido ao maior número de fêmeas produzidas e nascidas.[20]

Por essas razões, para a produção de embriões de determinado sexo, tem-se utilizado sêmen sexado na produção *in vitro* de embriões.

Assim, estima-se que produção de sêmen sexado de alta fertilidade acelerará sua ampla utilização nos rebanhos, promovendo a maximização do progresso genético, além de minimizar as perdas, melhorar o bem-estar animal e aumentar a lucratividade nos sistemas de produção.[6]

A sexagem de espermatozoides e embriões, em combinação com a genômica, proteômica ou a transferência de genes mediada por espermatozoides, é promissora para auxiliar no atendimento da demanda por derivados de produtos animais.[7]

REFERÊNCIAS

1. Xie Y, Xu Z, Wu Z, Hong L. Technologies progress in livestock: a review. Frontiers in Veterinary Medicine 2020;7(481):1-9.
2. Hossepian de Lima VFM. Avanços metodológicos na seleção do sexo de espermatozoides bovinos para utilização no melhoramento genético e na produção animal. Rev Bras Zootec 2007;36(Sup Esp):219-28.
3. Holden AS, Butler ST. Review: applications and benefits of sexed semen in dairy and beef herds. Animal 2018;12(1):97-103.
4. Joezy-Shekalgorabi S, De Vries A. Impact of applying sex sorted semen on the selection proportion of the sire of dams selection pathway in a nucleus program. Asian-Australas J Anim Sci 2018;31(9):1387-92.
5. Bérodier M, Brochard M, Boichard D, Dezetter C, Bareille N, Ducrocq V. Use of sexed semen and female genotyping affects genetic and economic outcomes of Montbéliarde dairy herds depending on the farming system considered. J Dairy Sci 2019;102(11):10073-87.
6. Hossepian de Lima VFM, Nociti RP. Evolução da utilização de espermatozoides sexados. Rev Bras Reprod Anim 2019;43(2):289-94.
7. Urrego R, Rodriguez-Osorio N, Niemann H. Epigenetic disorders and altered gene expression after use of assisted reproductive technologies in domestic cattle. Epigenetics 2014;9(6):803-15.
8. Hossepian de Lima VFM, Ramalho MF Di-T, Moreira-Filho CA. Process of sex selection of mammal spermatozoa and method to control quality of frozen sexed semen doses. Patent WO 2004; 200407222A2.
9. Steele H, Makri D, Maalouf WE, Reese S, Kölle S. Bovine sperm sexing alters sperm morphokinetics and subsequent early embryonic development. Scientific Reports 2020;10(1):6255.
10. Diers S, Heiseb J, Krebsa T, Groenewold J, Tetensa J. Effect of sexed semen on different production and functional traits in German Holsteins. Vet Anim Sci 2020;9:1-7.
11. Weigel KA. Exploring the role of sexed semen in dairy production systems. J Dairy Sci 2004;87(E. Suppl): E120-E130.
12. Hossepian de Lima VFM, Moreira-Filho CA, Lucio AC, Resende MV. Sexagem de espermatozoides bovinos por centrifugação em gradiente descontínuo de densidade de Percoll. Rev Bras Zootec 2011;40(8): 1680-5.
13. Hossepian de Lima VFM, Ramalho MFDi-T, Alves BCA, Lucio AC, Oliveira LZ, Moreira-Filho CA, et al. Enrichment of bovine semen with x-bearing spermatozoa using Percoll™ and Optiprep® discontinuous gradientes. Anim Vet Sci 2015;3(1):1-7.
14. Promthep K, Satitmanwiwat S, Kitiyanant N, Tantiwattanakul P, Jirajaroenrat K, Sitthigripong R, et al. Practical use of percoll density gradient centrifugation on sperm sex determination in commercial dairy farm in Thailand. Indian J Anim Res 2016;50(3):310-3.
15. Kumari R, Batra, K, Kumar V, Kumar A, Nanda T. Five layered optiprep based density gradient model is a promising model for enrichment of viable X chromosome bearing spermatozoa in Bubalus bubalis. Indian J Anim Res 2020;B-3997:1-8.
16. Bhat Y, Sharma M. X-sperm enrichment of bovine semen by percoll density gradient method and its effect on semen quality, sex ratio and conception rate. Indian J Anim Res 2020;54(10):1181-7.
17. Umehara T, Tsujita N, Shimada M. Activation of toll-like receptor7/8 encoded by the X chromosome alters sperm motility and provides a novel simple technology for sexing sperm. PLoS Biol 2019;17(8):1-24.
18. Soleymani B, Parvaneh S, Mostafaie A. Goat polyclonal antibody against the sex determining region Y to separate X- and Y-chromosome bearing spermatozoa. Reports of Biochemistry & Molecular Biology 2019;8(3):326-34.
19. Yadav SK, Gangwar DK, Singh J, Tikadar CK, Khanna VV, Saini S, et al. An immunological approach of sperm sexing and different methods for identification of X- and Y-chromosome bearing sperm. Veterinary World 2017; EISSN:2231-0916. Disponível em: www.veterinaryworld.org/Vol.10/May-2017/5.pdf. p. 498-504.
20. Obuchi T, Osada M, Ozawa T, Nakagawa H, Hayashi M, Akiyama K, et al. Comparative evaluation of the cost and efficiency of four types of sexing methods for the production of dairy female calves. J Reprod Dev 2019;65(4):345-52.

CAPÍTULO **10**

Criopreservação e cultivo de tecido testicular

Alexandre Rodrigues Silva
Andréia Maria da Silva
Alexsandra Fernandes Pereira

INTRODUÇÃO

Até recentemente, a conservação do germoplasma masculino limitava-se a protocolos já bem estabelecidos para criopreservação de espermatozoides obtidos por ejaculação ou por recuperação a partir do epidídimo. Nos últimos anos, a possibilidade de salvaguardar o tecido testicular tem surgido como uma ferramenta promissora para as técnicas de reprodução assistida (TRA). Segundo essa tecnologia, as espermatogônias indiferenciadas conservadas junto ao tecido testicular poderiam ser cultivadas, garantindo a produção ilimitada de espermatozoides viáveis a serem empregados em outras biotecnologias.

A proliferação e a diferenciação das células do epitélio germinativo masculino envolvem o cultivo tanto de fragmentos de tecidos testiculares como de suspensões de células-tronco espermatogônias, células de Leydig e células de Sertoli. Essa técnica, que pode ocorrer tanto *in vivo* quanto *in vitro*, quando adequadamente realizada, pode ser útil em estratégias de:

- Compreensão da biologia das espermatogônias em diferentes espécies pelo estudo dos requisitos básicos e das interações célula-célula durante o desenvolvimento, proliferação e diferenciação.
- Avaliação dos mecanismos de agentes contraceptivos responsáveis pela infertilidade a nível testicular.
- Correção de causas da infertilidade por meio de edição do genoma dessas células.
- Obtenção de espermatozoides viáveis a serem usados na produção *in vitro* de embriões, visando à conservação pela manutenção das populações de raças ameaçadas de extinção e/ou indivíduos com alto valor zootécnico.

Dada a importância dessa nova tecnologia, este capítulo apresenta os principais protocolos empregados tanto na criopreservação quanto no cultivo e avaliação do tecido testicular em animais domésticos.

MÉTODOS DE CRIOPRESERVAÇÃO DO TECIDO TESTICULAR

Os protocolos de criopreservação de tecido testicular têm variado conforme as espécies de interesse, sendo utilizadas principalmente a congelação lenta e a vitrificação. Somado às técnicas de criopreservação, tem-se notado o uso de diferentes meios de criopreservação, assim como variação no uso de crioprotetores intra e extracelulares.[1,2]

Processamento do tecido testicular

Para a conservação do tecido testicular, a adoção de um meio adequado para o processamento inicial e o transporte são essenciais. Vários meios podem ser empregados para tais finalidades, como a solução salina a 0,9%, solução salina tamponada com fosfato (PBS) ou meio essencial mínimo modificado por Dulbecco (DMEM), estéreis e adicionados ou não de antibióticos. Inicialmente, procede-se à colheita de tecido testicular, que pode ser realizada em indivíduos castrados, abatidos ou daqueles que foram a óbito inesperadamente, bem como podem ser recuperados fragmentos de tecido testicular por meio de biópsias.[3] Após a colheita, procede-se ao transporte do tecido envolto em gaze estéril umedecida com um dos meios citados anteriormente, em caixas isotérmicas sob refrigeração.

No laboratório, a dissecação tem sido realizada a partir da remoção das túnicas que envolvem o tecido testicular. Em seguida, o testículo tem sido lavado em meio de composição similar ao de transporte ou em meio de criopreservação, sem o acréscimo dos crioprotetores. Em seguida, realiza-se a fragmentação em placa de Petri (Figura 1). Um fator importante relacionado à criopreservação é o tamanho dos fragmentos teciduais,[3] que variam entre 0,5 e 3 mm^3. É interessante realizar a fragmentação e imediatamente submeter os fragmentos à criopreservação, pois, principalmente em indivíduos adultos, pode

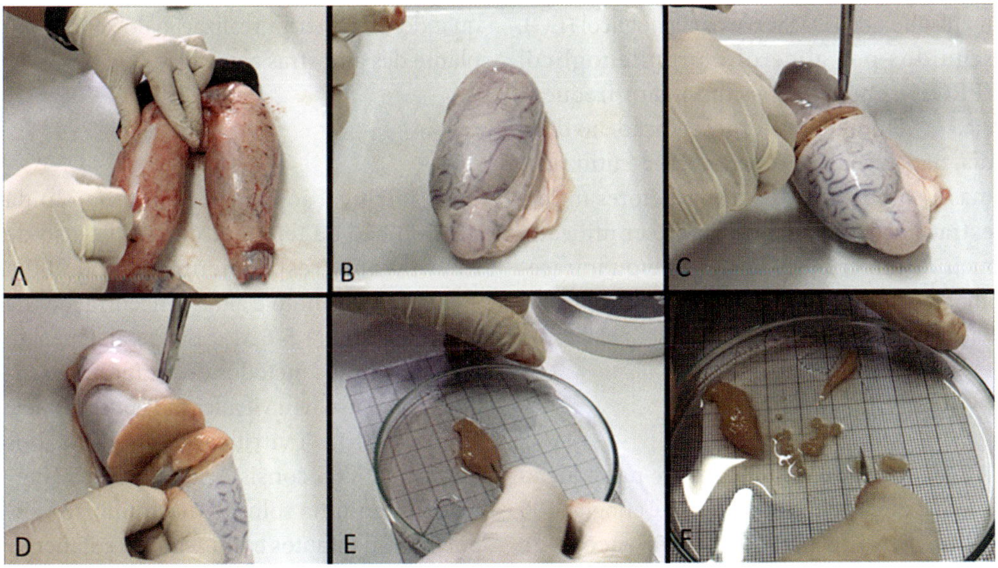

FIGURA 1 Processamento inicial e dissecação de fragmentos de tecido testicular. A: remoção da túnica vaginal. B: lavagem dos testículos em uma solução com composição similar ao meio de transporte. C: em espécies de grande porte, realização de um corte vertical no testículo. D: em espécies de pequeno e médio porte, remoção da túnica albugínea para melhor dissecação e realização de novos cortes verticais paralelos ao corte inicial. E: submersão do tecido testicular em meio-base para a criopreservação. F: fragmentação do tecido testicular.

Fonte: acervo dos autores.

haver perda celular se os fragmentos ficarem muito tempo submersos em uma solução de criopreservação.

Soluções para criopreservação

Para a criopreservação, é necessário o uso de meios acrescidos de crioprotetores intra e extracelulares. Os meios-base comumente utilizados têm sido o meio essencial mínimo (αMEM)[1] e o DMEM;[3] contudo, o meio da Universidade da Carolina do Norte (NCSU)-37 tem sido proposto para suínos,[4] o Leibovitz® para camundongos[5] e o Ham's F10[6] para gatos.

Em associação ao meio, tem sido empregado 0,25 a 1 M de crioprotetores extracelulares como sacarose, trealose e polivinilpirrolidona (PVP), os quais atuam principalmente na desidratação celular. Os crioprotetores intracelulares têm sido usados nas concentrações de 0,5 a 6 M, sendo o dimetilsulfóxido (DMSO) e o etilenoglicol (EG), seguidos por glicerol e propilenoglicol (PROH), empregados com maior frequência.[1,2,4-6] Durante a criopreservação, no dia a dia, não apenas um crioprotetor é utilizado, mas a combinação de crioprotetores intra e extracelulares, podendo ainda ser utilizado mais de um crioprotetor extra e/ou intracelular a depender do protocolo de criopreservação escolhido.

Congelação lenta

A congelação lenta consiste na redução gradual e lenta da temperatura até atingir –196 °C, utilizando baixas concentrações de crioprotetor intracelular (0,5-1,5 M) para reduzir a possível toxicidade celular. Nesse caso, pode-se utilizar um equipamento automatizado de congelação, ou um dispositivo específico para baixas temperaturas, o Mr. Frosty®.[1] Em ambos os protocolos, os fragmentos de tecido testicular são colocados em um criotubo contendo a solução de congelação, e essa solução só é removida durante o aquecimento das amostras. Como exemplo, no uso do Mr. Frosty®, o dispositivo é preenchido por álcool isopropílico, que é responsável por manter a redução gradual de temperatura. Inicialmente se utiliza uma taxa de resfriamento de –1 °C/minuto entre 2 e –80 °C, que é obtida ao se armazenar o dispositivo com os criotubos contendo as amostras em um *freezer* a –80 °C por um período de 12 horas. Em seguida, procede-se a uma taxa de resfriamento de –259 °C/minuto entre –80 e –196 °C, na qual os criotubos são removidos do contêiner e colocados dentro dos botijões criobiológicos[1] (Figura 2). Um dos resultados mais expressivos na utilização desse protocolo foi obtido na espécie ovina, na qual a congelação lenta de testículos de cordeiro neonatos permitiu a retomada da espermatogênese e a produção de espermatozoides viáveis quando da posterior realização do xenotransplante das amostras aquecidas.[1]

Vitrificação

A vitrificação consiste em uma rápida diminuição da temperatura com o uso de uma taxa de resfriamento de –20.000 a –40.000 °C/minuto e altas concentrações de crioprotetores (1,5-6 M).[1] Em geral, têm sido relatados vários métodos de vitrificação, sendo os mais usuais a vitrificação em superfície sólida (VSS) e a vitrificação em criotubos (VC).[2,7] A VSS consiste em alocar os fragmentos em uma solução de equilíbrio (SE) por 10 a 30 minutos e, em seguida, submergir os fragmentos em solução de vitrificação (SV) por 5 a 10 minutos. Posteriormente, o excesso do crioprotetor é removido em gaze estéril, colocando-se os fragmentos em uma superfície sólida que esteja em contato direto com o nitrogênio, como uma folha de alumínio. Logo após, os fragmentos são colocados

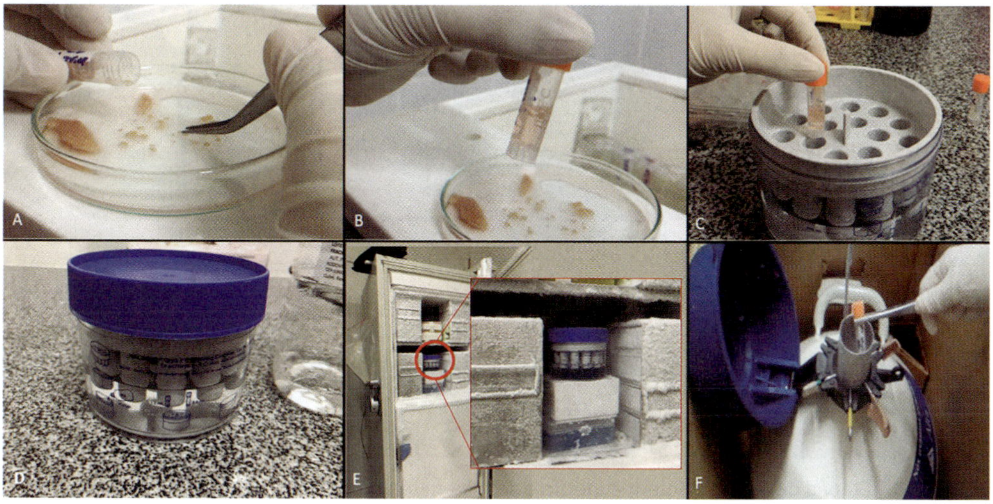

FIGURA 2 Etapas da congelação lenta em tecido testicular usando o sistema Mr. Frosty®. A: fragmentos testiculares são distribuídos em criotubos contendo solução de congelação. B: criotubos são fechados e é realizada uma conferência para confirmação de todos os fragmentos submersos na solução de congelação. C: criotubos são acondicionados no sistema Mr. Frosty®. D: sistema Mr. Frosty® contendo álcool isopropílico e criotubos. E: sistema Mr. Frosty® junto com as amostras é estocado em *freezer* –80 °C por 12 horas. F: após 12 horas de estocagem, os criotubos são removidos do sistema Mr. Frosty® e armazenados em botijão criobiológico.
Fonte: acervo dos autores.

dentro de criotubos previamente mergulhados em nitrogênio e armazenados em botijões criobiológicos[7] (Figura 3). Na VC, os fragmentos são também imersos em SE e SV, sendo então removido o excesso de solução. Em seguida, os fragmentos são colocados dentro de criotubos, que são submersos em nitrogênio e armazenados em botijões criobiológicos.[6]

CULTIVO *IN VIVO* E *IN VITRO* DE TECIDOS E CÉLULAS TESTICULARES

Os primeiros estudos relacionados à proliferação e à diferenciação das células germinativas e à maneira como esses processos são controlados foram desenvolvidos em roedores. Posteriormente, tal técnica foi estabelecida em outras espécies, como suínos e ovinos. Espermatozoides foram obtidos com sucesso de cultivo de amostras testiculares criopreservadas, sendo evidenciado o nascimento de crias em camundongos, suínos e primatas (Figura 4).

Bases técnicas e protocolos de cultivo *In vivo* de tecidos e células testiculares

O cultivo *in vivo* de tecidos e células testiculares consiste tanto no transplante de células germinativas como no de fragmentos testiculares em animais receptores. A partir dessa técnica, a espermatogênese completa pode ser alcançada usando o microambiente do receptor, permitindo um sistema adequado para a manipulação da função testicular e a obtenção de espermatozoides. Em geral, os procedimentos envolvidos nos sistemas *in vivo* de desenvolvimento da espermatogênese podem ser agrupados nas seguintes etapas:

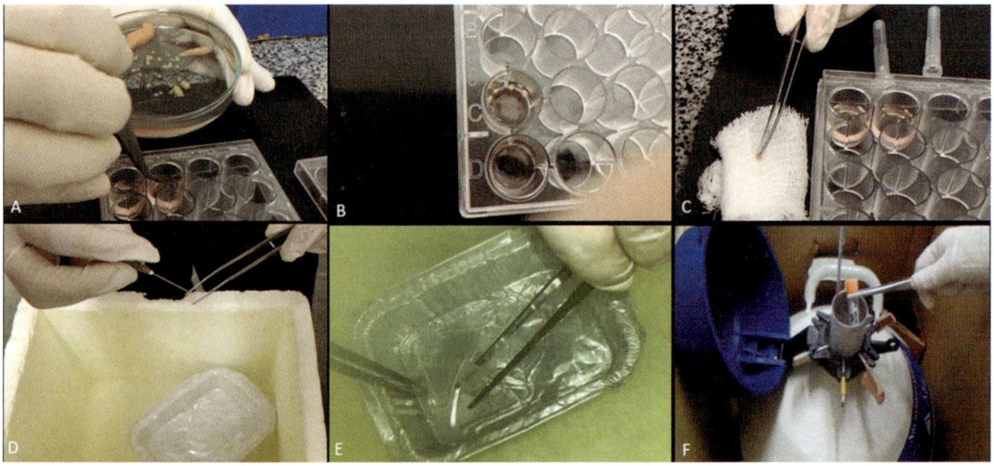

FIGURA 3 Etapas da vitrificação em superfície sólida em tecido testicular. A: adição dos fragmentos em solução de equilíbrio. B: adição dos fragmentos em solução de vitrificação. C: remoção do excesso da solução de vitrificação nos fragmentos. D: adição dos fragmentos sobre uma superfície metálica em contato direto com nitrogênio líquido. E: adição dos fragmentos em criotubos. F: armazenamento dos criotubos contendo as amostras em botijão criobiológico.

Fonte: acervo dos autores.

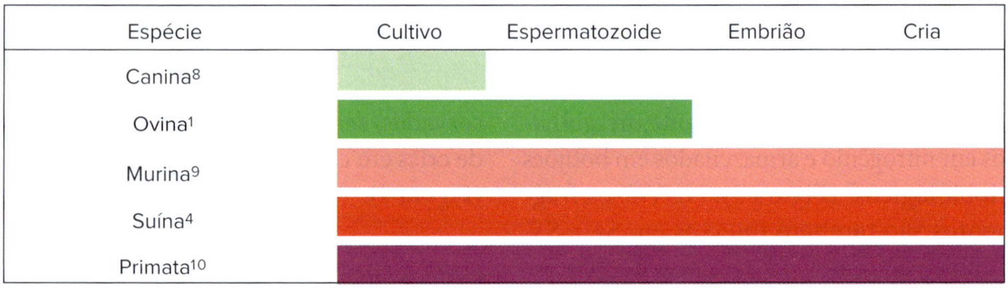

FIGURA 4 Estado atual do cultivo de tecidos e células testiculares em espécies de mamíferos na obtenção de espermatozoides e crias nascidas.

- **Preparo dos tecidos e células testiculares:** células germinativas são isoladas e enriquecidas *in vitro* antes do transplante, enquanto tecidos após a criopreservação são descongelados e mantidos em meio nutritivo a 4 °C até o transplante.
- **Preparo do animal receptor:** camundongos imunossuprimidos (6-8 semanas de idade) podem ser receptores de amostras testiculares após a esterilização ou a eliminação das células germinativas endógenas por meio da administração de agente quimioterápico, irradiação ou tratamento hormonal.
- **Transplante propriamente dito:** uma média de 8 fragmentos de tecidos testiculares é enxertada sob a pele de cada camundongo receptor. Para o transplante de células testiculares, a técnica usando a injeção por pipetagem com micromanipuladores tem sido empregada.

Vários fatores interferem na eficiência do transplante na realização da espermatogênese completa,[11] os quais ocorrem de maneira espécie-específica, podendo ser relacionados desde as células germinativas do animal doador à preparação do animal receptor (Quadro 1). Além disso, esse sistema não é adequado quando se propõe a uma análise célula a célula, tendo ainda uma limitação quando diz respeito ao controle das condições ambientais por se tratar de um sistema *in vivo*.

Embora já observado em indivíduos imaturos, a espermatogênese completa após transplante de tecido testicular ainda não foi alcançada quando realizada a partir de animais adultos. Provavelmente, razões relacionadas ao atraso na angiogênese, bem como a intensidade da espermatogênese no momento do transplante, favorecem esses resultados. Portanto, a otimização dos protocolos de obtenção de espermatozoide a partir de amostras transplantadas de animais adultos ainda parece um grande desafio.

Bases técnicas e protocolos de cultivo *in vitro* de tecidos e células testiculares

Quando comparado ao sistema *in vivo*, o cultivo *in vitro* de tecidos e células tem como principal vantagem a manutenção do microambiente para o desenvolvimento das amostras. Três sistemas *in vitro* têm sido empregados: cultivo organotípico de fragmentos de tecidos testiculares e cultivo bidimensional (2D) e/ou tridimensional (3D) de suspensões de células testiculares (Figura 5).

QUADRO 1 Fatores que podem influenciar no transplante de tecidos e células testiculares

Animal	Fatores
Animal doador	Idade do doador
	Diversidade celular das amostras transplantadas
	Preparo das células espermatogônias indiferenciadas
	Método de conservação dos tecidos antes do transplante
Animal receptor	▪ Idade do receptor ▪ Preparação do animal receptor para eliminação das células germinativas endógenas ▪ Local do transplante
Interações doador-receptor	Sistema endócrino entre o receptor e o transplante
	Diferença no tempo da espermatogênese entre as espécies

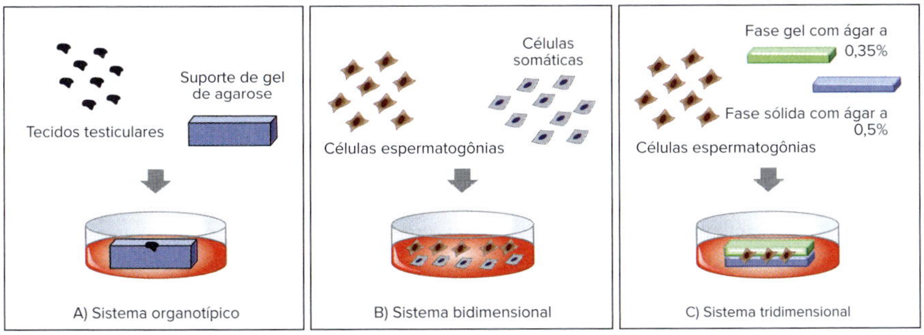

FIGURA 5 Representação esquemática dos sistemas de cultivo *in vitro* de tecidos e células testiculares. A: sistema organotípico. B: sistema bidimensional (2D). C: sistema tridimensional (3D).

Todos os sistemas apresentam vantagens e desvantagens com relação ao desenvolvimento da espermatogênese (Quadro 2), sendo o cultivo *in vitro* de amostras testiculares realizado principalmente em sistemas de cultivo organotípico de fragmentos teciduais, e o cultivo 2D de suspensões celulares. Para tanto, esses sistemas consistem na manutenção das amostras ligadas à adição de células aderentes, meios condicionados ou fatores de crescimento associados a matrizes extracelulares, como a matriz colágena.

Além disso, sistemas 3D têm sido empregados com o intuito de mimetizar as condições dos túbulos seminíferos necessárias para a espermatogênese. Embora aplicados em diferentes espécies, esses sistemas apresentam algumas limitações que podem inviabilizar a completa espermatogênese, ainda que sejam capazes de induzir a proliferação celular.

Em geral, os sistemas *in vitro* de cultivo envolvem meios-base, e suplementações com variações na fonte proteica e fatores de crescimento (Quadro 3). A temperatura em incubadora de CO_2 pode variar de 31 a 37 °C, a depender da espécie. Adicionalmente, a duração máxima dos cultivos tem variado de 10 a aproximadamente 196 dias.[12]

O cultivo organotípico (Figura 6) consiste em um método único que utiliza gel de agarose embebido em meio para a interface gás-líquido com adição de AlbuMAX ou substituição sérica *knockout* (KSR) em vez de soro fetal bovino (SFB). Nesse sistema, suportes de agarose de 1 mm^2 são distribuídos em poços contendo meio de cultivo suplementado com aminoácidos, hormônios e fatores de crescimento, e equilibrados na incubadora de CO_2 por no mínimo 3 horas antes do uso. Após esse período, fragmentos teciduais (0,5-3 mm^3) são colocados sobre esses suportes para o cultivo *in vitro*.

Já os cultivos 2D e 3D consistem, inicialmente, no isolamento das células testiculares,

QUADRO 2 Vantagens e limitações do cultivo *in vitro* de tecidos e células testiculares

Sistema *in vitro*	Vantagens	Limitações
Organotípico	Fácil execução quando comparado aos demais sistemas *in vitro*	Taxas de difusão limitadas do tecido, especialmente em comparação com cultivos de células em monocamada
	Não é necessário o isolamento de células para o cultivo	Manutenção da viabilidade dos tecidos
	Manutenção do microambiente promovido pela estrutura morfológica	Falhas na espermatogênese completa e pequeno número de espermatozoides
Bidimensional (2D)	Estudos das interações entre a matriz extracelular e as células	Necessidade de identificação das células espermatogônias e seus marcadores
	Sistema ideal para estudos gênicos	Pequeno número de espermatozoides
	Identificação dos fatores de crescimento responsáveis pela proliferação e diferenciação	Falhas na replicação das condições dos túbulos seminíferos, incluindo os nichos das células espermatogônias
Tridimensional (3D)	Mimetização dos túbulos seminíferos	Ausência de um sistema circulatório
	Investigação dos mecanismos de controle da diferenciação celular	Pequeno número de espermatozoides
	Capacidade de investigar células individuais separadamente	Dificuldade em observar a interação célula-célula em virtude da camada espessa de células para o sistema 3D

QUADRO 3 Condições de cultivo *in vitro* para sistemas organotípico, bidimensional e tridimensional de tecidos e células testiculares

Meio-base	Fonte proteica	Fatores de crescimento	Hormônios	Outras substâncias
▪ StemPro-34 SFM ▪ α-MEM ▪ DMEM ▪ RPMI	▪ SFB ▪ KSR ▪ BSA ▪ AlbuMAX	▪ GDNF ▪ bFGF ▪ EGF ▪ LIF	▪ FSH ▪ Estradiol ▪ Progesterona ▪ Testosterona	▪ Piruvato de sódio ▪ Aminoácidos não essenciais ▪ ITS

α-MEM: α-meio essencial mínimo; AlbuMAX: albumina sérica bovina rica em lipídios; bFGF: fator básico de crescimento de fibroblastos; BSA: albumina sérica bovina; DMEM: meio essencial mínimo modificado por Dulbecco; EGF: fator de crescimento epidermal; GDNF: fator neurotrófico derivado de célula glial; ITS: insulina, transferrina e selênio; KSR: substituição sérica *knockout*; LIF: fator inibidor da leucemia; RPMI: Roswell Park Memorial Institute; SFB: soro fetal bovino.

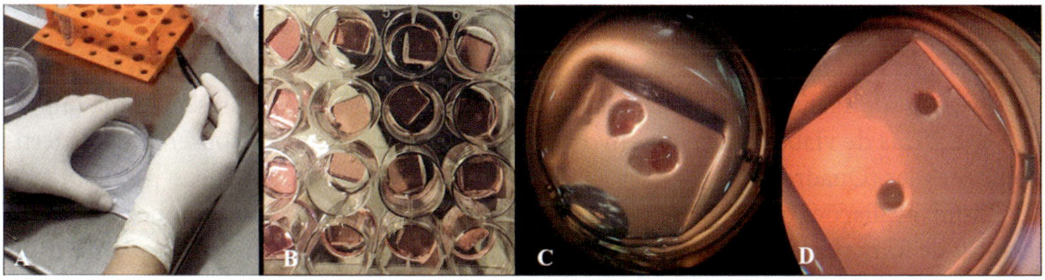

FIGURA 6 Etapas envolvidas no estabelecimento do cultivo *in vitro* de tecidos testiculares usando sistema organotípico. A: preparo da agarose a 1,5%. B: placa de cultivo de 24 poços contendo suportes de gel de agarose e fragmentos teciduais. C: suporte de gel de agarose de 1 mm^2 contendo fragmentos teciduais. D: fragmentos testiculares mantidos em suporte de gel de agarose por 28 dias de cultivo a 34 °C, 5% de CO_2 em atmosfera umidificada.

que ocorre por digestão enzimática envolvendo o uso de uma combinação de enzimas em duas etapas. Brevemente, fragmentos testiculares são incubados com colagenase para promover a dispersão dos túbulos seminíferos, seguida pela adição de tripsina para obtenção de uma suspensão unicelular. Na ausência de um posicionamento espacial e celular típico da morfologia, a distinção dos tipos celulares é realizada por citometria de fluxo ou imunocitoquímica.

No sistema de cultivo 2D, duas abordagens podem ser alcançadas.[12] Após o isolamento a partir de fragmentos teciduais, células espermatogônias são cultivadas em células alimentadoras mitoticamente inativadas, como fibroblastos embrionários de camundongos, células epiteliais renais extraídas de um macaco verde africano (células Vero) ou são cultivadas em um sistema heterogêneo de células testiculares (coletivo de células germinativas e somáticas). Provavelmente o fator-chave do sucesso do sistema 2D depende do contato célula-célula entre células germinativas e somáticas.

Além disso, o sistema 3D possui atualmente também duas abordagens.[12] Após o isolamento a partir de fragmentos teciduais, células espermatogônias são cultivadas em uma combinação de ágar em duas fases baseadas em duas concentrações de ágar, sendo uma fase superior de gel (0,35% de ágar) contendo células espermatogônias e uma fase inferior sólida (0,5% de ágar e 25% de SFB), podendo compreender células de suporte, como células de Sertoli. A outra abordagem consiste em um sistema 3D de metilcelulose, que fornece um microambiente que se assemelha à organização 3D *in situ* do epitélio seminífero. Esse microambiente consiste em 42% de metilcelulose, 25% de SFB e 38% de meio de cultivo. Contudo, em virtude das características da matriz, ambas as abordagens requerem uma camada espessa, que pode causar dificuldades em observar as interações célula a célula durante o cultivo.

PARÂMETROS UTILIZADOS PARA AVALIAÇÃO DE TECIDOS E CÉLULAS TESTICULARES

A eficiência das condições de criopreservação e cultivo de amostras testiculares pode ser averiguada por diferentes estratégias, que envolvem desde análises morfológicas àquelas específicas de viabilidade e desenvolvimento celular (Quadro 4).

Assim, avaliações histológicas tanto por técnicas de ferramentas clássicas quanto por microscopia eletrônica permitem identificar os danos gerados durante os processos. Além disso, por meio de análise de viabilidade é possível reconhecer como as amostras testiculares sofrem diante de cada processo. Finalmente, as análises de desenvolvimento por meio do uso de marcadores específicos de proliferação e diferenciação tornam-se essenciais para o reconhecimento do desenvolvimento celular a partir de amostras cultivadas. Portanto, diferentes análises são empregadas com o intuito de obter resultados confiáveis e predizer os próximos passos a serem seguidos nessa temática.

CONSIDERAÇÕES FINAIS

A criopreservação e o cultivo de tecidos e células testiculares representa uma importante tecnologia para a conservação da fertilidade em animais domésticos, possibilitando avanços essenciais para o conhecimento e a manutenção das espécies. Ambas as técnicas de criopreservação, congelação lenta e vitrificação, podem ser rotineiramente empregadas, desde que os fatores relacionados à escolha da solução de criopreservação e tamanho dos fragmentos sejam adequadamente definidos na espécie de interesse. O cultivo

QUADRO 4 Parâmetros e análises empregados na avaliação de tecidos e células testiculares

Parâmetros	Análises		
Morfologia	Histologia clássica, usando colorações de hematoxilina, eosina e coloração específica para matriz extracelular	Microscopia eletrônica	Identificação dos tipos celulares, usando marcadores específicos
Viabilidade	Ensaio de integridade de membrana usando azul de tripan e marcação diferencial fluorescente	Níveis de apoptose usando *terminal deoxynucleotidyl transferase dUTP nick end labeling* (Tunel)	Atividade proliferativa usando nitrato de prata (AgNOR) ou antígeno nuclear de proliferação celular (PCNA)
Desenvolvimento	Identificação de marcadores de proliferação e diferenciação de superfície celular, como a α6-integrina, usando citometria de fluxo ou imunocitoquímica ou expressão gênica	Identificação de marcadores de proliferação e diferenciação de proteínas citoplasmáticas, como *neurogenin-3* (NGN3) usando citometria de fluxo ou imunocitoquímica ou expressão gênica	Identificação de marcadores de proliferação e diferenciação de proteínas nucleares, como *octamer-binding transcription factor 4* (OCT4) usando citometria de fluxo ou imunocitoquímica ou expressão gênica

in vivo tem demonstrado interessante eficiência pelo nascimento de crias, apresentando tanto ele quanto os sistemas *in vitro* vantagens e limitações ainda a serem aprimoradas, especialmente para indivíduos adultos, cujo epitélio germinativo é formado por uma população heterogênea de células. Adicionalmente, estratégias importantes no estabelecimento dos sistemas de cultivo *in vitro* devem ser ainda mais bem desenvolvidas, considerando as peculiaridades que cada espécie determina e buscando uma mimetização cada vez mais próxima da condição *in vivo*.

REFERÊNCIAS

1. Pukazhenthi BS, Nagashima J, Travis AJ, Costa GM, Escobar EN, França LR, et al. Slow freezing, but not vitrification supports complete spermatogenesis in cryopreserved, neonatal sheep testicular xenografts. PLoS One 2015;10:1-15.
2. Lima DBC, Silva TFPD, Aquino-Cortez A, Leiva-Revilla J, Silva LDMD. Vitrification of testicular tissue from prepubertal cats in cryotubes using different cryoprotectant associations. Theriogenology 2018;110:110-5.
3. Silva AM, Pereira AF, Comizzoli P, Silva AR. Cryopreservation and culture of testicular tissues: an essential tool for biodiversity preservation. Biopreserv Biobank 2020;18:235-43.
4. Kaneko H, Kikuchi K, Nakai M, Somfai T, Noguchi J, Tanihara F, et al. Generation of live piglets for the first time using sperm retrieved from immature testicular tissue cryopreserved and grafted into nude mice. PLoS One 2013;8:1-8.
5. Milazzo JP, Vaudreuil L, Cauliez B, Gruel E, Massé L, Mousset-Siméon N, et al. Comparison of conditions for cryopreservation of testicular tissue from immature mice. Hum Reprod 2008;23:17-28.
6. Lima DBC, Silva LDM, Comizzoli P. Influence of warming and reanimation conditions on seminiferous tubule morphology, mitochondrial activity, and cell composition of vitrified testicular tissues in the domestic cat model. PLoS One 2018;13:e0207317.
7. Lima D, Silva T, Morais G, Aquino-Cortez A, Evangelista J, Xavier Júnior F, et al. Different associations of cryoprotectants for testicular tissue of prepubertal cats submitted to vitrification. Reprod Domest Anim 2017;52:235-41.
8. Lee KH, Lee WY, Kim DH, Lee SH, Do JT, Park C, et al. Vitrified canine testicular cells allow the formation of spermatogonial stem cells and seminiferous tubules following their xenotransplantation into nude mice. Sci Rep 2016;6:21919.
9. Shinohara T, Inoue K, Ogonuki N, Kanatsu-Shinohara M, Miki H, Nakata K, et al. Birth of offspring following transplantation of cryopreserved immature testicular pieces and in vitro microinsemination. Hum Reprod 2002;17:3039-45.
10. Fayomi AP, Peters K, Sukhwani M, Valli-Pulaski H, Shetty G, Meistrich ML, et al. Autologous grafting of cryopreserved prepubertal rhesus testis produces sperm and offspring. Science 2019;363:1314-19.
11. Arregui L, Dobrinski I. Xenografting of testicular tissue pieces: 12 years of an in vivo spermatogenesis system. Reproduction 2014;148:71-84.
12. Ibtisham F, Horanamooz A. Spermatogonial stem cells for in vitro spermatogenesis and in vivo restoration of fertility. Cells 2020;9:745.

CAPÍTULO 11

Epigenética e reprodução animal

Juliano Rodrigues Sangalli
Ramon Cesar Botigelli
Rafael Vilar Sampaio
Aline Fernanda de Souza
Paulo Fantinato Neto
Lawrence Charles Smith
Fabiana Fernandes Bressan

INTRODUÇÃO

A geração de novos indivíduos é, convencionalmente, condicionada à fertilização, seguida do adequado desenvolvimento embrionário e fetal a termo, sendo o novo organismo competente para a adaptação pós-natal. Tais processos são dependentes primariamente de gametas funcionais, sendo estas as células responsáveis pela correta disseminação de material genético por gerações, garantindo a diversidade genética e, portanto, a evolução.

Durante o desenvolvimento embrionário inicial, as células totipotentes recentemente formadas comprometem-se, culminando na primeira diferenciação celular em trofectoderma (TE) ou na massa celular interna (MCI) no estádio de blastocisto. O TE, camada celular que delimita externamente o blastocisto, é responsável pela formação dos anexos embrionários, ou seja, os tecidos de comunicação materno-fetal. A MCI é responsável pela formação das três camadas germinativas primárias (ectoderme, mesoderme e endoderme), que dão origem às células somáticas e também à linhagem primordial germinativa (células primordiais germinativas – CPG, do inglês *primordial germ cells* ou PGC), precursoras dos gametas masculinos e femininos, garantindo assim o ciclo da vida por meio da geração de novos gametas e indivíduos.[1]

Uma vez que todas as células de um mamífero adulto compartilham a mesma sequência de DNA, e cada linhagem celular é responsável por uma função específica do organismo, o que diferencia a especificidade entre as linhagens celulares é seu perfil de expressão gênica, possibilitando assim diferentes fenótipos e funções. Os primeiros conceitos de desenvolvimento embrionário, diferenciação celular e genética foram inicialmente estudados de maneira conjunta, sendo o termo "epigenética" usado pela primeira vez por Conrad H. Waddington, na década de 1940, referindo-se às interações causais entre genes e seus produtos, que dão origem ao fenótipo, justificando assim eventos que não poderiam ser antes explicados pelos princípios clássicos da genética. Waddington também desenvolveu um modelo gráfico, ainda aceito atualmente, denominado "a paisagem epigenética", uma interpretação visual dos conceitos de diferenciação celular inicial embrionária.[2]

Nesse processo de geração do novo indivíduo e suas mais de 230 linhagens celulares especializadas, o material genético é replicado fielmente, porém há grande influência do ambiente no qual ocorre o desenvolvimento, incluindo, inicialmente, a própria posição espacial dos blastômeros. Além disso, e de maneira importante, a "memória" epigenética dessas células, antes gametas, precisa ser apagada, ou seja, o material genético herdado precisa ser "reprogramado" para possibilitar o correto desenvolvimento, baseado em um novo padrão de expressão gênica, em cada tipo celular do novo indivíduo.

A reprogramação epigenética é, portanto, um conjunto de modificações não genéticas essencial à coordenação sequencial de eventos que possibilitam o restabelecimento de informações para a geração e manutenção do novo organismo, ou, então, uma mudança hereditária na expressão gênica que não pode ser associada à variação genética.[3] Atualmente se pode também expandir o conceito de epigenética para o conjunto de modificações moleculares e mecânicas que moldam a cromatina e atuam para estabelecer e propagar diferentes padrões de expressão gênica do mesmo genoma. Modificações epigenéticas são responsáveis por uma série de importantes eventos que conduzem o desenvolvimento de um organismo, por exemplo, controlam a expressão alélica parental e a inativação cromossômica (inativação do cromossomo X).

Diversas formas de controle da expressão gênica vêm sendo descritas e caracterizadas, sendo atualmente considerados os principais mecanismos moleculares que atuam em modificações epigenéticas, discutidos brevemente a seguir:

- As modificações nas proteínas histonas (proteínas que organizam o DNA).
- Os RNAs não codificadores.
- A metilação do DNA (adição de um radical metil a uma base nitrogenada).

ORGANIZAÇÃO DA CROMATINA E MODIFICAÇÕES NAS PROTEÍNAS HISTONAS

O DNA de mamíferos é empacotado em um complexo formado com proteínas específicas, as histonas, formando os nucleossomos, que são as unidades fundamentais da cromatina. Um nucleossomo é composto por um octâmero de quatro histonas, sendo duas H2A, duas H2B, duas H3 e duas H4, envolto pelo DNA. A cromatina é uma estrutura altamente dinâmica, historicamente classificada em:

- Eucromatina, ou cromatina "ativa" (p. ex., região promotora de transcrição), acessível e descompactada, favorecendo a transcrição ativa ou "pronta" para a expressão gênica.
- Heterocromatina, que se refere às regiões "inativas" do genoma, sendo encontrada em dois estados distintos: a heterocromatina "constitutiva", permanentemente silenciada, ou a heterocromatina "facultativa", na qual os genes podem ser "ativados" durante um ciclo celular específico ou estágio de desenvolvimento.[4]

Modificações pós-traducionais nas caudas aminoterminais das proteínas histonas, por exemplo, metilação, acetilação, fosforilação, ubiquitinação e sumoilação, influenciam a conformação da cromatina e, portanto, os processos de transcrição, replicação, condensação e reparo de DNA. A ocorrência de diferentes modificações nas histonas cria um perfil único de expressão em cada gene, o chamado "código das histonas". Assim, em conjunto ou em separado, modificações como a inserção de resíduos acetil em lisinas pelas histonas acetil transferases (HAT), a desacetilação pelas histonas desacetilases (HDAC) e as metilações e desmetilações (mono, di, tri), estas feitas pelas metiltransferases de lisina (*lysine methyltransferases* – KMT) e desmetilases de lisina (*lysine demethylases* – KDM), podem ativar ou reprimir a transcrição gênica.[5,6]

Entre todos os resíduos de lisina modificados das histonas, alguns sítios específicos são cruciais para a regulação gênica durante o desenvolvimento embrionário inicial, por exemplo, as modificações H3K4me3 e H3K27me3.[7]

RNAs NÃO CODIFICANTES

O avanço tecnológico das análises globais de ácidos nucleicos permitiu compreender cada vez mais como alterações na expressão gênica afetam funções específicas. O projeto de sequenciamento humano, por exemplo, demonstrou que uma grande porção do genoma, cerca de 75% a 90%, produz transcritos que não codificam proteínas. Portanto, o antigo conceito de que a maior parte do genoma que não sintetiza proteínas seria considerada DNA "lixo", por não ser funcional, vem sendo revisado e corrigido.

Atualmente se classificam os RNAs em mensageiros codificadores de proteínas (mRNA) e RNAs não codificantes (ncRNA). Dentre os ncRNAs, pode-se citar RNAs ribossômicos e de transferência (rRNA e rRNA), pequenos RNAs de interferência (siRNA), micro-RNA (miRNA), RNAs não codificantes longos (lncRNA), RNAs associados a promotores (PAR) e outros. Esses ncRNAs desempenham papéis estruturais e regulatórios bastante relevantes, possivelmente fornecendo a especificidade de sequência para guiar os complexos modificadores da cromatina para seus locais de ação, resultando em um mecanismo epigenético importante para a regulação da expressão gênica.[8,9]

METILAÇÃO DO DNA

A metilação do DNA é bastante estudada por ser uma das modificações epigenéticas mais estáveis, e possivelmente a principal responsável pela organização da herança epigenética entre as gerações, sendo, assim, essencial para o desenvolvimento do organismo em mamíferos. A metilação é decorrente da adição covalente de um grupo metil na posição 5' da citosina, localizada na região promotora de um gene, por meio da ação das enzimas metiltransferases (DMNT).[10] O perfil de metilação do DNA ainda pode ser modificado pelo "apagamento" da metilação por meio de oxidação ativa e transformação da 5-metilcitosina (5mc) em 5-hidroximetilcitosina (5hmc – hidroximetilação) pelas enzimas TET (do inglês *era-eleven translocation methylcytosine dioxygenases*), ou ainda após divisões celulares na ausência de manutenção de metilação, o que leva à perda passiva de marcas de metilação.[11]

As DNMT são classificadas de acordo com a afinidade por determinado substrato de DNA e suas funções, por exemplo, as isoformas de DNMT3 (DNMT3a e DNMT3b) são responsáveis pela metilação do DNA previamente desmetilado (*de novo* metilação) durante o desenvolvimento embrionário inicial.[10] A DNMT1 é responsável pela manutenção do padrão de metilação do DNA durante sua replicação no ciclo celular, possibilitando, assim, a transmissão de metilação de um padrão preexistente para a fita nascente de DNA.

A metilação do DNA pode exercer seus efeitos bloqueando o acesso a regiões reguladoras de um gene, mas também recrutando repressores transcricionais e/ou modificadores de cromatina para um *locus* específico. Em geral, a metilação do DNA está associada à repressão transcricional, mas pode também estar associada a diferentes estados de expressão gênica caso seja localizada na sequência codificante dos genes.[12]

REPROGRAMAÇÃO EPIGENÉTICA

O genoma de mamíferos é vastamente reprogramado epigeneticamente em dois estágios fundamentais do desenvolvimento: durante a gametogênese e durante o início da embriogênese. Uma vez que os gametas são células altamente especializadas, apresentando forma, funções e perfis de modificações epigenéticas singulares, para a viabilidade de sua função e formação do novo organismo, o perfil epigenético herdado em sua formação deve ser apagado tanto do genoma paterno quanto do materno. Tal processo é essencial para remover as características epigenéticas exclusivas dessas células, acontecendo de maneira importante após a fertilização e durante os primeiros estágios de desenvolvimento embrionário, de modo que os primeiros blastômeros, que são totipotentes, possam se estabelecer no embrião e dar seguimento ao desenvolvimento embrionário e à diferenciação celular.[13]

Em mamíferos é demonstrado que o genoma paterno sofre uma rápida desmetilação e, em contraste, o genoma materno passa pela desmetilação gradual durante as sucessivas clivagens. Essa diferença ocorre devido aos diferentes estados epigenéticos nos pronúcleos materno e paterno. O fator materno PGC7 (também conhecido como Stella ou DPPA3) se liga nas regiões da cromatina materna contendo a modificação H3K9me2 e protege esta contra a desmetilação ativa causada pela enzima TET3.[14]

Após a reprogramação embrionária inicial, o embrião passa a adquirir modificações embrionárias de maneira diferencial entre as subpopulações de células, que são essenciais para o processo do primeiro evento de diferenciação celular. As duas primeiras linhagens celulares diferenciadas no embrião inicial, a MCI e o TE, diferem em suas modificações de histona, por exemplo, na aquisição diferencial da metilação na arginina das histonas H3 (H3R26me) desde a formação das primeiras células embrionárias, afetando seu destino. Assim, células com mais metilação de H3R26me tendem a se diferenciar em MCI.[15] Em blastocistos, algumas modificações, como H3K27me1, me2 e me3, estão presentes majoritariamente na MCI.

O segundo evento de diferenciação celular nos embriões mamíferos consiste na formação do epiblasto (EPI) e do hipoblasto ou endoderma primitivo (PrE), processo já descrito em detalhes no camundongo. Uma subpopulação de células do epiblasto se diferencia em células germinativas primordiais (as PGC). No início do processo de especialização as PGC apresentam um perfil de metilação global similar ao das células do epiblasto, e os níveis dE 5mC são os mesmos de outras células somáticas.[16] No decorrer do desenvolvimento, as PGC migram para a região extraembrionária e posteriormente para a crista genital, eventos coordenados pela ativação de diversos fatores de transcrição, por exemplo, BLIMP1 (PRDM1) e PRDM14, assim como a sinalização de via das BMP em camundongos.[17] Em bovinos, os mecanismos de especificação das PGC ainda não foram completamente elucidados, mas estes compartilham similaridades com a especificação de células germinativas de humanos, expressando reguladores transcricionais como SOX17, TFAP2C e PRDM1.[18]

Outra onda de reprogramação epigenética ocorre nas células germinativas primordiais durante sua migração, onde as marcas epigenéticas são rapidamente apagadas. Essa onda de remoção da metilação do DNA é um processo essencial para a formação dos futuros novos gametas, visto que até mesmo regiões de genes *imprinted* são apagadas.[19]

De fato, outro mecanismo paralelo de reprogramação epigenética compreende o *imprinting* genômico. Após a fertilização, mesmo havendo a desmetilação passiva do DNA, algumas regiões específicas do genoma retêm suas marcas de metilação em um dos alelos de alguns genes, os chamados genes *imprinted*. O processo de *imprinting* genômico consiste então na regulação alélica e específica, ou seja, os genes *imprinted* possuem apenas um alelo ativo (materno ou paterno), e o alelo inativo está marcado por modificações epigenéticas, geralmente pela metilação das citosinas, enquanto o outro alelo permanece desmetilado e ativo ou expresso.[20-22] Recentemente, estudos indicaram que a ação da metiltransferase de DNA, de proteínas ZFP (*zinc finger proteins*) e modificações pós-traducionais de histonas são necessárias para a manutenção da metilação das regiões *imprinted* durante o desenvolvimento embrionário inicial.[23]

A atuação conjunta dos dois alelos parentais, um metilado e outro não metilado, permite desenvolvimento embrionário, fetal e placentação normais. Esse mecanismo de ação baseia-se na hipótese do conflito parental, que postula que, de maneira geral, os genes expressos pelo pai atuariam para aumentar o crescimento fetal, enquanto os genes expressos pela mãe suprimiriam o crescimento fetal. Uma explicação evolutiva para essa hipótese seria que, ao restringir o crescimento fetal, as fêmeas podem ter uma vida reprodutiva mais longa, garantindo seu sucesso reprodutivo. Em contraste, ter uma prole mais numerosa e mais forte é vantajoso para os machos.[24-26]

Uma importante característica da reprogramação epigenética adequada é a de que, durante a desmetilação e posterior *de novo* metilação no início do desenvolvimento embrionário, os *imprintings* estabelecidos na geração dos gametas são mantidos ao longo da vida, formando uma "memória epigenética parental". Porém, durante a reprogramação epigenética das PGC para a formação dos gametas, mais especificamente na chegada das PGC à crista gonadal, os padrões de *imprinting* nessas células são perdidos, permitindo que as marcas sexo-específicas sejam estabelecidas no genoma de cada gameta.[19] O restabelecimento dos novos padrões de *imprinting* acontecerá durante a espermatogênese ou oogênese, pela atividade das de novo metiltransferases do DNA (i.e., DNMT3A e DNMT3L).[13-23]

IMPLICAÇÕES EPIGENÉTICAS NA PRODUÇÃO E REPRODUÇÃO ANIMAL

É conhecido que os mecanismos epigenéticos desempenham importante papel em grande número de doenças humanas, incluindo síndromes complexas e doenças multifatoriais, entre elas o câncer. De fato, o epigenoma, que é o conjunto de todas as marcas epigenéticas no DNA em uma célula, é suscetível à desregulação por fatores ambientais durante a gestação, desenvolvimento neonatal, puberdade e idade adulta.[27,28] A exposição a fatores ambientais como diversos agentes químicos e físicos (p. ex., a radiação ou mesmo a nutrientes) durante os períodos pré e pós-natal pode resultar em uma programação epigenética alterada e, por consequência, em um elevado risco de desenvolvimento de doenças ou fenótipos indesejados.[29]

EPIGENÉTICA E METABOLISMO

Recentemente, os nutrientes foram demonstrados serem capazes de alterar as marcas epigenéticas e, consequentemente, afetar a expressão gênica. O estudo dos mecanismos moleculares pelos quais os nutrientes da dieta causam essas alterações no DNA e consequentemente alteram características zootécnicas dos animais como a produção de carne, leite e reprodução tem o potencial de revolucionar o agronegócio.[30]

Dentre todas as moléculas presentes na dieta dos animais, algumas já são conhecidas há bastante tempo pelos cientistas como causadoras de defeitos em embriões, por exemplo, a deficiência de ácido fólico e o problema de fechamento do tubo neural em embriões. O ácido fólico é essencial no processo de metilação do DNA, responsável por regular a expressão gênica. Assim, uma deficiência desse nutriente causa desregulação no desenvolvimento embrionário e em casos severos até mesmo a morte.[31] Uma das maneiras de investigar como um nutriente específico pode afetar o desenvolvimento do embrião é fazer sua suplementação ou remoção do meio de cultivo embrionário durante a fertilização *in vitro*, por exemplo. Usando essa abordagem, foi possível descobrir que a colina, uma vitamina essencial e parte do complexo B, é capaz de estender a duração da gestação e também de afetar a taxa de crescimento pós-natal de bovinos. Analisando o tecido muscular, foi possível identificar vários genes alterados nos embriões que receberam colina durante seu período de crescimento *in vitro*, demonstrando que a alteração da composição de um único nutriente no período inicial do desenvolvimento dos embriões foi capaz de alterar características em sua vida adulta e potencialmente por toda a sua vida.[32]

Essas observações ressaltam a importância da dieta não somente na manutenção e sobrevivência dos animais, mas também na adequada regulação da expressão gênica, que culmina em crescimento e reprodução saudável. Uma vez que a dieta dos animais de produção é variada e complexa, contendo vários minerais, vitaminas, ácidos graxos e diferentes fontes de proteína, a investigação de como cada nutriente afeta o teor nutricional do leite produzido, regula a expressão gênica no intestino do animal e modula o crescimento de seus gametas será essencial para o aprimoramento da produção animal.

EPIGENÉTICA E BIOTECNOLOGIAS

A chegada e o uso de biotecnologias reprodutivas abriram novas perspectivas para estudar, tratar e manejar o ciclo reprodutivo tanto *in vivo* quanto no ambiente *in vitro*. Por meio das ferramentas da biotecnologia reprodutiva, é possível melhorar e acelerar exponencialmente a qualidade genética de um rebanho. De modo geral, essas biotecnologias da reprodução permitem acelerar os ciclos reprodutivos entre as gerações e por vezes aumentar o número de indivíduos com a genética de interesse na próxima geração. Dentre as biotecnologias reprodutivas, pode-se destacar a aspiração folicular *in vivo* (*ovum pick-up* – OPU), a inseminação artificial em tempo fixo (IATF), o cultivo *in vitro* de gametas e embriões (maturação, fertilização e cultivo), a criopreservação de gametas e embriões, a sexagem de sêmen e embriões, a transgenia ou edição gênica usando a clonagem e a transferência de embriões e, mais recentemente, de maneira importante, a geração de gametas *in vitro*.[33]

Apesar de bastante utilizadas atualmente tanto na medicina como na medicina veterinária, seja para a correção de infertilidade ou de aumento na eficiência da produção animal, as biotecnologias reprodutivas frequentemente demandam manipulações *in vitro* de gametas ou embriões no início do desenvolvimento, levando à potencial alteração da regulação epigenética e por vezes acarretando altas taxas de anormalidades no desenvolvimento e nascimento dos indivíduos derivados. Não raramente, o embrião que foi manipulado ou derivado de gametas manipulados falha na expressão de genes relacionados ao desenvolvimento inicial, pela falha no estabelecimento de um padrão típico das modificações de cromatina, sugerindo que a exposição de gametas e/ou embriões ao ambiente *in vitro* pode causar alterações epigenéticas, incluindo os genes *imprinted*.[34]

Fenótipos indesejáveis decorrentes da reprogramação imprópria são, entre outros, a alta taxa de perdas gestacionais, alterações metabólicas e a ocorrência de síndromes epigenéticas como a síndrome da cria gigante, como as síndromes LOS (do inglês *large offspring syndrome*), em bovinos,[35] ou Beckwith-Wiedemann (BWS), em humanos, Silver-Russel ou SRS[36], Angelman[37] e Prader-Willi.[38] Em especial, a BWS e a SRS parecem ser bem relacionadas aos genes *H19* e *IGF2*.[35,39,40] Esses genes sofrem *imprinting* genômico e estão envolvidos na formação placentária e no desenvolvimento fetal, e sua regulação adequada é essencial para o desenvolvimento de indivíduos gerados a partir de biotecnologias, como já bem relatado em bovinos produzidos por reprogramação celular por transferência de núcleo ou clonagem.[41]

Recentemente foi reportada a possibilidade de diferenciar células-tronco *in vitro* em gametas viáveis, que, por sua vez, foram utilizados para a produção de embriões, que geraram proles de indivíduos saudáveis. Assim, o ciclo reprodutivo inteiro foi realizado *in vitro*, tornando o estoque de gametas de um indivíduo, em teoria, ilimitado. A geração de células germinativas a partir de células somáticas é um processo complexo, no qual as semelhanças entre a indução *in vitro* e o processo *in vivo* estão começando a ser esclarecidas, principalmente no modelo murino.[42-44] A correta reprogramação epigenética, e em especial dos genes *imprinted*, é certamente uma barreira a ser ainda superada, porém é inquestionável tal importância para possibilitar uma nova era nos campos da medicina veterinária reprodutiva e regenerativa, incluindo a conservação de raças e espécies raras e até mesmo a produção de gametas viáveis a partir de células somáticas.

CONSIDERAÇÕES FINAIS

Uma questão fundamental e ainda atual da ciência é a busca pela compreensão precisa dos mecanismos pelos quais uma célula decide seu destino, ou seja, sua forma, função e posicionamento, durante o desenvolvimento do organismo. É evidente a necessidade de eventos moleculares precisos que conduzam a inúmeras possibilidades de destinos celulares, que são contínuos e finamente regulados, desde a totipotência até a formação de tecidos especializados, passando pela correta disseminação do material genético e, portanto, garantindo a transmissão do genético material entre gerações.

O entendimento e a validação da reprogramação epigenética em animais são ferramentas promissoras para contribuir para a produção, preservação e saúde animal, permitindo, por exemplo, a geração de edição de genes e gametas, embriões e animais.

Ainda, dando suporte às biotecnologias reprodutivas, as técnicas atuais de análise em "larga escala" de transcriptoma, genoma, proteoma e metaboloma, ou seja, as ciências "ômicas", possibilitam a análise e o entendimento das complexidades moleculares da fertilidade, da *performance* de produção, do próprio processo reprodutivo e também do impacto das biotecnologias reprodutivas nas gerações futuras. A aplicação destas tecnologias de análise durante todo o processo reprodutivo é, portanto, fundamental para o entendimento a fundo de todos os parâmetros biológicos, possibilitando buscar resolver os problemas atuais da produção e reprodução animal.

REFERÊNCIAS

1. Niakan KK, Han J, Pedersen RA, Simon C, Pera RAR. Human pre-implantation embryo development. Development 2012;139:829-41.
2. Waddington C. Canalization of development and the inheritance of acquired characters. Nature 1942;3811:563-5.
3. Richards EJ. Revisiting soft inheritance. Nat Rev Genet 2006;7:395-402.
4. Allis CD, Jenuwein T. The molecular hallmarks of epigenetic control. Nat Rev Genet 2016;17:487-500.
5. Jenuwein T, Allis CD. Translating the histone code. Science (80-) 2001;293:1074-80.
6. Bannister A, Schneider R, Kouzarides T. Histone methylation: dynamic or static?. Cell 2002;109:801-6.
7. Liu X, Wang C, Liu W, Li J, Li C, Kou X, et al. Distinct features of H3K4me3 and H3K27me3 chromatin domains in pre-implantation embryos. Nature 2016;537:558-62.
8. Guttman M, Rinn JL. Modular regulatory principles of large non-coding RNAs. Nature 2012;482:339-46.
9. Pertea M. The human transcriptome: an unfinished story. Genes (Basel) 2012;3:344-60.
10. Smith ZD, Meissner A. DNA methylation: roles in mammalian development. Nat Rev Genet 2013;14:204-20.
11. Wu SC, Zhang Y. Active DNA demethylation: many roads lead to Rome. Nat Rev Mol Cell Biol 2010;11:607-20.
12. Schultz MD, He Y, Whitaker JW, Hariharan M, Mukamel EA, Leung D, et al. Human body epigenome maps reveal noncanonical DNA methylation variation. Nature 2015;523:212-6.
13. Reik W. Stability and flexibility of epigenetic gene regulation in mammalian development. Nature 2007;447:425-32.
14. Nakamura T, Liu YJ, Nakashima H, Umehara H, Inoue K, Matoba S, et al. PGC7 binds histone H3K9me2 to protect against conversion of 5mC to 5hmC in early embryos. Nature 2012;486:415-9.
15. Torres-Padilla ME, Parfitt DE, Kouzarides T, Zernicka-Goetz M. Histone arginine methylation regulates pluripotency in the early mouse embryo. Nature 2007;445:214-8.
16. Ohinata Y, Ohta H, Shigeta M, Yamanaka K, Wakayama T, Saitou M. A signaling principle for the specification of the germ cell lineage in mice. Cell 2009;137:571-84.
17. Saito M. Germ cell specification in mice. Curr Opin Genet Dev 2009;19:386-95.
18. Soto DA, Ross PJ. Similarities between bovine and human germline development revealed by single-cell RNA sequencing. Reproduction 2021;161:239-53.
19. Hajkova P, Erhardt S, Lane N, Haaf T, El-Maarri O, Reik W, et al. Epigenetic reprogramming in mouse primordial germ cells. Mech Dev 2002;117:15-23.
20. Surani MA. Imprinting and the initiation of gene silencing in the germ line. Cell 1998;93:309-12.
21. Reik W, Walter J. Genomic imprinting: parental influence on the genome. Nat Rev Genet 2001;2:21-32.
22. Hanna CW, Kelsey G. The specification of imprints in mammals. Heredity (Edinb) 2014;113:176-83.
23. Monk D, Mackay DJG, Eggermann T, Maher ER, Riccio A. Genomic imprinting disorders: lessons on how genome, epigenome and environment interact. Nat Rev Genet 2019;20:235-48.
24. Barton SC, Surani MAH, Norris ML. Role of paternal and maternal genomes in mouse development. Nature 1984;311:374-6.
25. Moore T, Haig D. Genomic imprinting in mammalian development: a parental tug-of-war. Trends Genet 1991;7:45-9.
26. Reik W, Constância M, Fowden A, Anderson N, Dean W, Ferguson-Smith A, et al. Regulation of supply and demand for maternal nutrients in mammals by imprinted genes. J Physiol 2003;547:35-44.
27. Boyce WT, Kobor MS. Development and the epigenome: the "synapse" of gene-environment interplay. Dev Sci 2015;18:1-23.
28. Cavalli G, Heard E. Advances in epigenetics link genetics to the environment and disease. Nature 2019;571:489-99.
29. Jirtle RL, Skinner MK. Environmental epigenomics and disease susceptibility. Nat Rev Genet 2007;8:253-62.
30. Murdoch BM, Murdoch GK, Greenwood S, McKay S. Nutritional influence on epigenetic marks and effect on livestock production. Front Genet 2016;7:1-10.
31. Werler MM, Shapiro S, Mitchell AA. Periconceptional folic acid exposure and risk of occurrent neural tube defects. Obstet Gynecol Surv 1993;48:528-30.
32. Estrada-Cortés E, Ortiz W, Rabaglino MB, Block J, Rae O, Jannaman EA, et al. Choline acts during preimplantation development of the bovine embryo to program postnatal growth and alter muscle DNA methylation. Faseb J 2021;35:1-14.
33. Ferré LB, Kjelland ME, Strøbech LB, Hyttel P, Mermillod P, Ross PJ. Review: recent advances in bovine in vitro embryo production: reproductive biotechnology history and methods. Animal 2020;14:991-1004.
34. Dyer S, Chambers GM, De Mouzon J, Nygren KG, Zegers-Hochschild F, Mansour R, et al. International committee for monitoring assisted reproductive technologies world report: assisted reproductive technology 2008, 2009 and 2010†. Hum Reprod 2016;31:1588-609.
35. Young LE, Sinclair KD, Wilmut I. Large offspring syndrome in cattle and sheep. Rev Reprod 1998;3:155-63.

36. Bartholdi D, Krajewska-Walasek M, Õunap K, Gaspar H, Chrzanowska KH, Ilyana H, et al. Epigenetic mutations of the imprinted IGF2-H19 domain in Silver-Russell syndrome (SRS): results from a large cohort of patients with SRS and SRS-like phenotypes. J Med Genet 2009;46:192-7.
37. Runte M, Kroisel PM, Gillessen-Kaesbach G, Varon R, Horn D, Cohen MY, et al. Snurf-SNRPN and UBE3A transcript levels in patients with Angelman syndrome. Hum Genet 2004;114:553-61.
38. Reed ML, Leff SE. Maternal imprinting of human SNRPN, a gene deleted in prader-willi syndrome. Nat Genet 1994;6:163-7.
39. Ceelen M, Vermeiden JPW. Health of human and livestock conceived by assisted reproduction. Twin Res 2001;4:412-6.
40. Chen Z, Robbins KM, Wells KD, Rivera RM. Large offspring syndrome: a bovine model for the human loss-of-imprinting overgrowth syndrome Beckwith-Wiedemann. Epigenetics 2013;8:591-601.
41. Smith LC, Therrien J, Filion F, Bressan F, Meirelles FV. Epigenetic consequences of artificial reproductive technologies to the bovine imprinted genes SNRPN, H19/IGF2 and IGF2R. Front Genet 2015;5:1-6.
42. Hayashi K, Ohta H, Kurimoto K, Aramaki S, Saitou M. Reconstitution of the mouse germ cell specification pathway in culture by pluripotent stem cells. Cell 2011;146:519-32.
43. Hayashi K, Ogushi S, Kurimoto K, Shimamoto S, Ohta H, and Saitou M. Offspring from oocytes derived from in vitro primordial germ cell-like cells in mice. Science (80-) 2012;338:971-5.
44. Pelosi E, Forabosco A, Schlessinger D. Germ cell formation from embryonic stem cells and the use of somatic cell nuclei in oocytes. Ann N Y Acad Sci 2011;1221:18-26.

CAPÍTULO **12**

Conceitos básicos em espectrometria de massas e aplicações da proteômica, metabolômica e lipidômica em reprodução animal

Kelly Annes
Christina R. Ferreira
Mateus José Sudano

INTRODUÇÃO

Este capítulo tem o objetivo de ilustrar a relevância da proteômica, metabolômica e lipidômica na reprodução animal e apresentar alguns exemplos de aplicações. A maior parte das pesquisas aqui apresentadas inclui dados obtidos por espectrometria de massas (*mass spectrometry* – MS), uma tecnologia analítica que se estabeleceu definitivamente para a análise de proteínas, metabólitos e lipídeos. O potencial da MS encontra-se na determinação precisa da estrutura molecular e da concentração de moléculas, até mesmo isômeros, em amostras biológicas.

A MS foi inicialmente introduzida e explorada há mais de um século por físicos interessados nas propriedades da matéria. A história dos inovadores, de suas contribuições no desenvolvimento instrumental e das aplicações revolucionárias por meio da MS é, por si só, uma área apaixonante. Desde sua concepção por J. J. Thompson, a MS tem se mostrado uma das tecnologias mais revolucionárias da humanidade. Thomson recebeu o Prêmio Nobel de 1906 pela descoberta dos elétrons, denominados inicialmente "corpúsculos de energia negativa". Outros cinco Prêmios Nobel relacionados à MS se seguiram, incluindo Francis Aston, em 1922, pela comprovação da existência e pelo relato de diversos isótopos. A MS teve papel na guerra e na paz. Calutrons foram espectrômetros de massas utilizados para separar isótopos de urânio utilizados para a bomba atômica detonada em Hiroshima, no Japão, em 6 de agosto de 1945.

O Prêmio Nobel de 2002 reconheceu a contribuição de John Fenn e de Koichi Tanaka pelo desenvolvimento dos métodos de ionização por *electrospray* (ESI) e por *matrix-assisted laser desoption ionization* (MALDI), os quais permitiram que proteínas intactas fossem ionizadas sem fragmentação. ESI e MALDI são métodos de ionização branda, que propiciaram "que elefantes voassem", ou seja, que proteínas de vários quilodaltons fossem ionizadas sem fragmentação.

Atualmente, espectrômetros de massas são cada vez mais comuns em hospitais e centros de pesquisa para análise e quantificação de biomoléculas, e contribuem para o diagnóstico e o desenvolvimento de diversas terapias. Em breve, espectrômetros de massas serão instrumentação comum em centros cirúrgicos, para avaliação de tecidos intracirurgicamente,[1] e possivelmente em fazendas e pequenos laboratórios, para detecção de marcadores biológicos relacionados à saúde e à produção animal. Dessa forma, o desenvolvimento de fontes de ionização apropriadas e a popularização de espectrômetros de massas de alta resolução, sensibilidade e velocidade de aquisição de dados tornaram a proteômica, lipidômica e metabolômica realidade em universidades, centros de pesquisa e empresas.[2]

Uma das melhores fontes da sequência dos desenvolvimentos em MS e em expansão pela coleta de relatos e fatos históricos está disponível gratuitamente no *site* da Sociedade Americana de Espectrometria de Massas, a ASMS, na página de projetos da história da MS (https://www.asms.org/about/history/about-asms-and-ms-history). A página disponibiliza também material da mais alta qualidade para o aprendizado e o ensino de MS. O livro do Professor Eduardo Meurer, em português, *Espectrometria de massas para iniciantes*, é também valioso para o aprendizado.[3]

O avanço tecnológico da instrumentação analítica em MS permitiu a detecção e a avaliação estrutural de proteínas, metabólitos e lipídeos em amostras biológicas, trazendo essas "ômicas", ou seja, metabolômica, proteômica e lipidômica, para a comunidade científica e o desenvolvimento de aplicações benéficas à sociedade. Entender os princípios e a instrumentação utilizada em MS constitui a base de um bom delineamento experimental e da interpretação dos dados nas ômicas baseadas em MS. Entender como moléculas presentes nas amostras do experimento foram ionizadas (isto é, qual a fonte de ionização utilizada), separadas de modo específico nos analisadores de massas (p. ex., orbitrap ou *time-of-flight* – TOF) e o tipo de *scan* utilizado (*full mass scan*, *product ion scan*, *multiple reaction monitoring*, entre outros), auxilia na definição da estratégia de interpretação dos dados e na comparação com publicações prévias, utilizando outras estratégias analíticas. Cada analisador de massas apresenta vantagens e limitações específicas. Constantemente surgem novos fluxos de análise e ferramentas de bioinformática para avaliação da enorme quantidade de dados gerados por MS (Figura 1).

Assim que o objetivo da pesquisa é definido, existem diversas opções e decisões analíticas que influenciam diretamente a qualidade dos dados e o impacto da pesquisa. Nem sempre a plataforma com melhor poder de separação cromatográfica e resolução de massas é apropriada. Apesar de existirem diversas

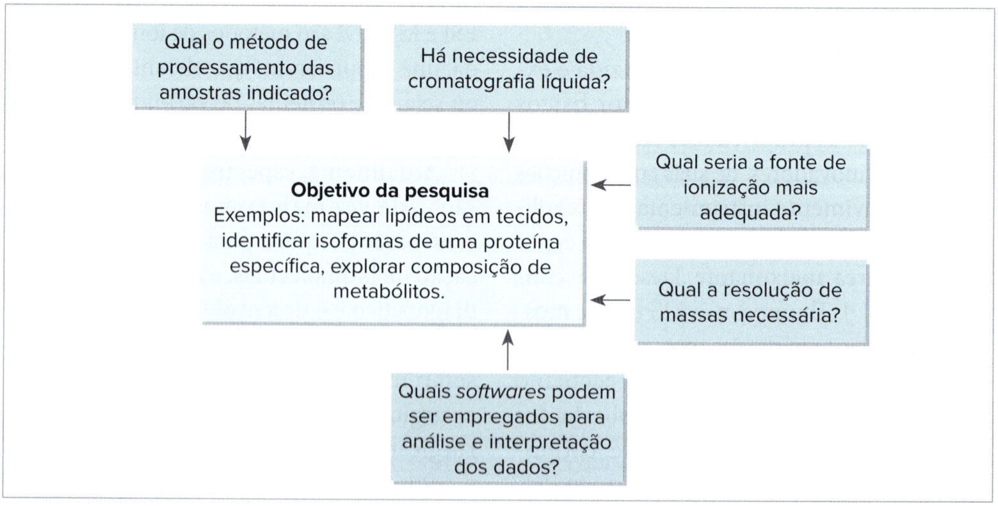

FIGURA 1 Fluxo de análise de bioinformática.
Fonte: acervo dos autores.

plataformas de MS bastante estabelecidas para lipidômica, metabolômica e proteômica, o conhecimento e a seleção da instrumentação e do fluxo da análise são fundamentais para a compreensão, interpretação dos dados e comparação com resultados disponíveis na literatura.

Em razão da grande quantidade de íons detectados em experimentos de MS, traduzidos algumas vezes em milhares de espectros de massas, principalmente em experimentos incluindo alta resolução de massas, separação por cromatografia líquida ou imagem química, há necessidade do uso de *softwares* especializados e de conhecimentos básicos em programação. As ferramentas de bioinformática para suporte em processamento de dados de MS são cada vez mais específicas para o tipo de *omics* (*proteomics*, *metabolomics* ou *lipidomics*) e incluem bancos de dados para identificação de moléculas em espectros de massas, para armazenamento e acesso público de dados e para processamento estatístico de dados.[4,5]

Tanto na área da instrumentação como da bioinformática para análise e interpretação de dados, os avanços são rápidos e disruptivos, de forma que durante a elaboração deste capítulo fomos guiados pelo objetivo de comunicar inicialmente aos leitores a importância da MS e seu rápido desenvolvimento, impactando as capacidades de análise a cada ano que passa e causando um incrível aumento da produção científica e dos conhecimentos gerados. Apesar de tantos avanços, é necessário reconhecer que a quantidade de proteínas, metabólitos e lipídeos conhecidos e estudados atualmente representa uma fração do total de moléculas em organismos vivos. Diante dessa realidade, foram selecionados alguns exemplos de aplicação das *omics* em reprodução animal, reconhecendo que a seleção é incompleta e que as metodologias analíticas serão expandidas em breve. Longe de ser uma revisão compreensiva, apresentam-se alguns exemplos de aplicações visando ilustrar o potencial transformativo na compreensão dos mecanismos moleculares importantes para a reprodução em animais domésticos.

Considerando os diversos tópicos relacionados à reprodução animal (Figura 2) e a impossibilidade de apresentar aplicações de maneira uniforme e completa de pesquisas incluindo ômicas por MS em um único capítulo, procurou-se selecionar exemplos relevantes que informem e inspirem o leitor a utilizar essas ferramentas em sua pesquisa, assim como a transferi-las para aplicações práticas que beneficiem a produção e o bem-estar animal. Devido ao grande número de temas na área, o capítulo não é compreensivo, mas visa proporcionar ao leitor informações relevantes sobre os princípios básicos, o potencial e os desenvolvimentos recentes das ômicas baseadas em espectrometria de massas em reprodução animal.

METABOLÔMICA

Primeiramente, para que se possa compreender o que é a metabolômica, é necessário definir os conceitos que a cercam: o metabolismo, os metabólitos e o metaboloma. Para a manutenção da vida e o desempenho adequado de suas funções biológicas, os organismos necessitam continuamente de energia, que acontece por meio de modificações estruturais moleculares e de reações bioquímicas específicas para a síntese e a degradação de biomoléculas, chamado de *metabolismo*. Os compostos bioquímicos (aminoácidos, lipídeos, peptídeos, dentre outros), produtos das transformações químicas que ocorrem durante o metabolismo, são chamados *metabólitos*, e o conjunto de metabólitos produzidos por uma célula ou sistema é dito *metaboloma*, que pode fornecer informações valiosas sobre o estado celular.[6]

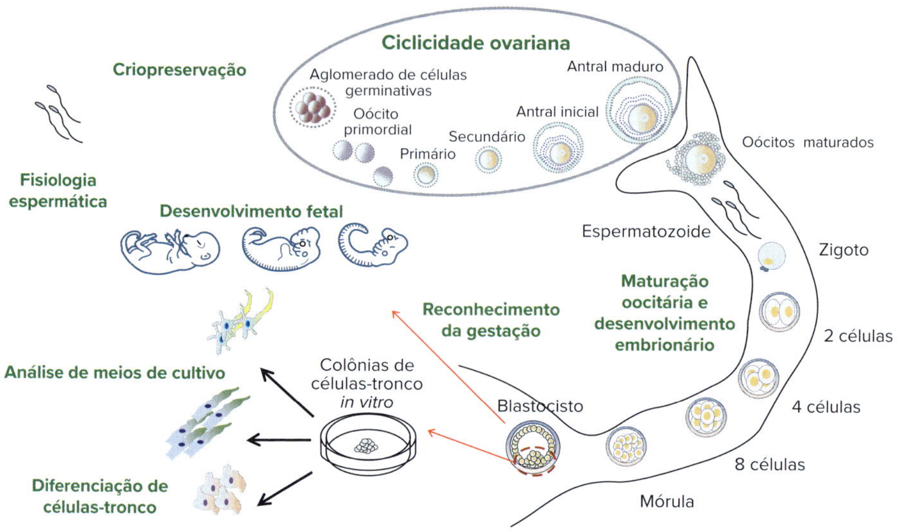

FIGURA 2 Temas frequentes em pesquisas na área de reprodução animal, que foram incluídos neste capítulo.

Fonte: acervo dos autores.

Diferentemente do que acontece com genes e proteínas, cujas funções são controladas por mecanismos complexos como o controle epigenético e os mecanismos pós-traducionais, os metabólitos são os produtos finais dessas alterações, sendo portanto o reflexo direto do estado bioquímico da célula, o que os torna mais próximos e mais precisos de se correlacionar com o fenótipo observado. Entretanto, o lipídeo pode ser oxidado e como consequência sua função celular é modificada. Essa recente área de pesquisa está sendo denominada epilipidoma.[7] Áreas de sobreposição de ômicas, como a lipidação proteica, estão em desenvolvimento inicial e demonstram-se de grande importância para a compreensão dos mecanismos fisiológicos[8] (Figura 3).

Nesse cenário encontra-se introduzida a definição da metabolômica: o estudo do perfil dos metabólitos (metaboloma) de baixo peso molecular de uma célula ou sistema, de modo a permitir a correlação com o fenótipo, bem como com seu genótipo correspondente. A análise da composição molecular de lipídeos e açúcares é considerada também metabolômica, mas, com o desenvolvimento do conhecimento das funções biológicas de classes específicas, reações e funções biológicas, a área de metabolômica, assim como na genômica, transcriptômica e proteômica, encontra-se cada vez mais dividida em subáreas de especialização.

A MS vem se mostrando uma tecnologia analítica muito eficiente e crucial para os estudos de metabolômica, e o ramo da reprodução animal tem lançado mão dessa tecnologia de maneira crescente, devido a sua capacidade de identificar um grande número de metabólitos em pequenas quantidades de amostras e de se adaptar à análise de diferentes sistemas biológicos. Oócitos, espermatozoides, embriões, fluidos, tecidos e meios de cultivo têm sido foco de diversos estudos.

Antes de iniciar uma análise do metaboloma, é importante ter em mente a necessidade

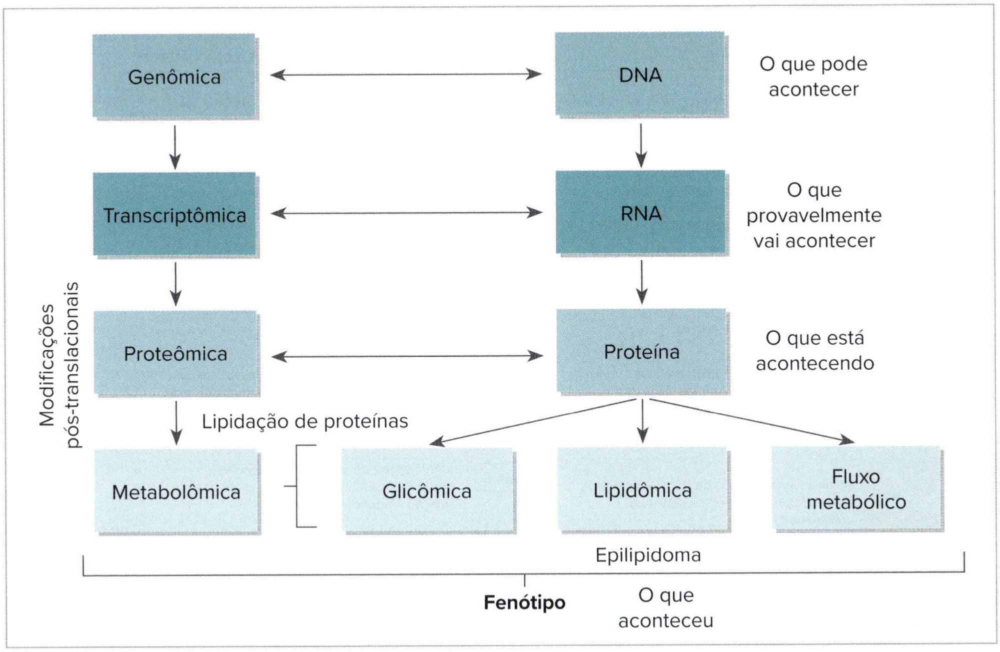

FIGURA 3 Cascata das ômicas, demonstrando os principais campos e diferenciando seus alvos de análise. Cada ômica possui subáreas de especialização. No caso da metabolômica, a glicômica, a lipidômica e o estudo de fluxos metabólicos representam subáreas. Algumas subáreas geram internamente tópicos especializados, como o estudo dos lipídeos oxidados (epilipidoma). Para o estudo de fluxos metabólicos, precursores contendo isótopos de carbono ou a substituição de hidrogênio por deutério são introduzidos no sistema biológico e seus derivados são identificados pela diferença de massa e fragmentação esperados em relação aos derivados naturais.

DNA: ácido desoxirribonucleico; ômicas: proteômica, metabolômica ou lipidômica; RNA: ácido ribonucleico.

Fonte: acervo dos autores.

de planejar o experimento, de acordo com a pergunta científica. Para tanto é preciso estar atento às diferentes abordagens metabolômicas e escolher aquela que se adéqua à necessidade de seu estudo. De modo simplificado, existem duas abordagens para o estudo do metaboloma: a *metabolômica alvo ou direcionada* (*targeted metabolomics*) e a *metabolômica global ou não direcionada* (*untargeted metabolomics*), e cada uma delas segue um fluxo de trabalho distinto (Figura 4).

A metabolômica alvo ou direcionada tem por objetivo identificar uma quantidade de metabólitos específicos, com foco em uma ou mais vias metabólicas relacionadas de interesse. A escolha por essa abordagem ocorre quando há uma pergunta ou hipótese bioquímica específica a ser investigada. Portanto, nessa abordagem, uma lista específica de metabólitos alvo é medida, contemplando uma investigação direcionada.

A metabolômica global ou não direcionada, ao contrário da anterior, é aplicada quando se deseja identificar o maior número possível de metabólitos sem um foco específico. Nessa abordagem é possível conhecer o perfil global das pequena moléculas ionizadas a fim de realizar uma comparação entre grupos experimentais ou a caracterização da composição da amostra.

A metabolômica pode ser empregada para caracterização metabólica, tanto para fins de

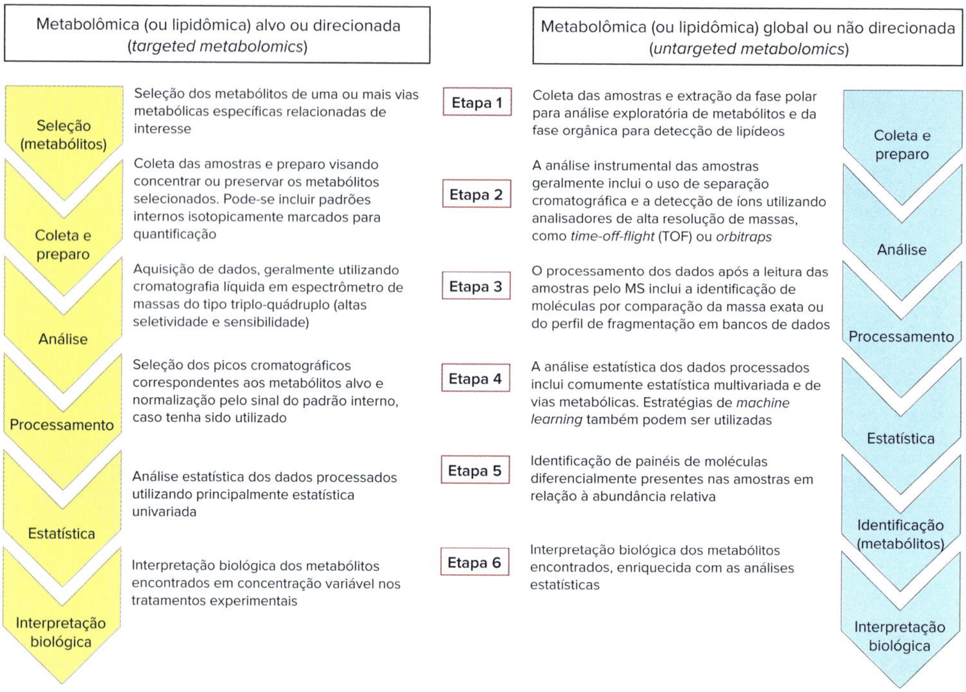

FIGURA 4 Visão geral do fluxo de trabalho para as diferentes abordagens de metabolômica ou lipidômica alvo ou direcionada, que se restringe a um conjunto de compostos definido previamente e que pode ser utilizado para estudos de fluxo de isótopos (A) e de metabolômica ou lipidômica global ou não direcionada (B). A escolha da abordagem apropriada depende da pergunta ou hipótese científica do estudo e da quantidade da amostra disponível.

MS: espectrometria de massas.

Fonte: acervo dos autores.

diagnóstico como de prognóstico molecular. Exemplos de estudos envolvendo sêmen e plasma seminal buscam com frequência prever a qualidade do sêmen e a fertilidade de machos. Análises por CG-MS foram capazes de identificar metabólitos com intensidades relativas distintas em espermatozoides de touros da raça Holandesa com alta e baixa fertilidade a campo.[9,10] O estudo revelou que os ácidos orgânicos e ácidos graxos foram as classes prevalentes de metabólitos no sêmen do touro. Já na caracterização do plasma seminal, os metabólitos mais abundantes foram a frutose, seguida pelo ácido cítrico, ácido lático, ureia e ácido fosfórico. Outros estudos nessa temática trouxeram informações sobre a contribuição e funções associadas desses e outros metabólitos em amostras de espermatozoides, plasma seminal e glândulas sexuais acessórias (revisado[11,12]). Além de caracterizar e conhecer funções associadas a determinados metabólitos na fertilidade, outro objetivo desse tipo de estudo e análise é poder validar biomarcadores que possam prever a qualidade do sêmen e a fertilidade do macho.

No que diz respeito à fêmea, estudos voltados ao entendimento dos mecanismos envolvidos nos processos de desenvolvimento e sobrevivência do embrião, bem como à manutenção da gestação, têm incluído técnicas de MS. Assim como acontece com os espermatozoides, para os quais somente observações de motilidade e concentração se tornaram subjetivas para predizer a qualidade do sêmen e a fertilidade do macho, avaliações morfológicas de oócitos e embriões não são suficientes. Essas estruturas podem estar com a viabilidade comprometida sem quaisquer alterações morfológicas, portanto, análises adicionais de metabolômica vêm se tornando fundamentais.

Iniciando pelo oócito, temos que ele é circundado pelas células do *cumulus* (células somáticas especializadas – CC), que sustentam o período de maturação oocitária, a fim de promover a fertilização adequada e, consequentemente, o desenvolvimento de um embrião viável. Partindo da premissa de que a ausência de CC reduz drasticamente a probabilidade de fertilização do oócito e a qualidade do embrião, e que durante as primeiras 3 horas de maturação ocorre perda parcial da comunicação oócito-*cumulus* pelas projeções citoplasmáticas, um estudo de Uhde et al.[13] investigou as interações parácrinas entre as CC e o oócito, e a capacidade de oócitos desnudados, ou seja, sem comunicação com as CC pelas projeções citoplasmáticas. Com o desnudamento, após 9 horas de maturação, a comunicação entre oócitos e CC foi totalmente interrompida. Parte dos gametas foi colocada em meio fresco e a outra parte em meio enriquecido com CC. Oócitos desnudados que completaram a maturação em meio enriquecido com CC tiveram melhor potencial de desenvolvimento. A análise metabolômica detectou duas vezes mais metabólitos em CC do que no meio de maturação, sendo a maioria relacionada ao metabolismo de carboidratos, lipídeos e aminoácidos. As ferramentas de MS foram fundamentais nesse estudo para a identificação de metabólitos e de alterações envolvidas na aquisição de competência oocitária, e para demonstrar que, assim como as projeções citoplasmáticas, fatores secretados pelas CC também influenciam positivamente o desenvolvimento do oócito.[13]

Estudos mais recentes caracterizaram por MS, em bovinos, o fluido luminal uterino, que é uma fonte importante de moléculas que suportam o desenvolvimento e a sobrevivência do embrião. Os pesquisadores buscaram responder se as variáveis ovarianas, uterinas e hormonais do periestro afetam a composição e a fertilidade do fluido luminal uterino. Desse modo, foram criados dois grupos de fêmeas de acordo com essas variáveis. As análises identificaram majoritariamente aminoácidos; e os perfis metabólicos dos fluidos foram consistentes com as variáveis ovarianas, uterinas e hormonais de cada um dos grupos.[14] Além disso, foram observadas diferenças no metaboloma de fêmeas de alta e baixa fertilidade, sendo a maioria dos metabólitos associada ao metabolismo energético e de aminoácidos. Os autores concluíram que as diferenças observadas influenciam a receptividade uterina, com consequências no desenvolvimento do concepto.[15]

Além das vertentes aqui abordadas, estudos destinados ao embrião buscam entender seu complexo e dinâmico metabolismo, que deve ser preciso para garantir resposta a eventos de proliferação, sobrevivência, demanda energética, estresse, entre outros. Ao longo do desenvolvimento embrionário, pode-se notar mudanças morfológicas marcantes, acompanhadas de eventos metabólicos fundamentais que garantem sua competência. Anteriormente à transição materno-zigótica, na qual os eventos são mantidos pelos estoques do oócito, a atividade metabólica é baixa, com preferência pela mobilização de piruvato. À medida que o desenvolvimento avança, alcançando a fase pós-compactação, e com a ativação do genoma embrionário, ocorre a troca da preferência do substrato piruvato pela glicose. Esse metabólito pode seguir diferentes vias dentro das células: gerar ribose para a síntese de DNA e RNA; NAPH (adrenodoxina oxidorredutase mitocondrial) para a biossíntese de lipídeos, importantes para eventos de sinalização, blastulação e eclosão, por exemplo. Portanto, o adequado *turnover* metabólico é crucial para a viabilidade do embrião pré-implantação e, consequentemente, para o sucesso da prenhez.

A crescente adoção de técnicas de produção *in vitro* (PIV) de embriões, principalmente em bovinos, trouxe um avanço significativo para a agropecuária devido ao aumento no número de embriões que são capazes de gerar por ciclo de produção. Porém, a necessidade de mimetizar o sistema *in vivo* ainda tem seus desafios, uma vez que já foi relatado que, em relação aos embriões produzidos *in vivo*, embriões PIV apresentam menor número de blastômeros; diferenças no padrão morfológico (fragmentação celular, pouca nitidez de contornos da mórula ou interno da massa celular interna, coloração mais escura); maior sensibilidade a baixas temperaturas, prejudicando o processo de criopreservação e, consequentemente, a competência embrionária. As ferramentas de MS nesse contexto têm se mostrado eficientes para o estudo de metabólitos dentro do ambiente de cultivo, para a identificação de potenciais biomarcadores de viabilidade e/ou para a compreensão de processos biológicos e a caracterização de funções associadas a metabólitos específicos, como descrito a seguir.

O uso da MS para avaliações embrionárias pode acontecer diretamente no embrião ou indiretamente pelo meio de cultivo. Como exemplo, um estudo utilizando cromatografia gasosa-espectrometria de massas (GC-MS) e cromatografia líquida-espectrometria de massas (LC-MS) objetivou identificar metabólitos que foram regulados diferencialmente ao longo da embriogênese do *Zebrafish*. As análises foram feitas em embriões 4, 8, 12, 24 e 48 horas após a fertilização. Foram detectados 60 metabólitos (aminoácidos e lipídeos, majoritariamente) considerados importantes na diferenciação entre os estágios de desenvolvimento. Esses achados são fundamentais para esclarecer as mudanças dinâmicas que ocorrem ao longo da embriogênese, e ajudam na compreensão dos eventos biológicos de cada etapa do desenvolvimento.[16]

Embora as análises do metaboloma em embriões tragam informações muito valiosas, uma alternativa não invasiva tem sido adotada, de maneira preferencial, a fim de poupar o uso dessa estrutura. A metabolômica em meio de cultivo, amostra também conhecida como biópsia líquida, tem se mostrado eficaz e proporcionado acessar informações relevantes do metabolismo embrionário, pela quantificação do consumo de metabólitos do meio. Essa leitura é possível quando o meio onde embriões foram cultivados é comparado com meio fresco, ou seja, que não foi exposto ao cultivo de embriões. Essa alternativa poupa o uso do embrião para a detecção de biomarcadores e, com isso, pode ser potencialmente aplicada como método de diagnóstico na escolha de embriões viáveis para transferência.

Essa abordagem foi investigada no estudo de Fernandes et al.,[17] no qual foram analisados, por MS, meios após o cultivo de embriões bovinos PIV que geraram ou não prenhez. As análises mostraram que a intensidade relativa de íons era maior no grupo que foi capaz de estabelecer prenhez, e três deles foram identificados como biomarcadores.[17]

Esses são alguns exemplos da versatilidade do uso da metabolômica na reprodução animal. Novas abordagens e ferramentas têm permitido o acesso a centenas de informações com o mínimo de amostra. Por isso, para fazer bom uso dessas tecnologias, deve-se ter sempre bem definidos os objetivos e a pergunta científica da pesquisa.

LIPIDÔMICA

Assim como os metabólitos, os lipídeos fazem parte dos produtos das transformações químicas iniciadas com expressão gênica, sendo considerados também metabolismo final (*end point metabolism*). Os lipídeos são moléculas não somente estruturais e de estoque de energia, mas também altamente reativas e de extrema importância nos sistemas biológicos, por seu papel estrutural de membranas celulares e por estarem envolvidos em diversos processos fundamentais para a manutenção da vida, como para armazenamento e fonte de energia, sinalização para processos celulares, reguladores metabólitos. Diante dessas inúmeras funções e evidente importância dos lipídeos para o metabolismo celular, um ramo da metabolômica, a lipidômica, surgiu para contemplar exclusivamente o estudo do lipidoma (conjunto de lipídeos produzidos por uma célula ou sistema). Assim, as abordagens da lipidômica são, de modo geral, as mesmas da metabolômica: *lipidômica alvo ou direcionada* (*targeted lipidomics*) e *lipidômica global ou não direcionada* (*untargeted lipidomics*). É notória a importância dos lipídeos na reprodução animal, por isso a atenção tem sido voltada, ao longo dos últimos anos, ao estudo dessas moléculas em diferentes sistemas biológicos. Por conta dessa autonomia da lipidômica, algumas ferramentas de MS foram otimizadas para estudos voltados aos lipídeos, como descrito a seguir.

Como elemento fundamental nos espermatozoides, pode-se citar a membrana plasmática e os lipídeos presentes em sua composição. Os fosfolipídios (PL) são os mais abundantes nas membranas celulares, formados por uma molécula de glicerol, um ou dois ácido graxos (acoplados ao glicerol por ligação éster ou éter), um grupo fosfato e uma molécula polar, que pode ser uma colina, serina, etanolamina, dentre outras. Os PL apresentam uma variedade de tamanhos e saturações, conferindo às membranas sua permeabilidade e fluidez. Outras classes que contribuem para as características das membranas são o colesterol e os ácidos graxos poli-insaturados (Pufa). Estes últimos também desempenham papel importante na resposta à peroxidação lipídica, apresentando como final da cascata de sinalização a produção de espécies reativas de oxigênio (ERO). No espermatozoide, a membrana plasmática exerce um papel-chave na sobrevivência durante o trajeto no sistema reprodutor feminino na capacitação, na interação com o oócito e na fecundação. Pesquisas focadas em lipidômica de espermatozoides revelam características moleculares capazes de otimizar os métodos utilizados para a manutenção da viabilidade e da criopreservação espermática.[18,19] Como exemplo, a presença de ácidos graxos oxidados em sêmen equino, especificamente na cabeça do espermatozoide.[20] A suplementação nutricional com ácidos graxos ômega-3 e 6 em bodes alterou a composição das células espermáticas. Além disso, a concentração de ácido docosa-hexaenoico (DHA) apresentou correlação positiva com a viabilidade e o movimento progressivo de células espermáticas caprinas.[21] A variedade da composição lipídica espermática em diversas espécies domésticas e selvagens (cangurus, leões, faisões) foi foco de diversas publicações do grupo do Professor Juergen Schiller.[22-25]

Oócitos e embriões também são ricos em lipídeos, e suas quantidades também podem variar entre espécies. O bovino e o suíno possuem naturalmente maior quantidade de lipídeos neutros citoplasmáticos, enquanto outros (camundongos e humanos) apresentam quantidades menores. Além disso, embriões PIV apresentam uma coloração mais escura que seus correspondentes *in vivo*, o que pode estar relacionado à capacidade de oócitos e embriões internalizarem lipídeos da suplementação do meio de cultivo. Embora os lipídeos sejam essenciais para diversos eventos fundamentais nos sistemas biológicos, seu acúmulo está relacionado com menor potencial de desenvolvimento embrionário e taxa de prenhez em embriões PIV, podendo ser considerados um indicador de condições de cultivo inadequadas e relacionados com diferenças no metabolismo desses embriões quando comparados com o sistema *in vivo*.

Uma consequência importante do metabolismo alterado e do acúmulo de lipídeos dos embriões PIV é sua reduzida criotolerância. Um importante local de lesão durante a criopreservação é a membrana plasmática. Parte do dano causado é induzida pela mudança do estado fluido para um estado ordenado à medida que a temperatura é reduzida. Além disso, as gotas de lipídeos acumuladas no citoplasma podem favorecer a formação de cristais de gelo, contribuindo para o rompimento da membrana.

Técnicas específicas utilizando MALDI e DESI com fontes de ionização para a avaliação individual do perfil lipídico em embriões pré-implantação foram desenvolvidas inicialmente no laboratório do Professor Marcos Eberlin, na Universidade Estadual de Campinas,[26] e foram depois ampliadas no laboratório do Professor Graham Cooks, na Universidade de Purdue, nos EUA.[27] Uma revisão sobre a aplicação dessas técnicas foi publicada em 2015, e posteriormente diversas pesquisas continuaram a aplicar os métodos para perfil lipídico a partir de amostras intactas utilizando MALDI e DESI.[28-30] Em 2018, uma nova técnica, denominada perfil por *multiple reaction monitoring* (MRM), foi introduzida para monitorar quase 400 lipídeos de 10 diferentes classes em oócitos e embriões únicos.[31]

Plasma seminal, fluidos uterinos, fluidos foliculares e meios de cultivo utilizados em biotecnologia da reprodução também são alvo das análises de lipidômica.[32,33] Tão importante quanto investigar os lipídeos presentes nas estruturas em si é conhecer o ambiente que as circunda e entender como essa comunicação influencia no estímulo e na composição molecular dos espermatozoides, oócitos, células do *cumulus*, embriões, entre outros. Ferramentas de bioinformática específicas para análise de vias metabólicas lipídicas, incluindo informações sobre as enzimas relacionadas aos lipídeos detectados, têm se multiplicado. Dentre elas, BioPan,[34] MoSBI[35] e Linex.[36,37]

A quantidade, os graus de insaturação e a distribuição de cada classe lipídica podem variar de acordo com a espécie, raça e até mesmo entre indivíduos. Isso porque as membranas não são tão conservadas e há divergência quanto a essas variáveis em resposta às pressões seletivas que cada espécie/raça foi exposta. Para avaliar o significado biológico da insaturação de tamanho de cadeias dos lipídeos detectados na análise lipidômica, foi lançado um conceito recente de avaliação da flexibilidade e plasticidade lipídica.[38]

PROTEÔMICA

O objetivo inicial da análise proteômica é a identificação da composição e abundância específica das proteínas em determinado fluido corporal, célula e/ou tecido associado a um processo biológico/fisiológico ou patológico. Essa informação permite obter a composição diferencial das proteínas, que sustenta a compreensão dos mecanismos do sistema estudado. Especificamente em reprodução animal, a proteômica introduziu melhores possibilidades de caracterizar e compreender a gametogênese, foliculogênese, maturação oocitária e os mecanismos do desenvolvimento embrionário. A Figura 5 apresenta alguns exemplos de experimentos na área de reprodução animal envolvendo a aplicação de tecnologias em proteômica.

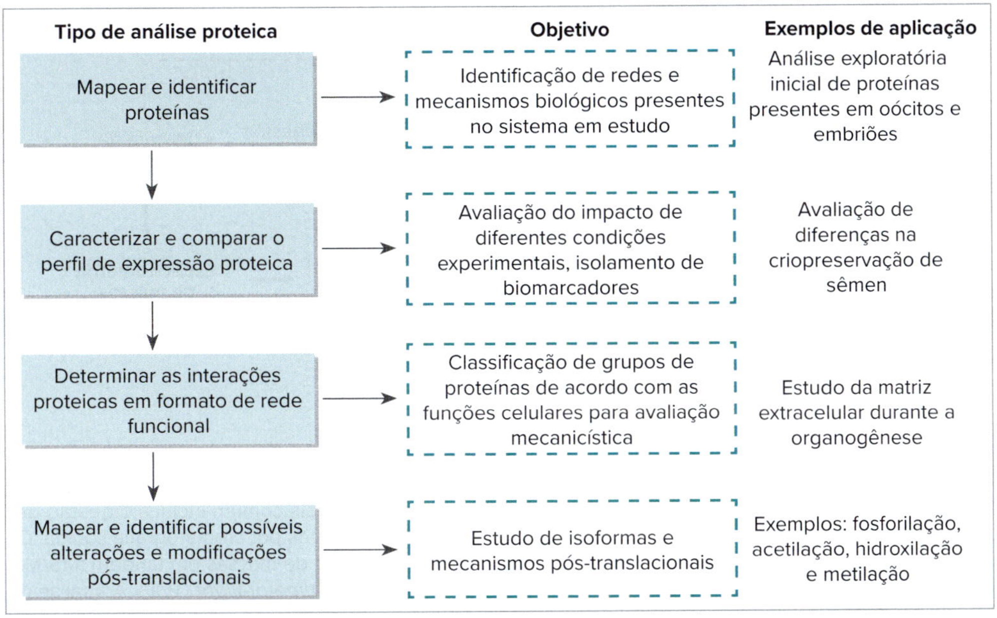

FIGURA 5 Experimentos na área de reprodução animal envolvendo a aplicação de tecnologias em proteômica.

Fonte: acervo dos autores.

A análise de proteínas pode ser meramente exploratória, visando compreender a composição e as vias metabólicas presentes nas amostras. O objetivo pode ainda ser comparativo da expressão proteica entre tratamentos experimentais ou entre animais de diferentes fenótipos, por exemplo, níveis de fertilidade. Atualmente, diversas ferramentas de bioinformática permitem determinar as interações proteicas de acordo com sua função celular. Devido aos avanços na compreensão de mecanismos moleculares envolvendo proteínas e também aos desenvolvimentos analíticos que permitem mensurá-los, sabe-se que modificações pós-translacionais de proteínas têm um papel importante na compreensão da estabilidade, localização e conformação proteica.

Os estudos de proteômica desempenham um papel cada vez mais importante na reprodução animal. As proteínas propiciam a compreensão dos mecanismos de eventos fisiológicos e patológicos e a conexão de fatores genéticos e não genéticos na determinação do fenótipo. A análise exploratória das proteínas presentes em uma amostra é atualmente baseada em plataformas de MS acopladas a diversos métodos de separação, principalmente cromatografia líquida de *ultraperformance* (UPLC). As duas principais estratégias utilizadas para a identificação e o estudo de proteínas são denominadas *bottom-up* (Figura 6) ou *top-down*.[39-41] O processamento de dados da proteômica é baseado na genômica e em ferramentas de bioinformática.

Na proteômica *bottom-up*, a análise é realizada após a digestão das proteínas, geralmente empregando a enzima tripsina, para permitir a análise de forma qualitativa e quantitativa. Na estratégia *top-down*, proteínas intactas, muitas vezes referidas como proteínas nativas (*native proteins*), são analisadas. Existem vantagens e limitações associadas a cada uma das duas estratégias. A proteômica *bottom-up* é a estratégia analítica mais madura e mais utilizada para identificação de

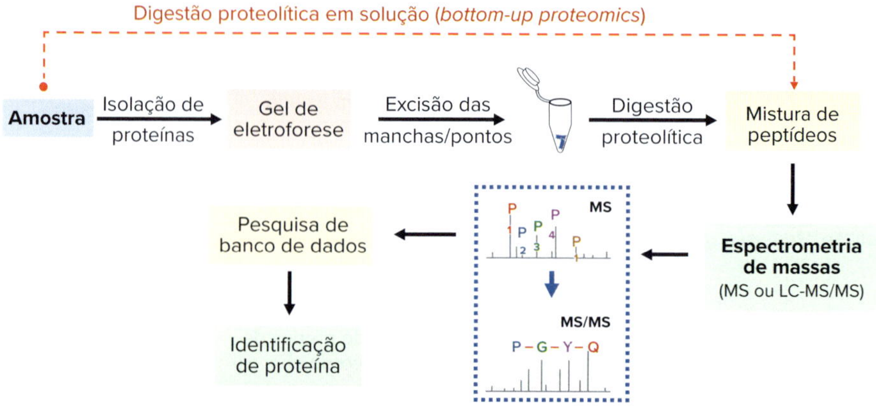

FIGURA 6 Fluxo simplificado do processo de análise proteômica utilizando a estratégia *bottom-up*. O processo se inicia com o isolamento da mistura de proteínas da amostra. Atualmente a separação por eletroforese tem sido cada vez menos utilizada. O fluxo de análise mais comum inclui a digestão das proteínas por meio da tripsina, seguida pelo fracionamento dos peptídeos por cromatografia líquida. Os peptídeos eluídos são detectados e sequenciados por espectrometria de massas em tandem (MS/MS) utilizando analisadores de alta resolução de massas, como *orbitrap* e *time-of-flight* (TOF). A análise de MS gera milhares de espectros distribuídos durante a análise cromatográfica. Dessa forma, há necessidade de uso intensivo de *softwares* especializados e conectados a bancos de dados para identificação das proteínas. A fonte de ionização mais usada em proteômica é *electrospray* (ESI), em experimentos nos quais a eletroforese bidimensional é utilizada ou em estudos específicos. Outras fontes de ionização, como a dessorção/ionização a *laser* assistida por matriz (*matrix-assisted laser desorption ionization* – MALDI) e suas variantes, como dessorção/ionização a *laser* de superfície aprimorada (*surface-enhanced laser desorption/ionization* – Seldi), são também utilizadas.

LC: cromatografia líquida; MS: espectrometria de massas.

Fonte: acervo dos autores.

proteínas. A maior limitação da proteômica *bottom-up* encontra-se na detecção de proteínas pouco abundantes. Para compensar essa limitação, diversas estratégias envolvendo o isolamento ou o enriquecimento da amostra para proteínas em baixa concentração podem ser utilizadas. Outra limitação é o fato de que as modificações pós-translacionais (PTM) normalmente exigem protocolos específicos, diferentes do protocolo típico para sequenciamento das proteínas. Dessa forma, um dos mais relevantes desafios atuais da proteômica encontra-se no estudo das PTM. As PTM ocorrem devido ao mecanismos de corte variável do RNA mensageiro, resultando em diversos tipos de modificações na estrutura proteica e gerando diversas isoformas proteicas, cada uma com função e atividades específicas, a partir de um mesmo gene.

A proteômica *top-down* não oferece a solução para as limitações da estratégia *bottom-up* por ser pouco compreensiva, isto é, restringe-se ao estudo de proteínas específicas. Entretanto, como a detecção das proteínas alvo é realizada sem digestão prévia em suas espécies de peptídeos correspondentes, é possível caracterizar as proteoformas resultantes de variação genética, *splicing* alternativo ou PTM. A maior limitação da proteômica *top-down* encontra-se na necessidade de grande especialização em proteômica estrutural por parte dos pesquisadores envolvidos na pesquisa e de instrumentação diferenciada, com técnicas de dissociação como *electron-capture dissociation* (ECD) ou *electron-transfer dissociation* (ETD) e análise de dados predominantemente manual.

Na área de reprodução animal existe grande interesse na seleção de gametas de alta qualidade. Proteínas de folículos e oócitos de bovinos, búfalas, suínos, caninos e murinos já foram exploradas em diversas publicações.[42-46]

Em relação aos estudos em reprodução animal de machos, tanto a composição proteica dos espermatozoides como a do plasma seminal estão diretamente envolvidas na fertilidade. A qualidade espermática e a capacidade de fertilização estão determinadas pela formação, maturação e manutenção dos espermatozoides.[47] A comparação da expressão de proteínas tem sido proposta como uma via para a identificação de biomarcadores para comparação de aspectos da fertilidade animal.[48]

O estudo das PTM vem despertando crescente interesse, visto que são responsáveis pelo aumento da diversidade funcional do proteoma. As PTM incluem diversas modificações nos aminoácidos que fazem parte das proteínas, incluindo fosforilação, glicosilação, ubiquitinação, nitrosilação, metilação, acetilação e eclipidação.

IMAGEM QUÍMICA POR ESPECTROMETRIA DE MASSAS

As técnicas de imagem química por MS proporcionam a observação da distribuição da localização de diversos metabólitos, lipídeos, peptídeos e proteínas em amostras depositadas em uma superfície, normalmente representadas por um corte de tecido. A colocalização da distribuição de diversas moléculas simultaneamente à correlação de sua localização com as propriedades morfológicas de um tecido proporciona uma nova dimensão para o estudo da fisiologia e da patologia de tecidos. Existem diversas fontes de ionização de analisadores de massas capazes de gerar imagens químicas. MALDI e DESI são atualmente as fontes de ionização mais utilizadas, acopladas a analisadores de alta resolução de massas, como TOF. Há também equipamentos com capacidade de separação de compostos isômeros, ou seja, moléculas que possuem a mesma fórmula molecular, mas os átomos são organizados de maneira diferente, pela técnica da mobilidade iônica (*ion mobility*), presente em alguns instrumentos. A Figura 7 apresenta, de modo esquemático, uma possibilidade experimental na qual DESI é utilizada para obter a localização de lipídeos de modo não destrutivo. Em seguida, a partir da mesma amostra, a imagem por MALDI permite a localização de algumas proteínas, também de modo não destrutivo da morfologia do tecido, permitindo a possibilidade de realização de coloração para análises morfológicas e também de imuno-histoquímica.

As aplicações da imagem química por MS na área de reprodução animal estão se expandindo rapidamente. A resolução espacial da imagem química por MALDI ou DESI atualmente encontra-se entre 10 e 50 μm. A resolução espacial de 10 μm, utilizando uma variação da fonte de DESI, denominada nano-DESI, foi recentemente utilizada para mapear metabólitos e lipídeos em secções transversais de útero de camundongos, como ilustrado na Figura 8.[49]

Outra potencialidade bastante interessante da imagem química é a construção de imagens tridimensionais. Isso é feito por meio de *softwares* capazes de combinar imagens químicas bidimensionais em cortes histológicos seriados. A imagem química tridimensional por DESI foi realizada para o corpo inteiro de um feto suíno com 50 dias de gestação.[50] A morfologia dos cortes de tecido não foi perturbada, de modo a possibilitar a

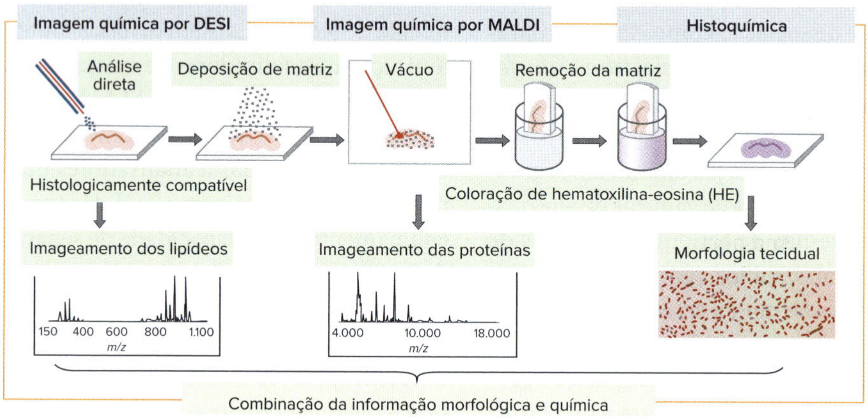

FIGURA 7 Exemplo de experimento de imagem química,[51] no qual a partir da mesma amostra é possível obter a localização de lipídeos e proteínas, preservando a morfologia do tecido para posterior análise morfológica. Para a imagem química por DESI, o tecido pode ser analisado diretamente. Para a técnica de MALDI, é necessário recobrir a superfície com um composto com alta capacidade de absorção de óptica na faixa ultravioleta ou infravermelho, denominada matriz orgânica. A matriz proporciona a ionização das moléculas presentes nas amostras de modo não destrutivo e eficiente. Para que a aplicação da matriz seja homogênea, na temperatura e geometria adequadas, existem equipamentos utilizados exclusivamente para essa finalidade.

DESI: *desorption electrospray ionization*; MALDI: *matrix-assisted desorption electrospray ionization.*

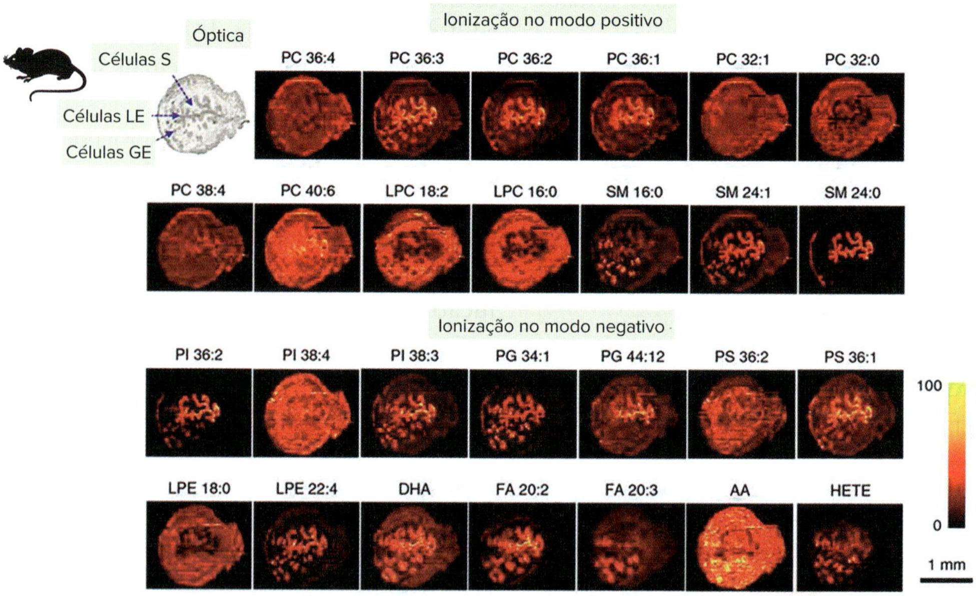

FIGURA 8 Imagens químicas de secções transversais de útero murino, mostrando a localização de diversos lipídeos. As imagens foram obtidas por nano-DESI em modo positivo e negativo a partir de um único corte de tecido. Em modo positivo, os lipídeos foram detectados como adutos de sódio ([M+Na]+). No modo negativo, as imagens apresentam a localização de lipídeos deprotonados [M–H]–.

AA: ácido araquidônico (FA 20:4); células GE: células do epitélio granular; células LE: células do epitélio luminal; células S: células do estroma; DESI: *desorption electrospray ionization*; DHA: ácido docosa-hexaenoico (FA 22:6); HETE: ácido hidroxieicosatetraenoico; LPC: lisofosfatidilcolina; LPE: lisofosfatidiletanolamina; PC: fosfatidilcolina; SM: esfingomielina.

A escala de cores utiliza a cor preta para baixa intensidade e a cor amarela para alta intensidade do sinal de cada lipídeo.

Fonte: adaptada de Yin et al.[49]

combinação da informação da análise morfológica e química. Os resultados demonstraram a grande diversidade de fosfatidilserinas no cérebro em comparação com outros órgãos, assim como metabólitos como o ácido N-acetil-aspártico, exclusivamente localizado no sistema nervoso em desenvolvimento, e também a localização da N-acetil-glutamina exclusivamente no coração. Alguns lipídeos foram bastante abundantes no pulmão, como a PC(32:0) e a PS(40:6), que fazem parte do surfactante pulmonar. Houve maior abundância de lipídeos sulfatídeos no fígado fetal, e hexoses (açúcares) abundantes no pulmão e no coração. Dessa maneira, a imagem química por MS apresenta grande potencial para aumentar o conhecimento da fisiologia reprodutiva e dos fenômenos moleculares presentes no desenvolvimento fetal (Figura 9).

CONSIDERAÇÕES FINAIS E PERSPECTIVAS

O uso da MS para identificar as proteínas, lipídeos e metabólitos presentes em um modelo biológico de interesse em reprodução animal tem se mostrado informativo e mesmo revolucionário. A expansão do uso das ômicas baseadas em MS deve continuar e futuramente se traduzir em aplicações de importância econômica, como predição da receptividade do ambiente, criorresistência espermática e diagnóstico do ambiente nutricional do animal.

Uma das tecnologias mais promissoras em termos translacionais é representada pela

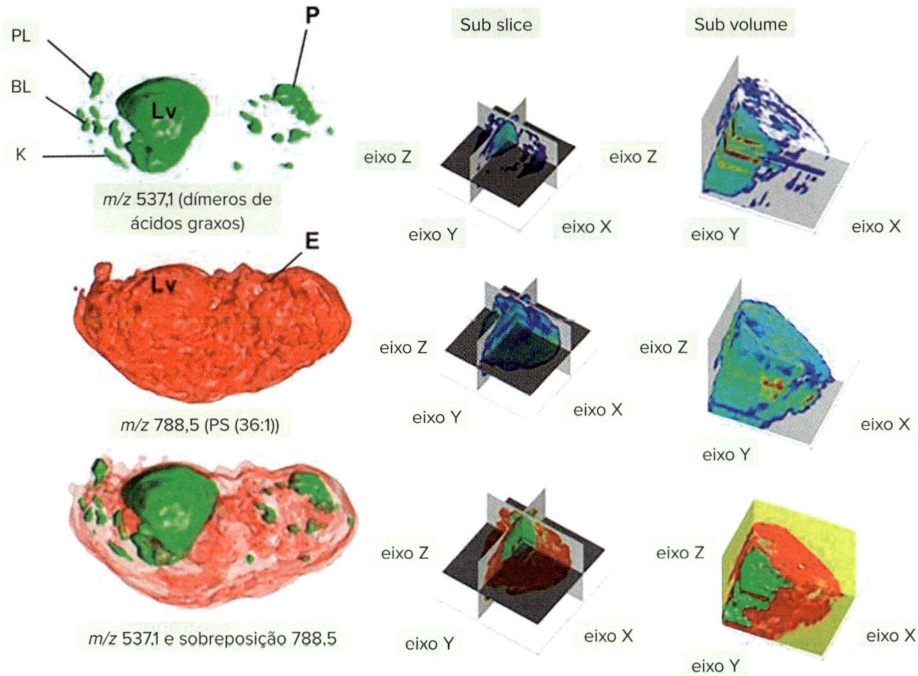

FIGURA 9 Imagem química tridimensional obtida por DESI a partir da combinação de 45 cortes histológicos seriados de um feto suíno. As imagens mostram a localização de dímeros de ácidos graxos linoleicos (C18:1) e palmíticos (C16:0) e da PS(36:1).

BL: intestino; DESI: *desorption electrospray ionization*; E: olhos; K: rim; Lv: fígado; *m/z*: relação massa-carga; P: pró-encéfalo; PL: membro pélvico; PS: fosfatidilserina.

Fonte: acervo dos autores.

MasSpec Pen, introduzida em 2017 e utilizada para diagnóstico em tempo real de câncer e doenças infecciosas.[52-55] A MasSpec Pen está sendo aplicada para análise de esfregaços vaginais bovinos no laboratório do Professor Marcos Eberlin, na Universidade Mackenzie, em São Paulo (comunicação pessoal, 2022) (Figura 10).

Ao mesmo tempo, a comunidade científica tem demonstrado interesse na integração de dados de proteômica, lipidômica e metabolômica, o que depende principalmente de ferramentas de bioinformática e deve contribuir significativamente para a área de reprodução animal.[56]

Nós, autores deste capítulo, esperamos poder ter comunicado ao leitor as potencialidades da MS e oferecido informações de valor. Esperamos ter gerado motivação para a inclusão da MS em sua vida profissional e desejamos muito sucesso na aplicação dessa tecnologia em pesquisas futuras.

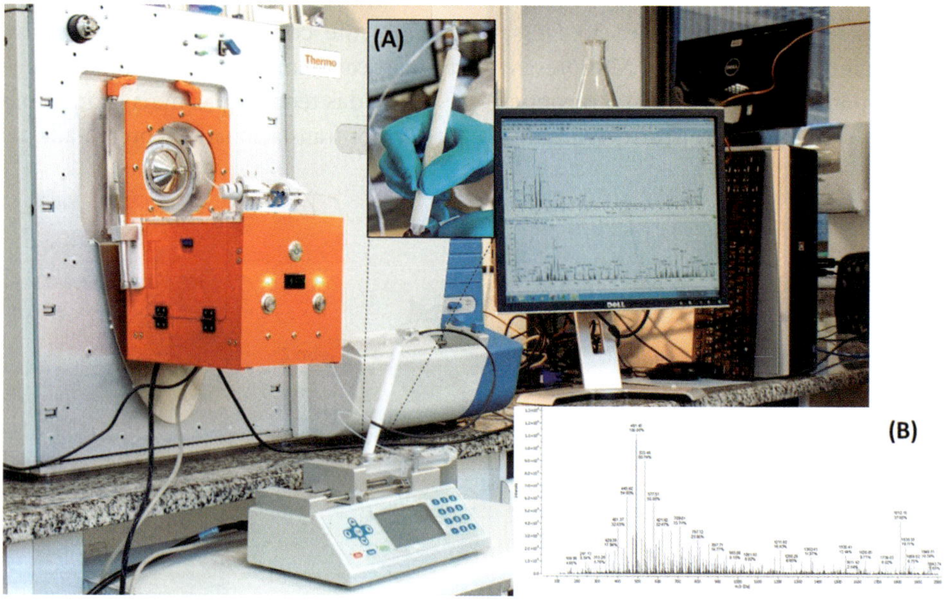

FIGURA 10 Plataforma de análise de amostras utilizando a MasSpec Pen, instalada no laboratório do Professor Marcos Eberlin (Universidade Mackenzie, São Paulo). A: MasSpec Pen conectada a um espectrômetro de massas de alta sensibilidade (*ion trap linear*). B: um dos primeiros espectros de massas obtidos a partir de esfregaços vaginais bovinos utilizando a MasSpec Pen. O laboratório do Professor Marcos Eberlin é referência nacional em inovação em espectrometria de massas, e tem contribuído de modo essencial para a aplicação de MS na área de reprodução animal, relatados em mais de 40 artigos científicos.

MS: espectrometria de massas.

Fonte: crédito da foto do instrumento e dos dados mostrados: Iasmim Lopes de Lima. A foto ampliada da MasSpec Pen está disponível em: https://www.tmc.edu/news/2018/03/solutions-pen-detects-cancer-real-time/.

REFERÊNCIAS

1. Banerjee S. Empowering clinical diagnostics with mass spectrometry. ACS Omega 2020;5(5):2041-8.
2. Griffiths J. A brief history of mass spectrometry. Anal Chem 2008;80(15):5678-83.
3. Meurer EC. Espectrometria de massas para iniciantes. Appris; 2020. p.1-165.
4. Chen C, Hou J, Tanner JJ, Cheng J. Bioinformatics methods for mass spectrometry-based proteomics data analysis. Int J Mol Sci 2020;21(8).
5. Züllig T, Trötzmüller M, Köfeler HC. Lipidomics from sample preparation to data analysis: a primer. Anal Bioanal Chem 2020;412(10):2191-209.
6. Patti GJ, Yanes O, Siuzdak G. Metabolomics: the apogee of the omic triology. Nat Rev Mol Cell Biol 2013;13(4):263-9.
7. Spickett CM. Formation of oxidatively modified lipids as the basis for a cellular epilipidome. Front Endocrinol (Lausanne) 2020;11:602771.
8. Jiang H, Zhang X, Chen X, Aramsangtienchai P, Tong Z, Lin H. Protein lipidation: occurrence, mechanisms, biological functions, and enabling technologies. Chem Rev 2018;118(3):919-88.
9. Menezes EB, Velho ALC, Santos F, Dinh T, Kaya A, Topper E, et al. Uncovering sperm metabolome to discover biomarkers for bull fertility. BMC Genomics 2019;20(1):714.
10. Velho ALC, Menezes E, Dinh T, Kaya A, Topper E, Moura AA, et al. Metabolomic markers of fertility in bull seminal plasma. PLoS One 2018;13(4):e0195279.
11. Memili E, Moura AA, Kaya A. Metabolomes of sperm and seminal plasma associated with bull fertility. Anim Reprod Sci 2020;220:106355.
12. Sousa SD, Lucini L, Ajmone-Marsan P, van Tilburg MF, Moura AA. Untargeted metabolomic profiling of accessory sex gland fluid from Morada Nova rams. Mol Reprod Dev 2020;87(4):409-18.
13. Uhde K, van Tol HTA, Stout TAE, Roelen BAJ. Metabolomic profiles of bovine cumulus cells and cumulus-oocyte-complex-conditioned medium during maturation in vitro. Sci Rep 2018;8(1):9477.
14. Silva FACC, da Silva GF, Vieira BS, Neto AL, Rocha CC, Lo Turco EG, et al. Peri-estrus ovarian, uterine, and hormonal variables determine the uterine luminal fluid metabolome in beef heifers. Biol Reprod 2021;105(5):1140-53.
15. Moraes JGN, Behura SK, Bishop JV, Hansen TR, Geary TW, Spencer TE. Analysis of the uterine lumen in fertility-classified heifers: II. Proteins and metabolites. Biol Reprod 2020;102(3):571-87.
16. Huang SM, Xu F, Lam SH, Gong Z, Ong CN. Metabolomics of developing zebrafish embryos using gas chromatography- and liquid chromatography-mass spectrometry. Mol Biosyst 2013;9(6):1372-80.
17. Fernandes GdO, Milazzotto MP, Fidelis AAG, Kawamoto TS, Leme LdO, Lima CB, et al. Biochemical markers for pregnancy in the spent culture medium of in vitro produced bovine embryos. 2.ed. Biology of Reproduction; 2021. p.481-90.
18. Evans HC, Dinh TTN, Hardcastle ML, Gilmore AA, Ugur MR, Hitit M, et al. Advancing semen evaluation using lipidomics. Front Vet Sci 2021;8:601794.
19. Evans HC, Dinh TTN, Ugur MR, Hitit M, Sajeev D, Kaya A, et al. Lipidomic markers of sperm cryotolerance in cattle. Sci Rep 2020;10(1):20192.
20. Wood PL, Scoggin K, Ball BA, Troedsson MH, Squires EL. Lipidomics of equine sperm and seminal plasma: identification of amphiphilic (O-acyl)-ω-hydroxy-fatty acids. Theriogenology 2016;86(5):1212-21.
21. Liu Q, Zhou YF, Duan RJ, Wei HK, Peng J, Jiang SW. Dietary n-6:n-3 ratio and vitamin E improve motility characteristics in association with membrane properties of boar spermatozoa. Asian J Androl 2017;19(2): 223-9.
22. Engel KM, Schiller J, Müller K, Dannenberger D, Jakop U. The phospholipid composition of kangaroo spermatozoa verified by mass spectrometric lipid analysis. Lipids 2017;52(10):857-69.
23. Luther I, Jakop U, Lueders I, Tordiffe A, Franz C, Schiller J, et al. Semen cryopreservation and radical reduction capacity of seminal fluid in captive African lion (Panthera leo). Theriogenology 2017;89:295-304.
24. Fuchs B, Müller K, Göritz F, Blottner S, Schiller J. Characteristic oxidation products of choline plasmalogens are detectable in cattle and roe deer spermatozoa by MALDI-TOF mass spectrometry. Lipids 2007;42(11): 991-8.
25. Tannert A, Kurz A, Erlemann KR, Müller K, Herrmann A, Schiller J, et al. The bovine seminal plasma protein PDC-109 extracts phosphorylcholine-containing lipids from the outer membrane leaflet. Eur Biophys J 2007;36(4-5):461-75.
26. Ferreira CR, Saraiva SA, Catharino RR, Garcia JS, Gozzo FC, Sanvido GB, et al. Single embryo and oocyte lipid fingerprinting by mass spectrometry. J Lipid Res 2010;51(5):1218-27.
27. Ferreira CR, Eberlin LS, Hallett JE, Cooks RG. Single oocyte and single embryo lipid analysis by desorption electrospray ionization mass spectrometry. J Mass Spectrom 2012;47(1):29-33.
28. Ferreira CR, Jarmusch AK, Pirro V, Alfaro CM, González-Serrano AF, Niemann H, et al. Ambient ionisation mass spectrometry for lipid profiling and structural analysis of mammalian oocytes, preimplantation embryos and stem cells. Reprod Fertil Dev 2015;27(4):621-37.
29. Annes K, Sudano MJ, Belaz KRA, Tata A, Santos VG, Fonseca Junior AMD, et al. Lipid characterization of in vitro-produced bovine embryos with distinct kinetics of development. Zygote 2019;27(6):413-22.

30. Annes K, Müller DB, Vilela JAP, Valente RS, Caetano DP, Cibin FWS, et al. Influence of follicle size on bovine oocyte lipid composition, follicular metabolic and stress markers, embryo development and blastocyst lipid content. Reprod Fertil Dev 2019;31(3):462-72.
31. de Lima CB, Ferreira CR, Milazzotto MP, Sobreira TJP, Vireque AA, Cooks RG. Comprehensive lipid profiling of early stage oocytes and embryos by MRM profiling. J Mass Spectrom 2018;53(12):1247-52.
32. Santos PH, Fontes PK, Franchi FF, Nogueira MF, Belaz KR, Tata A, et al. Lipid profiles of follicular fluid from cows submitted to ovarian superstimulation. Theriogenology 2017;94:64-70.
33. Furse S, Watkins AJ, Williams HEL, Snowden SG, Chiarugi D, Koulman A. Paternal nutritional programming of lipid metabolism is propagated through sperm and seminal plasma. Metabolomics 2022;18(2):13.
34. Gaud C, C Sousa B, Nguyen A, Fedorova M, Ni Z, O'Donnell VB, et al. BioPAN: a web-based tool to explore mammalian lipidome metabolic pathways on Lipid Maps. F1000Res 2021;10:4.
35. Rose TD, Bechtler T, Ciora OA, Le KAL, Molnar F, Koehler N, et al. MoSBi: automated signature mining for molecular stratification and subtyping. bioRxiv 2021.09.30.462567.
36. Rose TD, Köhler N, Falk L, Klischat L, Lazareva OE, Pauling JK. Lipid network and moiety analyses reveal enzymatic dysregulation and altered mechanisms from lipidomics. bioRxiv 2022.02.04.479101
37. Köhler N, Rose TD, Falk L, Pauling JK. Investigating global lipidome alterations with the lipid network explorer. Metabolites 2021;11(8).
38. Surma MA, Gerl MJ, Herzog R, Helppi J, Simons K, Klose C. Mouse lipidomics reveals inherent flexibility of a mammalian lipidome. Sci Rep 2021;11(1):19364.
39. Fournier ML, Gilmore JM, Martin-Brown SA, Washburn MP. Multidimensional separations-based shotgun proteomics. Chem Rev 2007;107(8):3654-86.
40. Lindon JC, Tranter GE, Koppenaal D. Encyclopedia of spectroscopy and spectrometry. Academic Press; 2016.
41. Catherman AD, Skinner OS, Kelleher NL. Top down proteomics: facts and perspectives. Biochemical and Biophysical Research Communications 2014;445(4): 683-93.
42. Li L, Zhu S, Shu W, Guo Y, Guan Y, Zeng J, et al. Characterization of metabolic patterns in mouse oocytes during meiotic maturation. Mol Cell 2020;80(3):525-40. e9.
43. Pereira LMC, Bersano PRO, Moura AA, Lopes MD. First proteomic analysis of diestrus and anestrus canine oocytes at the germinal vesicle reveals candidate proteins involved in oocyte meiotic competence. Reprod Domest Anim 2019;54(12):1532-42.
44. Chen F, Fu Q, Pu L, Zhang P, Huang Y, Hou Z, et al. Integrated analysis of quantitative proteome and transcriptional profiles reveals the dynamic function of maternally expressed proteins after parthenogenetic activation of buffalo oocyte. Mol Cell Proteomics 2018;17(10):1875-91.
45. Tao J, Zhao G, Zhao X, Li F, Wu X, Hu J, et al. Proteomic analysis of the follicular fluid of Tianzhu white yak during diestrus. Int J Mol Sci 2014;15(3):4481-91.
46. Ferrazza RA, Garcia HDM, Schmidt EMDS, Mihm Carmichael M, Souza FF, Burchmore R, et al. Quantitative proteomic profiling of bovine follicular fluid during follicle development. Biol Reprod 2017;97(6): 835-49.
47. Leite RF, Losano JDA, Kawai GKV, Rui BR, Nagai KK, Castiglioni VC, et al. Sperm function and oxidative status: effect on fertility in Bos taurus and Bos indicus bulls when semen is used for fixed-time artificial insemination. Anim Reprod Sci 2022;237:106922.
48. Peddinti D, Nanduri B, Kaya A, Feugang JM, Burgess SC, Memili E. Comprehensive proteomic analysis of bovine spermatozoa of varying fertility rates and identification of biomarkers associated with fertility. BMC Syst Biol 2008;2:19.
49. Yin R, Burnum-Johnson KE, Sun X, Dey SK, Laskin J. High spatial resolution imaging of biological tissues using nanospray desorption electrospray ionization mass spectrometry. Nat Protoc 2019;14(12):3445-70.
50. León M, Ferreira CR, Eberlin LS, Jarmusch AK, Pirro V, Rodrigues ACB, et al. Metabolites and lipids associated with fetal swine anatomy via desorption electrospray ionization – mass spectrometry imaging. Sci Rep 2019;9(1):7247.
51. Eberlin LS, Liu X, Ferreira CR, Santagata S, Agar NY, Cooks RG. Desorption electrospray ionization then MALDI mass spectrometry imaging of lipid and protein distributions in single tissue sections. Anal Chem 2011;83(22):8366-71.
52. Zhang J, Rector J, Lin JQ, Young JH, Sans M, Katta N, et al. Nondestructive tissue analysis for ex vivo and in vivo cancer diagnosis using a handheld mass spectrometry system. Sci Transl Med 2017;9(406).
53. Sans M, Zhang J, Lin JQ, Feider CL, Giese N, Breen MT, et al. Performance of the MasSpec Pen for rapid diagnosis of ovarian cancer. Clin Chem 2019;65(5):674-83.
54. King ME, Zhang J, Lin JQ, Garza KY, DeHoog RJ, Feider CL, et al. Rapid diagnosis and tumor margin assessment during pancreatic cancer surgery with the MasSpec Pen technology. Proc Natl Acad Sci U S A 2021;118(28).
55. Garza KY, Silva AAR, Rosa JR, Keating MF, Povilaitis SC, Spradlin M, et al. Rapid Screening of Covid-19 directly from clinical nasopharyngeal swabs using the MasSpec Pen. Anal Chem 2021;93(37):12582-93.
56. Jendoubi T. Approaches to integrating metabolomics and multi-omics data: a primer. Metabolites 2021;11(3).

CAPÍTULO **13**

Importância dos micro-RNAs na reprodução animal

Maíra Bianchi Rodrigues Alves
Felipe Perecin
Juliano Coelho da Silveira

INTRODUÇÃO

Ao longo dos anos, o conhecimento acumulado acerca dos mecanismos que controlam os processos ligados à fisiologia reprodutiva dos animais domésticos permitiu notáveis avanços na capacidade de compreender e manipular o ciclo reprodutivo, ou mesmo de desenvolver biotécnicas reprodutivas baseadas em métodos *in vitro*. Os avanços, porém, somente se tornam possíveis por meio da compreensão, cada vez mais aprofundada, dos processos reguladores da atividade reprodutiva.

Os eventos reprodutivos são regulados por múltiplos mecanismos. O sistema de controle da atividade reprodutiva mais bem elucidado e considerado o regulador mestre do sistema é baseado na comunicação celular endócrina, com destaque para o eixo hipotalâmico-hipofisário-gonadal. Muitos outros mecanismos hormonais, externos a esse eixo central de controle da reprodução, também são bem conhecidos, tais como aqueles ligados à melatonina, à leptina, aos corticosteroides, à somatotropina, entre outros. Sabe-se também que condições intrateciduais participam da regulação de processos reprodutivos. Por exemplo, a intrincada rede de sinalização parácrina que dirige a gametogênese nas gônadas, ou a bem orquestrada comunicação materno-embrionária para estabelecimento das gestações.

Recentemente, os mecanismos reguladores da atividade reprodutiva também têm sido atribuídos a diferentes componentes moleculares. Entre estes, há um grupo de moléculas que participa da regulação da síntese de proteínas e transcrição gênica conhecido como RNA não codificadores (ncRNA) ou RNA de interferência (iRNA). Entre os ncRNAs, há um subconjunto de moléculas conhecidas por micro-RNAs (miRNAs), que participam da regulação da tradução de RNAm (RNA mensageiros)-alvo. Os miRNAs estão envolvidos nos mais diferentes processos reprodutivos, podendo agir na célula em que são biossintetizados ou em sítios celulares distantes, sendo carregados por vesículas extracelulares, ligados a proteínas ou mesmo de forma livre.

Pelas características particulares, funções biológicas em processos fisiológicos e patológicos e promoção da comunicação celular, os miRNAs são *reguladores* de processos reprodutivos tanto de machos quanto de fêmeas. Os miRNAs têm sido utilizados também como prováveis *biomarcadores* de fertilidade. Nesse contexto, este capítulo irá compilar informações sobre as características, histórico, biogênese e papel dos miRNAs na fisiopatologia da reprodução, bem como orientar na elaboração de ensaios para a pesquisa e análise dessas moléculas nos diferentes processos reprodutivos.

MiRNA

Definição e características

Os micro-RNAs (miRNAs) são pequenas moléculas de RNA, com cerca de 22 nucleotídeos, não codificadoras de proteínas, altamente estáveis e conservadas entre as espécies. Por essas características, os miRNAs são considerados biomarcadores em potencial. Somado a isso, um único miRNA pode atuar em uma gama diversa de transcritos-alvo; da mesma forma, um único transcrito-alvo pode ser regulado por milhares de miRNAs, o que permite que essas pequenas moléculas regulem diferentes processos fisiológicos e patológicos, contribuindo para a homeostase do organismo.[1] É importante ressaltar que a regulação mediada por miRNAs é conservada entre diferentes espécies, assim como as sequências de nucleotídeos e seus RNAm-alvos. A preservação desse mecanismo de regulação da tradução durante a evolução de diferentes espécies demonstra a sua importância para o desenvolvimento dos organismos e a manutenção da vida.* Embora possam atuar na mesma célula em que foram sintetizados, os miRNAs podem ainda ser transportados de um sítio celular a outro principalmente por meio das vesículas extracelulares, podendo participar de mecanismos de comunicação celular em diferentes locais do organismo.[2] A inibição dos fatores envolvidos na síntese dos miRNAs em diferentes tecidos pode levar a distúrbios na gametogênese e no desenvolvimento embrionário inicial.[3]

Histórico, origem e nomenclatura dos miRNAs

Os miRNAs foram descobertos juntamente com uma nova classe de RNA, os RNAs não codificadores de proteínas, chamados de ncRNAs, no início dos anos 1990 em um nematódeo chamado *Caenorhabditis elegans*.[4,5] Naquela década, os estudos de sequenciamento do código genético humano intrigaram os cientistas por mostrarem que somente 2% de todos os genes do DNA codificam proteínas.[6] Assim, questionamentos sobre a utilidade do restante do DNA, então chamado de "DNA lixo", passaram a motivar a comunidade científica. Embora alguns grupos de RNA, como RNA ribossomal (RNAr) e RNA transportador (RNAt), tenham sido descritos como envolvidos na maquinaria de tradução de proteínas, mas não sendo traduzidos em proteínas, não era esperado que houvesse outros grupos de RNA importantes que não atendessem ao *dogma central da biologia molecular* (Figura 1) – o dogma central preconiza que genes no DNA são transcritos em forma de RNA, que, por sua vez, são traduzidos em proteínas.[7] No entanto, com o avanço da biologia molecular, verificou-se que grande parte das sequências chamadas de "DNA lixo" eram transcritas e, após o processamento nuclear, tornavam-se moduladores pós-transcricionais com função não codificadora de proteínas, compondo então o grupo dos ncRNAs, em que os miRNAs estão inseridos.

Paralelamente aos achados segundo os quais 98% do DNA era considerado "sem função", resultados de pesquisas em

* MiRNAs de diferentes organismos com alto grau de conservação na estrutura, assim como nos alvos, demonstram a importância desse mecanismo de regulação na cadeia evolutiva.

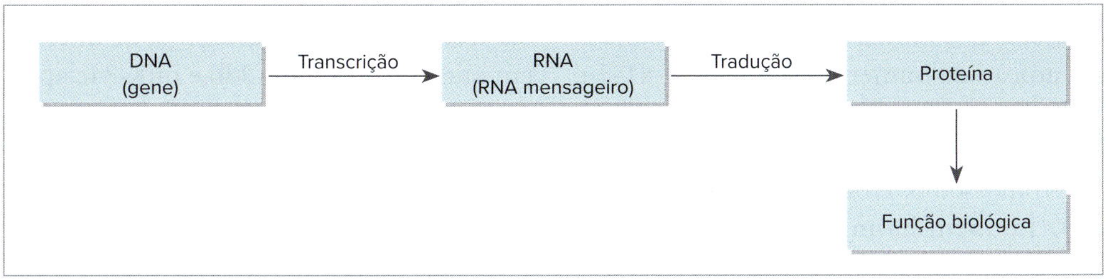

FIGURA 1 Dogma central da biologia molecular proposto por Crick (1970).
DNA: ácido desoxirribonucleico; RNA: ácido ribonucleico.
Fonte: adaptada de Crick (1970).[7]

Caenorhabditis elegans, nematódeo de vida livre com estágios larvais muito bem definidos usado em estudos com biologia do desenvolvimento, traziam novos achados sobre a regulação de RNA. Nesses estudos, os pesquisadores encontraram moléculas de RNA que destoavam das características usuais de moléculas de RNA mensageiros por serem *menores* e codificadas a partir de genes localizados nos íntrons do DNA. Os estudos que descreveram o primeiro miRNA, *lin-4* em *Caenorhabditis elegans*, datam do início da década de 1990.[4,5] Na época, a descoberta deste miRNA foi um mistério para a comunidade científica por ser um RNA originado de uma molécula maior que possuía aproximadamente 21 a 61 nucleotídeos em tamanho. Além disso, a expressão de *lin-4* não gerava proteína e era capaz de regular os níveis de proteína do gene *lin-14* sem afetar os níveis de transcrição. O *lin-14* estava envolvido com a mudança de estágio larval no parasita, e era essencial que ocorresse a diminuição da sua abundância para permitir as transições das fases larvais. Além disso, o gene de *lin-4* foi localizado em região intrônica do DNA. Após esse primeiro achado, foi descoberto o segundo miRNA, *let-7*, também em *C. elegans*, já no século XXI.[8,9] Assim como *lin-4*, *let-7* foi descoberto por regular uma proteína, a LIN-41. A partir dessa descoberta, a comunidade científica ficou convencida de que, de fato, a existência dos miRNAs é real e que essas moléculas têm importância na regulação pós-transcricional de proteínas.[1]

Com o decorrer das descobertas e o aumento do número de moléculas de miRNA descritas, tornou-se necessária a padronização da nomenclatura dos miRNAs (Figura 2). Assim, em 2002 iniciou-se a padronização da nomenclatura dos miRNAs por meio do banco de dados hoje conhecido como miRBase.[10] Nessa padronização, buscou-se fornecer numerações crescentes aos miRNAs conforme a ordem de descoberta, de modo que o primeiro miRNA descoberto seria chamado de miR-1. Entretanto, como os miRNAs descobertos antes da padronização tiveram seus nomes mantidos, como o *let-7*, o miR-1 na verdade seria o primeiro descoberto após a padronização da nomenclatura. Além disso, passou-se a diferenciar miRNAs imaturos (mir-) de miRNA maduros (miR-), bem como a escrita em itálico da escrita não itálica para se referir ao local do gene onde a molécula é expressa da molécula em si, respectivamente.[11] Outra padronização importante foi a introdução das três letras iniciais referentes à espécie em que o miRNA está sendo descrito ou estudado (Figura 2; Quadro 1). Assim, por exemplo, para bovinos usa-se a sigla bta, enquanto para humanos usa-se a sigla hsa. Outras padronizações importantes que foram realizadas consistem na adição de sufixo aos números dos miRNAs.[12] Um desses sufixos é a adição de números (p. ex., miR-41-1 e miR-41-2) para indicar sequências maduras de miRNAs idênticas originadas em diferentes cromossomos e/ou regiões do cromossomo. Também há miRNAs maduros que possuem sequências muito similares, consideradas homólogas, que são identificados pelo mesmo número e pela adição de sufixo em forma de letras minúsculas para diferenciá-los. Esse é o caso da família de miR-34, em que miR-34a, miR-34b e miR-34c apresentam sequências muito similares. Por fim, pode-se adicionar sufixo para indicar a origem de um miRNA: se o miRNA se originar na extremidade 5' do braço precursor, ele é denominado -5p; da mesma forma, se o miRNA se originar na extremidade 3' do braço precursor, ele é denominado -3p.

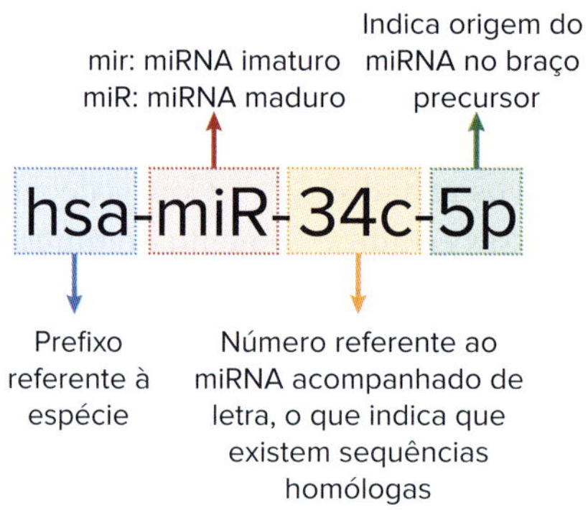

FIGURA 2 Diretrizes para a padronização da nomenclatura de miRNAs.
MiRNA: micro-RNA; RNA: ácido ribonucleico.

QUADRO 1 Sigla inicial e espécie correspondente utilizadas na nomenclatura dos miRNAs

Espécie	Nome científico	Prefixo	Número de sequências de miRNAs descritas até 2022
Bovino	*Bos taurus*	bta	1.064
Canino	*Canis familiares*	cfa	502
Caprino	*Capra hircus*	chi	267
Equino	*Equus caballus*	eca	715
Galináceo	*Gallus gallus*	gga	882
Humano	*Homo sapiens*	hsa	1.917
Murino	*Mus musculus*	mmu	1.234
Ovino	*Ovis aries*	oar	106
Suíno	*Sus scrofa*	ssc	408

miRNA: micro-RNA; RNA: ácido ribonucleico.
Fonte: dados obtidos em consulta em janeiro de 2023 na base de dados miRBase (http://www.mirbase.org/index.shtml).

Biogênese e mecanismo de ação dos miRNAs

Os genes de miRNA apresentam diferentes tipos de localização dentro do genoma. É estimado que 50% dos miRNAs sejam expressos de transcritos não codificadores de proteína.[13] O restante está localizado, em sua maioria, em regiões intrônicas de genes codificadores de proteínas e é geralmente cotranscrito com o gene hospedeiro e depois processado separadamente.[13] Ademais, os miRNAs podem estar isolados ou em agrupamentos de coexpressão chamados policistrônicos. Por fim, a geração das moléculas de miRNA em uma célula envolve a geração de miRNAs canônicos e não canônicos. Pela maior importância, será abordada aqui a via de geração de miRNAs canônicos. Para se aprofundar mais na geração de miRNAs não canônicos, sugere-se a leitura da revisão de literatura de Bartel.[1]

A geração de miRNAs pela via canônica envolve a participação da enzima RNA polimerase II, enzima localizada no núcleo da célula, que age em regiões exônicas ou intrônicas do DNA, codificando os transcritos de miRNAs primários (pri-miRNA). Os pri-miRNAs são caracterizados pela presença da 7-metilguanina (CAP) na extremidade 5' e podem apresentar a poliadenilação na extremidade 3'. Ao sofrer o *cropping* pelo complexo Drosha-DGCR8, os pri-miRNAs perdem essas extremidades e originam o miRNA precursor (pre-miRNA), que é transportado ao citoplasma da célula pela proteína Exportina 5. O pre-miRNA é caracterizado por apresentar a estrutura de alça (*hairpin*), que é clivada pela ação da enzima Dicer no processo chamado de *dicing* no citoplasma celular. Ao fim do processo, observa-se a molécula de miRNA como um curto transcrito de RNA de fita dupla com aproximadamente 22 nucleotídeos[1] (Figura 3).

Embora a molécula de miRNA formada já esteja com o tamanho final, ainda se apresenta na forma dupla e, portanto, inativa. Para assumir a forma ativa, a fita dupla de miRNA deve ser transferida para proteínas do tipo Argonauta (AGO2) associadas com proteínas do tipo chaperonas (HSC70/HSP90), que geram um estado de alta energia tornando a AGO2 receptiva a se ligar ao duplex de miRNA.[1] A proteína AGO2 expulsa uma das fitas de miRNA ao voltar ao estado normal de energia. A fita remanescente passa a ser chamada então de fita guia ou miRNA maduro e passa a formar junto com AGO2 o complexo RISC (complexo de silenciamento induzido por RNA), que efetua o silenciamento gênico pela inibição traducional ou clivagem do RNA mensageiro (RNAm). Assim, a ação do complexo RISC dependerá do pareamento da região *seed* do miRNA maduro com a região 3' UTR (região não traduzida) do RNAm, seguido pelo pareamento do restante da sequência do miRNA. O pareamento perfeito entre miRNA e 3'UTR do transcrito determina que ocorra a clivagem do RNAm, sendo frequente em plantas; o pareamento imperfeito decorre no bloqueio da maquinaria de tradução sobre aquele RNAm sem a degradação deste, processo frequente em mamíferos. Dessa forma, os miRNAs são considerados importantes "escultores" do transcriptoma, dadas suas funções moduladoras sobre os RNAm e, consequentemente, sobre suas respectivas proteínas em diferentes tipos celulares.[1]

Uma vez formada, a molécula de miRNA pode agir na própria célula em que foi gerada (célula de origem), ou em outros sítios celulares (células-alvo), sendo o transporte de miRNA realizado de forma livre, ligado a proteínas ou por meio de vesículas extracelulares.[14] As vesículas extracelulares constituem um mecanismo recentemente descoberto de comunicação celular, sendo

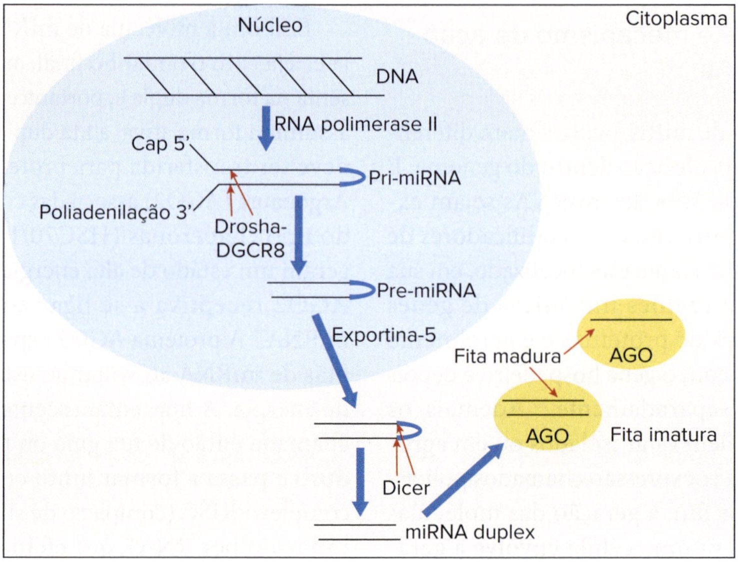

FIGURA 3 Mecanismo de biossíntese de miRNAs canônicos. No núcleo celular, a enzima RNA polimerase II age em regiões exônicas ou intrônicas do DNA para codificar transcritos de miRNAs primários (pri-miRNAs) que apresentam 7-metilguanina (CAP) na extremidade 5' e podem apresentar poliadenilação na extremidade 3'. Ao perder essas extremidades por ação de *cropping* pelo complexo Drosha-DGCR8, os pri-miRNAs originam os miRNAs precursores (pre-miRNAs) no núcleo que são transportados ao citoplasma por meio da Exportina-5. No citoplasma, a estrutura de alça (*hairpin*), que caracteriza o pre-miRNA, é clivada pela ação de *dicing* da enzima Dicer, formando transcrito de RNA de fita dupla com aproximadamente 22 nucleotídeos, que será transferido para proteínas do tipo Argonauta (AGO) associadas com proteínas do tipo Chaperonas (HSC70/HSP90). Nessa ligação, há permanência de somente uma das fitas, que passará a ser chamada de fita guia ou miRNA maduro e formará, junto com AGO, o complexo RISC (complexo de silenciamento induzido por RNA), que permitirá a ação do miRNA sobre o RNAm-alvo.

DNA: ácido desoxirribonucleico; miRNA: micro-RNA; RNA: ácido ribonucleico.

Fonte: adaptada de Bartel (2018).[1]

classificadas basicamente em microvesículas e exossomos.[15] As microvesículas são liberadas pelas células em situações de estresse, apresentando conteúdo não regulado e tamanho maior que os exossomos. Por outro lado, os exossomos têm ganhado destaque na comunidade científica, já que apresentam conteúdo altamente regulado pelas células de origem e desempenham papel na comunicação celular, visto que possuem células-alvo. Os exossomos são formados intracelularmente a partir de corpos multivesiculares liberados ao meio extracelular.[14] O tamanho médio dos exossomos varia de 40 a 160 nm, e eles podem carregar miRNA, RNAm e proteínas.[14,16] Os exossomos já foram encontrados em diversos fluidos corpóreos, tais como sangue e sêmen (contidos no plasma seminal). Interessantemente, já foram descritos também nos fluidos epididimário, uterino, ovidutal e folicular.

Além da característica de serem transportados pelas vesículas extracelulares, os miRNAs têm ainda a capacidade de agir em uma gama diversa de transcritos-alvo. Assim, um único miRNA pode atuar em diversos transcritos-alvo; da mesma forma, um único transcrito-alvo pode ser regulado por milhares de miRNAs. Isso faz com que os miRNAs, descritos em diversas espécies de animais domésticos (Quadro 1), possam agir em diferentes processos fisiológicos e patológicos, contribuindo para a homeostase do organismo. Nesse sentido, como os miRNAs são reguladores pós-transcricionais e interferem no processo de tradução, têm sido amplamente estudados no câncer.[17] Nos últimos anos, atenção também tem sido dada à ação dos miRNAs nos processos reprodutivos, sendo associados com características dos oócitos,[18] das células da granulosa,[19] do corpo lúteo,[20] do córtex ovariano,[21] dos ovários e testículos fetais,[22] do fluido folicular,[23] das células de Sertoli,[24] das espermatogônias, espermatócitos e espermátides,[25] dos espermatozoides,[26] bem como com o desenvolvimento embrionário[27] e gestacional[28] e, por fim, com o endométrio e o desenvolvimento da placenta.[29] No próximo tópico será discutida a importância dos miRNAs nas diferentes etapas dos processos fisiológicos reprodutivos.

MiRNAs NOS PROCESSOS REPRODUTIVOS

Processos reprodutivos como desenvolvimento e atresia folicular, luteólise, espermatogênese, maturação dos gametas, desenvolvimento embrionário e estabelecimento e manutenção da gestação são modulados pela expressão e interação de diversos genes. Uma vez que os miRNAs são reguladores da transcrição gênica, é esperado que participem do controle dos eventos reprodutivos.[30] Existem muitas maneiras de investigar o papel de miRNAs em eventos biológicos. No campo da reprodução animal, as estratégias experimentais mais comumente utilizadas para estabelecer a participação de miRNAs nos eventos reprodutivos incluem: (1) o estudo dos efeitos da deleção (*knock-out*) de genes responsáveis pela biossíntese de miRNA; (2) o estudo e o estabelecimento de perfis de miRNA específicos a determinada população celular; e (3) a revelação de funções desempenhadas pelos miRNAs nos processos reprodutivos mediante estímulo (mimetização) ou supressão (inibição) de moléculas de miRNA específicas.

As primeiras evidências sobre o envolvimento dos miRNAs na reprodução foram obtidas a partir de estudos com a ausência da enzima *Dicer*, envolvida na biogênese de miRNA, em células da granulosa, oviduto, útero e cérvix,[31] bem como em células de Sertoli,[24] o que levou a alterações morfológicas e funcionais no trato reprodutivo e à infertilidade. A partir dessas evidências iniciais, os cientistas passaram a descrever os perfis de miRNA associados aos diferentes componentes dos sistemas reprodutores, tanto de machos quanto de fêmeas.

No tocante às alterações nos perfis de miRNA dependendo da estrutura ou evento avaliado, o perfil de expressão de miRNA apresenta alterações em oócitos imaturos quando comparados aos oócitos maduros;[18] da mesma forma, oócitos apresentam diferentes perfis de miRNA quando comparados às diferentes fases embrionárias até o desenvolvimento de blastocisto, evidenciando o papel dos miRNAs nessas etapas.[32] O perfil de miRNA em células da granulosa e em células dos complexo *cumulus*-oócito (COC) também apresenta variação, embora regule vias comuns associadas ao desenvolvimento folicular e oocitário.[33] MiRNAs específicos como miR-21, aumentado em resposta à ovulação, tem função antiapoptótica em células da granulosa, e sua diminuição resulta em menor taxa de ovulação.[34] Além disso, a expressão dos miRNAs pode ser correlacionada com a competência de embriões bovinos, havendo divergências na abundância de miRNAs em meio de cultivo entre mórulas que se desenvolvem a blastocistos, ou que degeneraram.[35] Em machos, perfis de miRNA variam conforme a linhagem celular, a fertilidade e as características morfofuncionais espermáticas.[26,36]

Para demonstrar os efeitos biológicos da ação dos miRNA, estudos funcionais são realizados em diferentes tipos celulares. Esses estudos são baseados no uso de moléculas sintéticas capazes de suprimir a ação dos miRNAs. Nesse contexto, estudo funcional *in vitro* mostrou, por exemplo, que o miR-130b promove a maturação do oócito, regulando a sobrevivência e a proliferação das células da granulosa e *cumulus*;[37] de maneira semelhante, foi demonstrado, com o auxílio de inibidores de miRNA maduro, que o miR-21 atua bloqueando a apoptose em células da granulosa de folículos periovulatórios.[34] Esses sistemas serão mais detalhados no final deste capítulo.

Gametas

Embora existam diferenças importantes, tanto a oogênese quanto a espermatogênese envolvem processos de divisão celular com fases de proliferação e de divisão meiótica. Assim, finas regulações moleculares devem ocorrer para a formação final do gameta feminino, o oócito, e do gameta masculino, o espermatozoide. O papel dos miRNA nesses processos tem sido evidenciado por meio do uso de *knock-out* funcionais do gene *Dicer1* que desencadeiam prejuízos na formação dos gametas. Nesse sentido, o bloqueio de *Dicer* especificamente em células de Sertoli inviabiliza a espermatogênese nos testículos e a maturação espermática nos epidídimos.[24,38] Da mesma forma, o bloqueio de *Dicer* em oócitos prejudica o desenvolvimento embrionário inicial.[27] O perfil diferenciado de miRNA associados às diferentes fases espermáticas e oocitárias também corrobora a compreensão de que os miRNAs são essenciais nesses processos.

Os processos de oogênese e foliculogênese nas fêmeas ocorrem de forma simultânea e dependente, visto que o oócito, localizado no interior dos folículos ovarianos, desenvolve-se de acordo com mudanças nos compartimentos foliculares. Nesse sentido, miRNAs específicos (*i.e.*, miR-450 e -2285) são encontrados em folículos em crescimento, enquanto outros perfis de miRNA (*i.e.*, miR-190 e -1275) se associam com folículos atrésicos.[39] Da mesma forma, a inibição de miRNAs em oócitos em desenvolvimento resulta em falha nas primeiras clivagens embrionárias.[27]. Além de perfis fisiológicos, destaca-se também que mudanças metabólicas podem decorrer da alteração do conteúdo de miRNAs de COCs e fluido folicular.[40]

Nos machos, os espermatozoides são produzidos nos testículos, onde perfis específicos de miRNAs, tais como mir-10a-5p e -125b, são associados com espermatogônias e espermatócitos, enquanto miR-7f e -186 são associados às espermátides e espermatozoides.[25] Depois, os espermatozoides seguem para os epidídimos onde passarão pela maturação espermática nos diferentes segmentos epididimários (cabeça, corpo e cauda). Nesse contexto, perfil de miRNA específicos tais como miR-34b-5p, -34c-5p, -465a-5p, e -470-5p, são encontrados mais expressos em espermatozoides maduros obtidos da cauda do epidídimo do que da cabeça.[41] Ademais, a expressão de alguns miRNAs (*i.e.*, miR-15a, -29b, -10a, -34a, -34c e -216b) em células espermáticas está associada com a fertilidade em bovinos, humanos e camundongos, havendo crescente evidência de que os miRNAs espermáticos impactam o potencial fértil espermático e completam o conceito sobre em que consiste um "espermatozoide saudável" (revisado em Alves et al.[42]). Por fim, são crescentes as evidências de que alterações na espermatogênese e na maturação espermática modulam o conteúdo de miRNA nos espermatozoides.[43,44]

Embrião

Após a fecundação, formam-se os pronúcleos feminino e masculino, que se unem, gerando o zigoto, embrião com uma célula. Em seguida, o embrião inicia as primeiras clivagens, passando pela ativação do genoma embrionário, formação da mórula e do blastocisto, nidação e placentação, e desenvolvimento do concepto. Para que as primeiras clivagens embrionárias ocorram adequadamente, o embrião recebe grande parte dos transcritos do oócito, que possuem função particular até a ativação do genoma embrionário (EGA – *embryo genome activation*).[45] Recentemente, estudos têm mostrado que o espermatozoide também contribui, mesmo que com menor parte, para o perfil molecular embrionário pré-ativação.[46] Embora a contribuição de transcritos advindos do oócito e advindos do espermatozoide seja desigual, o estabelecimento de um perfil adequado de transcritos é fundamental para o desenvolvimento inicial, visto que o embrião se apresenta transcricionalmente inativo até a EGA. Dentre os transcritos levados ao embrião, destacam-se os miRNAs, por agirem levando à degradação e ao decaimento de transcritos até a EGA e estimularem a ativação do genoma embrionário, a manutenção da pluripotência, bem como a diferenciação das primeiras linhagens celulares.[47,48]

Alguns miRNAs têm sido usados como marcadores de qualidade de embriões, uma vez que a ausência da biogênese de miRNAs é incompatível com o desenvolvimento em camundongos e a degradação global de miRNAs maternos entre o estágio de zigoto e de duas células é seguida pela síntese de novos miRNAs, demonstrando que ocorre o aumento da expressão de *let-7a* e a diminuição da expressão de miR-130a e -21, entre zigoto e embrião em estágio de 8 células. De maneira semelhante, foi detectado o aumento da expressão de miR-96, -122, -145, -146a, -150, -205, -208 e -496 e menor expressão de miR-135, -218, -335 e -449b após a EGA em blastocistos bovinos iniciais em comparação com eclodidos, demonstrando a natureza dinâmica da expressão de miRNAs durante o desenvolvimento embrionário pré-implantacional.

Gestação

Após a fecundação, o embrião percorre a tuba uterina (ou oviduto) até chegar ao útero, onde ocorre a nidação, a formação da placenta e o reconhecimento materno da gestação. Para o reconhecimento e o estabelecimento da gestação, interações complexas devem ocorrer entre o embrião e o endométrio materno. Nesse contexto, o embrião bovino é capaz de secretar fatores como o Interferon-tau para sinalizar sua presença e favorecer a manutenção da gestação e seu desenvolvimento. Da mesma forma, especula-se que o embrião libere vesículas extracelulares contendo miRNAs específicos, que modulam o microambiente uterino em prioridade de seu próprio desenvolvimento. Nesse sentido, evidências têm mostrado que a comunicação materno-fetal inicia-se ainda na tuba uterina (oviduto) por meio de miRNAs contidos em vesículas extracelulares[49] e que, ao chegar ao útero, cerca de 5 dias depois, o embrião também envia mensagens por meio de vesículas extracelulares ao endométrio.[50] Do mesmo modo, a formação da placenta envolve a participação de miRNAs, o que poderia decorrer, embora gere muitos debates, em passagem de vesículas extracelulares com miRNAs do feto para a corrente sanguínea da mãe durante as primeiras semanas gestacionais.

Todos esses achados demonstram que os miRNAs também são importantes durante a gestação. Nesse sentido, moléculas de miRNA específicas, tais como os miR-126-5p, -129, -140, -188, -219, -345-3p, -760-3p e -4523, mostram-se aumentadas enquanto a molécula miR-331-5p mostra-se reduzida em vesículas extracelulares isoladas do fluido ovidutal de vacas prenhes aos 4 ou 5 dias após a inseminação. Em paralelo, 27 miRNAs (miR-15a, -18a, -221, -93, -20a, -425-5p, -10a, -101, -16a, -106a, 22-5p, -652, -16b, -378b, -103, -138, -378, -106b, -193b, -660, -30d, -29a, -497, -29c, 30a-5p, 29d-3p e -148b) contidos em vesículas extracelulares isoladas do soro sanguíneo de fêmeas bovinas gestantes mostraram-se fortemente associados com o estabelecimento da gestação, demonstrando o potencial uso desses miRNAs como biomarcadores do sucesso do desenvolvimento gestacional.[28]

FERRAMENTAS DE ESTUDO DOS miRNAs

O estudo de miRNAs apresenta uma série de desafios que, à medida que aumentam os conhecimentos sobre essas moléculas, tem-se mais condições de superar. O estudo de miRNAs em animais domésticos pode apresentar algumas limitações relacionadas à disponibilidade de plataforma de bioinformática que poderão ser superadas futuramente com o avanço da tecnologia. Entretanto, no momento existem estratégias importantes e válidas para superar essas dificuldades, e é isso que se pretende mostrar nesta etapa do capítulo.

Inicialmente, é importante reconhecer a conservação entre as sequências dos miRNAs da espécie de interesse com a sequência de espécies bem descritas na literatura como humanos, camundongos e ratos. Para fazer isso, é recomendado utilizar a base de dados *mirBase* (http://www.mirbase.org/index.shtml). Nessa base de dados, na janela *browse* serão encontrados miRNAs descritos nas mais diferentes espécies. O próximo passo é comparar as sequências maduras em termos de semelhança (grau de homologia) entre os nucleotídeos. Essa comparação é importante para buscar alvos preditos, uma vez que o nome do miRNA pode ser diferente entre as espécies, assim como evidenciar se a sequência *seed* do miRNA é conservada entre diferentes espécies. Uma vez identificadas essas informações, a busca por alvos preditos pode ser realizada na base de dados *TargetScan* (http://www.targetscan.org/vert_72/). Essa busca pode ser realizada com base no miRNA ou no gene de interesse e escolhendo a espécie desejada. Após a busca e seleção do alvo, é importante avaliar o grau de conservação da região de ligação do miRNA na 3'UTR do RNAm-alvo para verificar se a região apresenta alto ou baixo grau de conservação entre as espécies de interesse. Com base nessas informações, outros experimentos podem ser delineados para compreender o papel do miRNA de interesse e de seus genes-alvo no modelo biológico de interesse.

Outra forma de estudar os miRNAs é com base nas análises de bioinformática e na busca de vias biológicas enriquecidas e de interesse para o modelo estudado. Para tanto, busca-se a lista de genes-alvo de um grupo de miRNAs pela plataforma *TargetScan* (http://www.targetscan.org/vert_72/). Em seguida, a lista de genes-alvo do grupo de miRNAs de interesse é adicionada em ferramentas de bioinformática como *David e Diana tools*, que mostrarão as vias e processos envolvidos nesses genes-alvo. Por fim, outra forma de estudar a função de miRNAs de interesse é modulando os níveis dessas moléculas com o uso de pequenos RNAs sintéticos que mimetizam ou inibem miRNAs-alvo (Figura 4). Com essas informações, o estudo dessas moléculas pode ser realizado

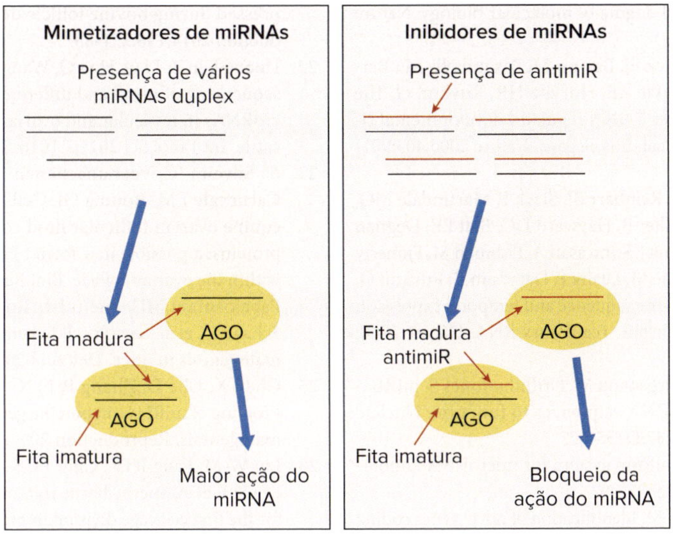

FIGURA 4 Mecanismo de ação dos mimetizadores e inibidores de miRNA. Moléculas sintéticas mimetizadoras de miRNA podem ser adicionadas às células por meio do uso de reagentes de transfecção; após a entrada nas células, as moléculas sintéticas serão processadas e incorporadas ao complexo de inibição formado pela proteína Argonauta (AGO) modulando os níveis dos RNAm-alvo. Já os miRNAs inibidores são incorporados às células e após a entrada fazem complexos com o miRNA maduro evitando que seja incorporado ao complexo de inibição, causando o bloqueio da ação do miRNA maduro.

AntimiR: antagonista de miRNA; miRNA: micro-RNA; RNA: ácido ribonucleico; RNAm: RNA mensageiro.

Fonte: acervo dos autores.

nas diferentes espécies domésticas e não apenas com base nos dados já descritos nas espécies comumente utilizadas pela comunidade científica.

CONSIDERAÇÕES FINAIS

As moléculas de miRNA representam um mecanismo adicional de regulação dos processos reprodutivos. Por estarem presentes em todas as células e tecidos reprodutivos, e por terem participação em todos os eventos reprodutivos, essas moléculas vêm sendo estudadas para melhor compreensão dos mecanismos moleculares que determinam o sucesso reprodutivo e pela perspectiva de seu emprego em métodos diagnóstico e de terapia para infertilidade. Assim, a compreensão profunda da função dos miRNAs na reprodução deverá abrir novos caminhos para o entendimento da fisiologia reprodutiva, dos mecanismos que a regulam e para o aprimoramento das biotécnicas reprodutivas.

REFERÊNCIAS

1. Bartel DP. Metazoan MicroRNAs. Cell 2018;173:20-51.
2. de Ávila ACFCM, Andrade GM, Bridi A, Gimenes LU, Meirelles FV, Perecin F, et al. Extracellular vesicles and its advances in female reproduction. Anim Reprod 2019;16:31-8.
3. Salilew-Wondim D, Gebremedhn S, Hoelker M, Tholen E, Hailay T, Tesfaye D. The role of MicroRNAs in mammalian fertility: from gametogenesis to embryo implantation. Int J Mol Sci 2020;21:585.
4. Lee RC. The C. elegans heterochronic gene lin-4 encodes small RNAs with antisense complementarity to lin-14. Cell 1993;75(5):843-54.
5. Wightman B, Ha I, Ruvkun G. Posttranscriptional regulation of the heterochronic gene lin-14 by lin-4 mediates temporal pattern formation in C. elegans. Cell 1993;75:855-62.
6. Mattick JS. Non-coding RNAs: the architects of eukaryotic complexity. Embo Rep 2001;2(11):986-91.

7. Crick F. Central dogma of molecular biology. Nature 1970;227:561-3.
8. Reinhart BJ, Slack FJ, Basson M, Pasquinelli AE, Bettinger JC, Rougvie AE, Horvitz HR, Ruvkun G. The 21-nucleotide let-7 RNA regulates developmental timing in Caenorhabditis elegans. Nature 2000;403:901-6.
9. Pasquinelli AE, Reinhart BJ, Slack F, Martindale MQ, Kuroda MI, Maller B, Hayward DC, Ball EE, Degnan B, Müller P, Spring J, Srinivasan A, Fishman M, Finnerty J, Corbo J, Levine M, Leahy P, Davidson E, Ruvkun G. Conservation of the sequence and temporal expression of let-7 heterochronic regulatory RNA. Nature 2000; 408:86-9.
10. Kozomara A, Birgaoanu M, Griffiths-Jones S. miRBase: from microRNA sequences to function. Nucleic Acids Res 2019;47:D155-62.
11. Ambros V. A uniform system for microRNA annotation. RNA 2003;9:277-9.
12. Lagos-Quintana M. Identification of novel genes coding for small expressed RNAs. Science 2001;294(5543):853-8.
13. Saini HK, Griffiths-Jones S, Enright AJ. Genomic analysis of human microRNA transcripts. Proc Natl Acad Sci 2007;104:17719-24.
14. Raposo G, Stoorvogel W. Extracellular vesicles: exosomes, microvesicles, and friends. J Cell Biol 2013;200: 373-83.
15. Théry C, Witwer KW, Aikawa E, Alcaraz MJ, Anderson JD, Andriantsitohaina R, et al. Minimal information for studies of extracellular vesicles 2018 (Misev2018): a position statement of the International Society for Extracellular Vesicles and update of the Misev2014 guidelines. J Extracell Vesicles 2018;7:1535750.
16. da Silveira J, de Ávila ACFCM, Garrett HL, Bruemmer JE, Winger QA, Bouma GJ. Cell-secreted vesicles containing microRNAs as regulators of gamete maturation. J Endocrinol 2018;236:R15-27.
17. Ha M, Kim VN. Regulation of microRNA biogenesis. Nat Rev Mol Cell Biol 2014;15:509-24.
18. del Collado M, Da Silveira JC, Oliveira MLF, Alves BMSM, Simas RC, Godoy AT, et al. In vitro maturation impacts cumulus-oocyte complex metabolism and stress in cattle. Reproduction 2017;154:881-93.
19. Gilchrist G, Tscherner A, Nalpathamkalam T, Merico D, LaMarre J. MicroRNA expression during bovine oocyte maturation and fertilization. Int J Mol Sci 2016;17:396.
20. Ma T, Jiang H, Gao Y, Zhao Y, Dai L, Xiong Q, et al. Microarray analysis of differentially expressed microRNAs in non-regressed and regressed bovine corpus luteum tissue; microRNA-378 may suppress luteal cell apoptosis by targeting the interferon gamma receptor 1 gene. J Appl Genet 2011;52:481-6.
21. Sontakke SD, Mohammed BT, McNeilly AS, Donadeu FX. Characterization of microRNAs differentially expressed during bovine follicle development. Reproduction 2014;148:271-83.
22. Huang J, Ju Z, Li Q, Hou Q, Wang C, Li J, et al. Solexa sequencing of novel and differentially expressed MicroRNAs in testicular and ovarian tissues in Holstein cattle. Int J Biol Sci 2011;7:1016-26.
23. da Silveira JC, Veeramachaneni DNR, Winger QA, Carnevale EM, Bouma GJ. Cell-secreted vesicles in equine ovarian follicular fluid contain miRNAs and proteins: a possible new form of cell communication within the ovarian follicle. Biol Reprod 2012;86:71-71.
24. Papaioannou MD, Pitetti J-L, Ro S, Park C, Aubry F, Schaad O, et al. Sertoli cell Dicer is essential for spermatogenesis in mice. Dev Biol 2009;326:250-9.
25. Chen X, Che D, Zhang P, Li X, Yun Q, Liu T, et al. Profiling of miRNAs in porcine germ cells during spermatogenesis. Reproduction 2017;154(6):1-34.
26. Liu W-M, Pang RTK, Chiu PCN, Wong BPC, Lao K, Lee K-F, et al. Sperm-borne microRNA-34c is required for the first cleavage division in mouse. Proc Natl Acad Sci 2012;109:490-4.
27. Tang F, Kaneda M, O'Carroll D, Hajkova P, Barton SC, Sun YA, et al. Maternal microRNAs are essential for mouse zygotic development. Genes Dev 2007;21:644-8.
28. De Bem THC, da Silveira JC, Sampaio RV, Sangalli JR, Oliveira MLF, Ferreira RM, et al. Low levels of exosomal-miRNAs in maternal blood are associated with early pregnancy loss in cloned cattle. Sci Rep 2017;7:1-11.
29. Bidarimath M, Khalaj K, Wessels JM, Tayade C. MicroRNAs, immune cells and pregnancy. Cell Mol Immunol 2014;11:538-47.
30. da Silveira JC, de Andrade GM, Nogueira MFG, Meirelles F V, Perecin F. Involvement of miRNAs and cell-Secreted vesicles in mammalian ovarian antral follicle development. Reprod Sci 2015;22:1-10.
31. Hong X, Luense LJ, McGinnis LK, Nothnick WB, Christenson LK. Dicer1 is essential for female fertility and normal development of the female reproductive system. Endocrinology 2008;149:6207-12.
32. Tesfaye D, Worku D, Rings F, Phatsara C, Tholen E, Schellander K, et al. Identification and expression profiling of microRNAs during bovine oocyte maturation using heterologous approach. Mol Reprod Dev 2009;76:665-77.
33. Andrade G, Meirelles F, Perecin F, da Silveira J. Cellular and extracellular vesicular origins of miRNAs within the bovine ovarian follicle. Reprod Domest Anim 2017;52:1-10.
34. Carletti MZ, Fiedler SD, Christenson LK. MicroRNA 21 blocks apoptosis in mouse periovulatory granulosa cells. Biol Reprod 2010;83:286-95.
35. Kropp J, Salih SM, Khatib H. Expression of microRNAs in bovine and human pre-implantation embryo culture media. Front Genet 2014;5:91:1-8.
36. Capra E, Turri F, Lazzari B, Cremonesi P, Gliozzi TM, Fojadelli I, et al. Small RNA sequencing of cryopreser-

ved semen from single bull revealed altered miRNAs and piRNAs expression between high- and low-motile sperm populations. BMC Genomics 2017;18:14.
37. Sinha PB, Tesfaye D, Rings F, Hossien M, Hoelker M, Held E, et al. MicroRNA-130b is involved in bovine granulosa and cumulus cells function, oocyte maturation and blastocyst formation. J Ovarian Res 2017; 10(1):37.
38. Björkgren I, Saastamoinen L, Krutskikh A, Huhtaniemi I, Poutanen M, Sipilä P. Dicer1 ablation in the mouse epididymis causes dedifferentiation of the epithelium and imbalance in sex steroid signaling. PLoS One 2012;7:e38457.
39. Zhang J, Xu Y, Liu H, Pan Z. MicroRNAs in ovarian follicular atresia and granulosa cell apoptosis. Reprod Biol Endocrinol 2019;17(1):9.
40. Bastos NM, Goulart RS, Bambil DB, Bridi A, Mazzarella R, Alves L, et al. High body energy reserve influences extracelular vesicles miRNA contentes within the ovarian follicle. PLoS ONE 2023;18(1):e0280195.
41. Nixon B, Stanger SJ, Mihalas BP, Reilly JN, Anderson AL, Tyagi S, et al. The microRNA signature of mouse spermatozoa is substantially modified during epididymal maturation. Biol Reprod 2015;93(4):1-20.
42. Alves MBR, Celeghini ECC, Belleannée C. From sperm motility to sperm-borne microRNA signatures: new approaches to predict male fertility potential. Front Cell Dev Biol 2020;8:1-16.
43. Alves MBR, Arruda RP, Batissaco L, Garcia-Oliveros LN, Gonzaga VHG, Nogueira VJM, et al. Changes in miRNA levels of seperm and small extracelular vesicles of seminal plasma are associated with transiente scrotal heat stress in bulls. Theriogenology 2021;161:26-40.
44. Ji Z, Lu R, Mou L, Duan YG, Zhang Q, Wang Y, et al. Expression of miR-15a and its target gene HSPA1B in the spermatozoa of patients with varicocle. Reproduction 2014;147(5):693-701.
45. Graf A, Krebs S, Zakhartchenko V, Schwalb B, Blum H, Wolf E. Fine mapping of genome activation in bovine embryos by RNA sequencing. Proc Natl Acad Sci USA 2014;111:4139-44.
46. Krawetz SA. Paternal contribution: new insights and future challenges. Nat Rev Genet 2005;6:633-42.
47. Tripurani SK, Wee G, Lee K, Smith GW, Wang L. MicroRNA-212 post-transcriptionally regulates oocyte--specific basic-helix-loop-helix transcription factor, factor in the germline alpha (Figla), during bovine early embryogenesis. PLoS One 2013;8(9):1-12.
48. Mondou E, Dufort I, Gohin M, Fournier E, Sirard M. Analysis of microRNAs and their precursors in bovine early embryonic development. Mol Hum Devel 2012;18:425-34.
49. Mazzarella R, Bastos NM, Bridi A, del Collado M, Andrade GM, Pinzon J, et al. Changes in oviductal cells and small extracellular vesicles miRNAs in pregnant cows. Front Vet Sci 2021;8.639752.
50. Desrochers LM, Bordeleau F, Reinhart-King CA, Cerione RA, Antonyak MA. Microvesicles provide a mechanism for intercellular communication by embryonic stem cells during embryo implantation. Nat Commun 2016;7:11958.

CAPÍTULO **14**

Criopreservação e cultivo *in vitro* de ovário e de folículos ovarianos pré-antrais

Ana Paula Ribeiro Rodrigues
Gildas Mbemya Tetaping
Danielle Cristina Calado de Brito
Laritza Ferreira de Lima

INTRODUÇÃO

A criopreservação é uma técnica que utiliza temperaturas extremamente baixas, ou criogênicas (–196 °C), para preservar materiais biológicos, como células e tecidos. Temperaturas criogênicas permitem uma redução na atividade metabólica celular, incluindo as reações que levam à morte da célula, mas fazendo com que a estrutura seja conservada por períodos indeterminados. Além disso, após o reaquecimento, a estrutura criopreservada é capaz de retomar o desenvolvimento celular normal.[1] A criopreservação pode ser uma estratégia utilizada para manter uma fonte de tecidos e células vivas geneticamente estáveis para uma variedade de propósitos, incluindo a área reprodutiva.[2] Dessa forma, o material criopreservado pode ser utilizado em pesquisas científicas, para a implantação de bancos de germoplasmas, vislumbrando a preservação e a restauração da fertilidade da fêmea em técnicas de reprodução assistida (TRA).[3]

No que concerne à preservação e restauração da fertilidade feminina, há muitos anos as principais alternativas utilizadas têm sido a criopreservação de oócitos e embriões. Entretanto, nas últimas décadas se observou um expressivo avanço técnico-científico no âmbito da criopreservação de tecido ovariano e de folículos ovarianos pré-antrais fora do ambiente ovariano (isolados). Apesar disso, a criopreservação do ovário ou do folículo ovariano isolado ainda é considerada um desafio para a criobiologia. No caso do tecido ovariano, isso se deve principalmente a sua composição, que inclui diversos tipos celulares com diferentes exigências e características morfológicas, fisiológicas e bioquímicas. Com relação aos folículos isolados, não apenas diferentes tipos de células (células da granulosa e tecais e oócito), devem ser considerados, como também o grau de desenvolvimento folicular, que também oferece grandes dificuldades de manipulação durante os procedimentos. Dessa forma, estudos utilizando diferentes métodos de criopreservação têm sido desenvolvidos com a finalidade de definir o mais adequado ou otimizar os métodos disponíveis para a criopreservação dessas estruturas. Até o presente momento, os métodos amplamente utilizados são a *congelação lenta ou convencional, a congelação direcional e a vitrificação*.[4]

Após a criopreservação, o tecido ovariano pode ser cultivado *in vivo* (transplante), possibilitando a retomada da função endócrina e da função gametogênica.[5] Ademais, pode ser também destinado ao cultivo *in vitro* para o desenvolvimento dos folículos pré-antrais inclusos no tecido ovariano,[6] ou os folículos podem ser isolados de fragmentos ovarianos previamente criopreservados, para posterior cultivo *in vitro*[7,8] e desenvolvimento folicular até a obtenção de um oócito fertilizável. Já os folículos pré-antrais, quando criopreservados isolados do córtex ovariano,[9] também poderão se desenvolver até estágios mais avançados como os folículos antrais e fornecer oócitos aptos à fertilização para a produção *in vitro* de embriões.[10]

Neste capítulo serão abordados de forma sintética os fundamentos gerais e os avanços da criopreservação e do cultivo de tecido ovariano e de folículos ovarianos pré-antrais para o avanço da preservação e restauração da fertilidade da fêmea.

FUNDAMENTOS DA CRIOPRESERVAÇÃO DE TECIDO OVARIANO E DE FOLÍCULOS PRÉ-ANTRAIS ISOLADOS

A criopreservação de tecido ovariano (CTO) é um processo de grande relevância e bastante promissor para a preservação da fertilidade feminina, pois, quando associada a TRA complementares, como o transplante e o cultivo *in vitro*, é capaz de restaurar as funções endócrinas do ovário, bem como a função reprodutivas da fêmea. A CTO em animais pode ser direcionada para programas conservacionistas e de melhoramento genético, representando uma estratégia para a perpetuação de genótipos valiosos, seja de espécies de interesse zootécnico ou em vias de extinção.[11] Portanto, a CTO vem sendo amplamente estudada e investigada, a fim de preservar fragmentos do córtex ovariano, contendo folículos em diferentes estágios de desenvolvimento,[12] principalmente os folículos pré-antrais ou desprovidos de antro (primordial, transição, primário e secundário).

A criopreservação do córtex ovariano permite a preservação de um grande *pool* de folículos pré-antrais, entre os quais o folículo primordial encontra-se em estágio de quiescência e representa cerca de 90% a 95% da população folicular no ovário. Além disso, o ovário pode ser preservado em qualquer fase da vida reprodutiva da fêmea, não havendo a necessidade de tratamento hormonal.[13] Pode inclusive ser criopreservado logo após o óbito do indivíduo.

A CTO tem sido relatada desde o início dos anos 1950,[14] quando foi utilizada com o objetivo de restaurar a função endócrina de ratas ovariectomizadas. Na década seguinte, foi relatado o primeiro nascimento de animais de laboratório a partir do transplante de tecido ovariano criopreservado.[15] Somente três décadas mais tarde, foi reportado o primeiro nascimento de um animal de produção (ovino) após o transplante de ovário previamente criopreservado.[16] Esses resultados estimularam outros autores, que reportaram em 2004 a primeira gestação e nascimento em humanos após criopreservação e transplante de ovário.[17] Até o presente momento, na espécie humana já foi relatado o nascimento de mais de 200 bebês saudáveis usando a associação desses procedimentos.[18]

Apesar dos avanços significativos, em animais de produção, a criopreservação do ovário vislumbrando o transplante ainda não oferece uma boa relação custo-benefício. Além disso, em mulheres, em determinadas circunstâncias, o reimplante do tecido ovariano pode representar riscos de reincidência de doenças hematológicas ou neoplásicas.[19] Nesses casos, a criopreservação de folículos pré-antrais isolados pode ser uma alternativa à criopreservação de fragmentos ovarianos com o intuito de restauração da fertilidade feminina. Os folículos podem ser criopreservados e, subsequentemente, cultivados *in vitro*, visando à obtenção de oócitos potencialmente fertilizáveis para a produção de embriões. Tanto o córtex ovariano quanto os folículos pré-antrais podem ser criopreservados utilizando diferentes métodos, conforme descrito a seguir.

Métodos de criopreservação

Congelação lenta

A congelação lenta ou convencional é considerada o método mais amplamente utilizado para a preservação de tecido ovariano e de folículos pré-antrais isolados em diferentes espécies.[20,21] Nesse método, o material biológico é normalmente refrigerado em um *freezer* programável de forma gradual e controlada, sendo lentamente congelado a uma temperatura entre –35 e –130 °C, antes de ser mergulhado em nitrogênio líquido, com o objetivo de reduzir o estresse térmico, na fase de transição das soluções do estado líquido para o estado sólido.[22] Esse procedimento, aliado à indução da cristalização extracelular ou *seeding*, permite a desidratação da amostra, visando à redução da formação de cristais de gelo intracelular.[4]

Além da redução gradual da temperatura, na congelação lenta as amostras de tecido ovariano e de folículos isolados são expostas a baixas concentrações de agentes crioprotetores (~ 1,5 M),[23] por um período que pode variar de 20[24,25] a 60 minutos.[26] No entanto, em virtude das baixas concentrações de agentes crioprotetores e das taxas de refrigeração utilizadas, a congelação lenta apresenta alto risco de lesão celular devido à formação de cristais de gelo,[27,28] o que pode ser evitado com a vitrificação.

Vitrificação

A vitrificação consiste em um processo de conversão de um líquido super-resfriado em um sólido amorfo semelhante ao vidro (estado vítreo), evitando a formação de cristais de gelo.[29] Em um processo de vitrificação bem-sucedida, a solução circundante na qual o material biológico é mantido se torna transparente. Do contrário, quando ocorrem falhas na vitrificação, a solução é branca e opaca, significando a presença de cristais de gelo.[30,31] A vitrificação baseia-se na combinação de quatro principais fatores:

1. Baixo volume de solução de crioprotetores.[30]
2. Alta viscosidade da solução de vitrificação, obtida pela elevada concentração dessas crioprotetores (entre 20%[32] e 40%[33]).
3. Taxa de refrigeração ultrarrápida (20.000 °C/minuto).
4. Submersão imediata da amostra em nitrogênio líquido.

De acordo com esses quatro aspectos, diferentes técnicas ou dispositivos de vitrificação de tecido ovariano e de folículos isolados foram planejados para otimizar as taxas de refrigeração e reduzir o volume da solução de criopreservação, por exemplo:

- *Open pulled straws* – OPS.[34]
- Superfície sólida.[35]
- Palhetas.[36]
- Imersão com agulhas.[37]
- Gotículas de meio.[38]
- Recipiente em prata.[39]
- *Ovarian tissue cryosystem* – OTC –, dispositivo totalmente fechado que evita o contato da amostra com o nitrogênio líquido.[6]

Em 2018 foi desenvolvido um dispositivo totalmente automatizado para vitrificação, que permite a exposição precisa a soluções de criopreservação e aquecimento das amostras.[40] Nessa mesma linha, um método simplificado e semiautomático foi desenvolvido usando uma palheta especial (E.Vit, que significa vitrificação fácil).[4]

No geral, a vitrificação é um método atrativo, por ser um procedimento rápido, fácil e de baixo custo, pois geralmente não requer equipamentos especiais programáveis de congelação. Entretanto, a exposição às altas concentrações de agentes crioprotetores pode causar toxicidade e efeitos osmóticos adversos,[41] havendo a necessidade de usar combinação de dois ou mais agentes crioprotetores.[38,39]

Congelação direcional

A solidificação ou congelação direcional é o método mais novo de criopreservação, para o qual se utiliza um equipamento com sistema de gradiente multitérmico (GMT) desenvolvido por Arav em 1999. Esse método foi usado pela primeira vez para a criopreservação de sêmen de diferentes espécies.[42] Após a realização automática do *seeding* (indução da cristalização extracelular) no dispositivo, a amostra avança a uma velocidade constante por meio de um gradiente linear de temperatura. Isso permite um controle preciso sobre o processo de congelação, facilitando uma refrigeração muito precisa e homogênea da amostra, com um crescimento controlado do cristal de gelo. A taxa de refrigeração é ajustada a 0,3 °C/minuto, variando a velocidade (0,01 mm/segundo) na qual o criotubo passa por um gradiente de temperatura linear.[43]

A remoção de calor e a propagação controlada do cristal de gelo permitem congelar tanto pequenos como grandes volumes de amostra, como órgãos inteiros. Estudos realizados anteriormente mostraram que a criopreservação do ovário e de fragmentos corticais ovarianos usando esse método melhorou significativamente a integridade de folículos pré-antrais.[44,45] No entanto, a utilização desse método para a criopreservação de tecido ovariano ainda é escassa,[21] e inexistente para folículos ovarianos isolados.

Substâncias/aditivos utilizados nas soluções de criopreservação

Com a finalidade de reduzir ou anular as crioinjúrias, algumas substâncias são adicionadas ao meio, compondo as soluções de criopreservação (solução de congelação ou solução de vitrificação). Dentre essas substâncias, pode-se destacar os agentes crioprotetores (intra e extracelulares), os polímeros sintéticos e os agentes antioxidantes.

Agentes crioprotetores intra e extracelulares e mecanismo de ação

Os agentes crioprotetores (ACP) utilizados nas soluções de criopreservação são classificados em dois grupos:

1. *Intracelulares* (penetrantes).
2. *Extracelulares* (não penetrantes).

Etilenoglicol (EG), propilenoglicol (PG), glicerol, dimetilsulfóxido (DMSO), propanodiol, butanodiol e metanol representam alguns exemplos de ACP intracelulares. Essas substâncias se caracterizam como pequenas moléculas com baixo peso molecular, que facilmente atravessam a membrana celular e interagem com moléculas de água, formando pontes de hidrogênio e evitando, assim, a cristalização do gelo.[46] Além disso, aumentam o ponto de fusão da água devido ao aumento da osmolaridade da solução e, finalmente interagem com as proteínas de membrana, estabilizando-as.

Açúcares como sacarose, trealose, glicose, lactose e manitol são exemplos de ACP extracelulares, amplamente conhecidos. A albumina sérica bovina (BSA) também tem sido largamente utilizada como um ACP extracelular. Todas essas substâncias, como o próprio termo indica, permanecem no ambiente extracelular e aumentam a pressão osmótica externa, resultando na desidratação celular, e, consequentemente, minimizam a formação de gelo extracelular. Além disso, durante o aquecimento, os crioprotetores extracelulares atuam como tampão osmótico, impedindo ou controlando o influxo excessivo de água para o meio intracelular e evitando a retenção de líquidos ou "inchaço" celular ou até mesmo a ruptura da membrana da célula.[46] A Figura 1 ilustra o mecanismo de ação dos crioprotetores intra e extracelulares durante a criopreservação.

Outras substâncias que atuam como agentes crioprotetores extracelulares

Os polímeros sintéticos são macromoléculas que também aumentam a viscosidade da solução crioprotetora e interagem com a água por meio de pontes de hidrogênio, reduzindo a formação de cristais de gelo fora da célula.[47] São análogos sintéticos das glicoproteínas anticongelantes encontradas em peixes e insetos que habitam em baixas temperaturas e agem principalmente pela depressão do ponto de congelamento, mediante um processo conhecido como histerese térmica, que deixa o ponto de fusão de equilíbrio inalterado.[48]

Existem vários tipos de polímeros sintéticos disponíveis atualmente, como o Ficoll 400, o copolímero de álcool polivinílico (PVA), o acetato denominado *Supercool* X-1.000 e o copolímero de poliglicerol (PGL), denominado *Supercool* Z-1.000.[49] Resultados promissores foram relatados quando essas substâncias foram adicionadas às soluções de vitrificação de folículos pré-antrais de macacos[50] e bovinos.[51] Recentemente, em caprinos, demonstrou-se que a vitrificação do tecido ovariano de cabras na presença do *Supercool* X-1.000 manteve morfologia folicular semelhante à observada no ovário fresco ou não vitrificado.[52] Na mesma espécie, foi demonstrado que a adição dos polímeros sintéticos (X-1.000, Z-1.000, PVP) à solução de vitrificação de folículos secundários e antrais iniciais isolados do córtex ovariano é fundamental para reduzir os danos causados pela redução drástica de temperatura.[9]

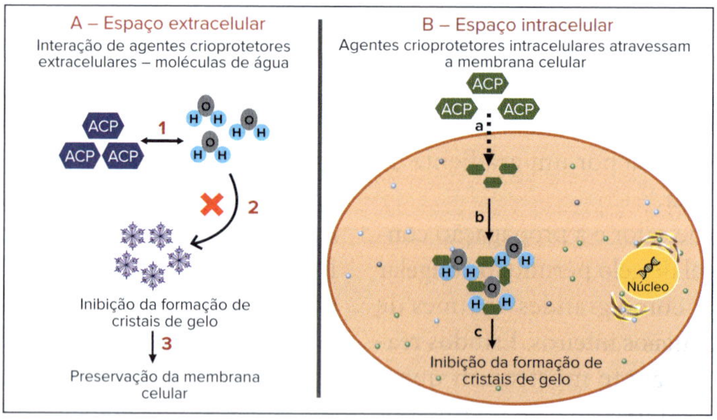

FIGURA 1 Mecanismo de ação dos agentes crioprotetores. No espaço extracelular (A), os ACP interagem com as moléculas de água e aumentam a osmolaridade (1), evitando a formação de cristais de gelo (2) e preservando dessa forma a integridade da membrana celular (3). Por outro lado (B), os ACP intracelulares atravessam a membrana celular (a) e interagem com moléculas de água, formando pontes de hidrogênio (b) e evitando assim a cristalização do gelo (c).

ACP: agentes crioprotetores.

Fonte: acervo dos autores.

No final da década de 1970 foi descoberto que algumas espécies de peixes antárticos podem resistir à congelação, característica que foi atribuída à presença de proteínas específicas, posteriormente denominadas proteínas anticongelantes (PAC), que variam de acordo com a estrutura.[53] A diversidade estrutural dessas proteínas, ou seja, PAC I, PAC II e PAC III, é devida às diferentes origens, sequências de aminoácidos e peso molecular.[54] As PAC atuam reduzindo o ponto de congelação de uma solução sem afetar o ponto de fusão e a pressão osmótica, inibindo assim o crescimento do gelo por meio da modificação da morfologia de seus cristais.

Estudos demonstraram os efeitos benéficos da PAC III sobre a sobrevivência de folículos ovarianos durante a vitrificação e posterior transplante de tecido ovariano em ratas.[55] Também foi constatado o efeito benéfico da PAC III na vitrificação de oócitos murinos, obtendo-se melhores taxas de sobrevivência e fertilização, bem como melhor desenvolvimento embrionário.[56] Em bovinos, oócitos maduros (metáfase II) vitrificados na presença de PAC III apresentaram, no dia 5 de cultivo, uma taxa de 30,8% de embriões, semelhante a oócitos frescos ou não vitrificados (49,4%).[57]

Agentes antioxidantes

A formação excessiva de espécies reativas de oxigênio (ERO) e de nitrogênio (ERN) durante a criopreservação pode causar danos irreversíveis e, consequentemente, a morte celular.[58] Moléculas como peróxido de hidrogênio (H_2O_2), ânion superóxido (O_2–), radicais hidroxila (OH·) e óxido nítrico (NO) causam danos às membranas celulares, assim como à membrana mitocondrial, levando ao processo de apoptose com fragmentação do DNA e, consequentemente, à morte celular.[59] Portanto, para otimizar os resultados do processo de criopreservação, vários pesquisadores têm utilizado antioxidantes como aditivos nas soluções de congelação ou de vitrificação.[28]

Os agentes antioxidantes são moléculas que, mesmo presentes em baixas concentrações, comparado ao substrato oxidável (proteínas, lipídios e carboidratos), podem retardar ou inibir significativamente as taxas de oxidação desse substrato, protegendo dessa forma as células e seu microambiente contra os danos oxidativos.[60] Dentre os antioxidantes já utilizados para criopreservação de fragmentos de ovário, bem como de folículos ovarianos, pode-se destacar a catalase[28] e o ácido alfa lipoico.[28,61] Recentemente se investigou o efeito de duas concentrações de ácido alfa lipoico, 100 e 150 µM, na solução de vitrificação do tecido ovariano ovino após cultivo (*in vitro* por 7 dias ou *in vivo* – xenotransplante por 15 dias).[62] Os resultados mostraram que ambas as concentrações testadas preservaram bem o tecido ovariano criopreservado.

Descongelação/aquecimento e o risco de recristalização

O risco de formação de gelo durante a descongelação e o aquecimento é um fator importante a ser levado em consideração, tanto para a congelação lenta quanto para a vitrificação, respectivamente. A descongelação pode ocasionar injúrias celulares, devido à recristalização ou ainda pelo crescimento dos microcristais de gelo que se formaram durante a refrigeração, tornando-se macrocristais, os quais levam à ruptura celular.[63] Dessa forma, recomenda-se que o processo de descongelação seja suficientemente rápido, para permitir que o gelo extracelular derreta e atravesse a membrana para a reidratação celular.[64]

O procedimento de aquecimento de sistemas vitrificados ocorre em três fases:

1. Conversão da solução vitrificada em ultraviscosa.
2. Desvitrificação (conversão de água em gelo cristalino).
3. Recristalização (crescimento de cristais de gelo muito pequenos).

A formação de pequenos núcleos de gelo durante a vitrificação é inevitável.[65] No entanto, quando houver tempo suficiente disponível durante o aquecimento, mais nucleação e crescimento de cristal podem ocorrer, levando a danos morfológicos ao tecido.[66] Para evitar isso, é fundamental que haja taxas rápidas de aquecimento e uma concentração adequada de agentes crioprotetores.

Após o aquecimento e a descongelação, o crioprotetor deve ser removido da amostra para evitar os riscos de toxicidade em altas temperaturas. A remoção ou diluição do agente crioprotetor pode ser realizada por meio de uma ou várias lavagens do material criopreservado (geralmente 3 lavagens), com duração de 5 a 15 minutos cada lavagem.[67] É importante ter cautela, pois, durante essa etapa do processo de criopreservação, um desequilíbrio osmótico pode ocorrer devido à absorção de água pelas células, causando o "inchaço" celular. Isso pode ocorrer com maior intensidade após a vitrificação, cujas concentrações de crioprotetores são mais elevadas.[65] Para evitar ou minimizar esse risco, a remoção do crioprotetor deve ser realizada lentamente e em passos seriados, como mencionado acima. Solutos como proteínas (albumina sérica humana ou suplemento substituto de soro), bem como açúcares (glicose ou sacarose), podem ser usados para controlar a remoção de crioprotetor. Todos esses cuidados são essenciais para garantir que, após congelação/descongelação ou após vitrificação/aquecimento, a função ovariana e folicular possa ser restaurada.

RESTAURAÇÃO DA FUNÇÃO OVARIANA OU DA FERTILIDADE APÓS A CRIOPRESERVAÇÃO

Vários estudos têm mostrado que, após a criopreservação, o tecido ovariano ou os folículos ovarianos isolados podem ser utilizados em sistemas de cultivo *in vivo* (transplantes) ou *in vitro*, visando à retomada das funções endócrina e gametogênica.

Cultivo *in vivo* ou transplante de tecido ovariano ou de folículo isolado após a criopreservação

O cultivo *in vivo* de fragmentos de um órgão, em outras palavras, pode ser entendido como um transplante. O transplante, por sua vez, é um procedimento cirúrgico que consiste na reposição ou reimplante de um órgão ou tecido, a fim de restaurar sua função. De acordo com a localização, a amostra ou o material biológico pode ser reimplantado (enxerto) em um sítio *ortotópico* (implantado próximo ou na posição anatômica original) ou *heterotópico* (enxertado em sítios diferentes de sua posição anatômica). Dentre os sítios mais amplamente utilizados para a realização de um transplante heterotópico, destacam-se o tecido subcutâneo ou o intraperitoneal, que, além de pouco invasivos, permitem fácil monitoramento do enxerto.[68] Já a cápsula do rim, embora seja um procedimento mais complexo e mais invasivo, destaca-se pela facilidade em promover a revascularização dos enxertos devido ao grande suprimento sanguíneo e à presença de fatores angiogênicos do órgão.[69] Na Figura 2 podem ser observados diferentes sítios para o reimplante de tecido ovariano.

O transplante pode ser classificado ainda de acordo com o receptor do enxerto em *alotransplante* (implante em um indivíduo diferente do doador, porém da mesma espécie),

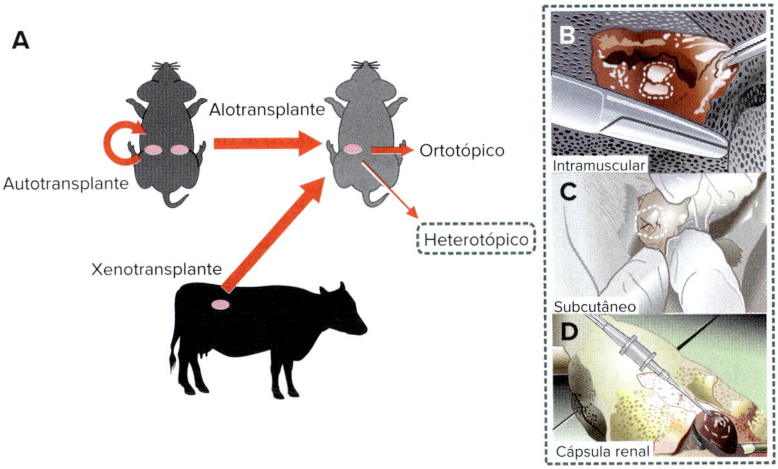

FIGURA 2 A): tipos de transplantes heterotópicos em diferentes sítios de implante; B) alotransplante intramuscular de tecido ovariano; C) autotransplante subcutâneo de tecido ovariano; D) xenotransplante de folículos isolados na cápsula renal.

Fonte: acervo dos autores.

autotransplante (implante no mesmo indivíduo doador) e *xenotransplante* (implante em um indivíduo de espécie diferente da espécie doadora), conforme reportado por diferentes autores.[27,70] Como pode ser visto a seguir, o transplante tem sido uma estratégia amplamente utilizada para alcançar a retomada da função do tecido ovariano ou do folículo após a criopreservação.

No tocante ao alotransplante, quando realizado de maneira ortotópica, tem o potencial de restaurar não apenas a atividade ovariana, mas também a fertilidade natural. O primeiro alotransplante ovariano bem-sucedido, realizado em 2005 entre gêmeos monozigóticos humanos, resultou em gravidez.[71] A eficácia dessa técnica foi confirmada posteriormente, pelos mesmos autores, em 2008 e em 2012.[72,73] Também se demonstrou que a função ovariana pode ser restaurada após o alotransplante do córtex ovariano entre irmãs geneticamente diferentes.[74] Entretanto, apesar desses casos de sucesso relatados, o autotransplante e o xenotransplante são mais amplamente utilizados tanto na pesquisa como na clínica médica.

A equipe coordenada por Donnez relatou o primeiro nascimento em humanos após CTO, seguida de autotransplante ortotópico,[17] tornando-se um marco na medicina humana reprodutiva. Após a utilização de ovários previamente vitrificados, destacam-se dois nascimentos, tendo sido um relatado em 2013[75] e o outro em 2015.[31] Como pode ser constatado, o transplante ortotópico pode permitir a capacidade de alcançar uma gravidez natural, ao contrário do transplante heterotópico, que exige um processo mais complexo, como a recuperação de folículos e oócitos para serem usados na fertilização *in vitro*[27] visando à obtenção de embriões e posterior transferência para uma receptora.

O transplante heterotópico tem sido utilizado predominantemente com fins de pesquisa ou pode ser empregado para produzir oócitos potencialmente capazes de serem fertilizados e, assim, produzir embriões.[76] Até o presente momento, apenas um pequeno número de indivíduos nascidos vivos foi relatado após esses tipos de transplante de tecido ovariano criopreservado.[77]

O xenotransplante do tecido ovariano criopreservado (a grande maioria para camundongos imunossuprimidos) tem sido usado como modelo de estudo para as funções ovarianas, o desenvolvimento de folículos ovarianos *in vivo*[78] e dos efeitos da criopreservação sobre a viabilidade folicular.[79] E também tem sido explorado como abordagem para eliminar o risco de transferência de células malignas residuais no tecido transplantado para a mulher doadora do ovário.[78] Os primeiros investigadores a sugerirem o xenotransplante como sistema de maturação folicular constataram a sobrevivência e o desenvolvimento do folículo até o estágio antral em um período de 9 meses do tecido ovariano enxertado.[80] Com o enxerto de fragmentos ovarianos congelados/descongelados em camundongos, provenientes de 8 mulheres, em diferentes sítios (intraperitoneal, subcutâneo, intramuscular e na bursa ovariana), foi observado o crescimento folicular inicial e a permanência dos folículos quiescentes de maneira semelhante entre os 4 sítios investigados.[81]

Atualmente, a CTO tem sido combinada com o xenotransplante em uma variedade de espécies animais, assim como em humanos,[82] ovinos,[62,83] caninos,[84] felinos[85] e caprinos,[68] mostrando que é possível obter folículos antrais contendo oócitos com potencial para originar nascidos vivos.[86,87]

Apesar dos resultados satisfatórios, a taxa de sucesso do xenotransplante, ou de qualquer outro tipo de transplante, ainda é muito limitada, provavelmente devido à isquemia e hipóxia causadas pela lenta revascularização do enxerto após o procedimento.

Assim, outras estratégias estão sendo investigadas para contornar os riscos, como a utilização de fator de crescimento de fibroblasto (FGF2) e de fator de crescimento endotelial vascular (VEGF), que possam acelerar a revascularização do enxerto e reduzir a hipóxia em fragmentos ovarianos autotransplantados,[88] alotransplantados[70] ou xenotransplantados.[83,89]

Adicionalmente, o desenvolvimento de um ovário artificial para enxertia, no qual um número elevado de folículos pré-antrais isolados e células ovarianas do hospedeiro é incluso em uma matriz biodegradável, como o alginato, é promissor. Além disso, poderá promover angiogênese mais rápida, minimizando os danos da isquemia e da reperfusão.[90] O transplante de folículos primordiais isolados congelados-descongelados foi de fato alcançado com sucesso em camundongos com sobrevivência de enxertos foliculares acima de 60%, resultando no nascimento de uma cria saudável.[91] Apesar desse resultado exitoso, o transplante desse tipo de folículo ainda não está bem estabelecido. Além disso, especialmente para espécies animais, sobretudo de produção, o transplante, seja de tecido ovariano, seja de folículos isolados, não é a técnica de escolha para a restauração da fertilidade de determinado indivíduo, tanto pelos inconvenientes em manter o animal em um sistema de imunossupressão como pela baixa relação custo-benefício. Desse modo, são necessários investimentos e esforços em sistemas de cultivo *in vitro* que possam garantir o completo desenvolvimento folicular e a obtenção de oócitos capazes de serem maturados e fertilizados *in vitro* para a produção *in vitro* de embriões.

Cultivo *in vitro* de ovários e de folículos ovarianos isolados

Os folículos ovarianos podem ser cultivados *in vitro* de duas maneiras ou modalidades: inclusos no próprio córtex ovariano (*in situ*) ou isolados do córtex ovariano. Na modalidade *in situ*, pode ser utilizado o ovário inteiro (especialmente em espécies pequenas como os murinos ou de indivíduos muito jovens) ou pequenos fragmentos de córtex ovariano colocados em placas apropriadas. Os folículos isolados também são colocados diretamente em placas de cultivo ou sobre uma matriz extracelular (MEC) (caracterizando o sistema bidimensional – 2D) ou inclusos nessa MEC (caracterizando o sistema tridimensional – 3D). Adicionalmente, é possível realizar também o cultivo *in vitro* em dois passos: os folículos são inicialmente cultivados *in situ* para a ativação e o desenvolvimento do folículo primordial até o estágio de folículo secundário, para posteriormente serem cultivados até o estágio antral na forma isolada (Figura 3).[92]

Para o sucesso do cultivo *in vitro* de folículos pré-antrais é necessário considerar alguns fatores, por exemplo:

- Qualidade dos ovários.
- Estágio de desenvolvimento folicular.
- Meios e suplementos do cultivo celular.
- Modalidade de cultivo.
- Temperatura.
- Tensão de oxigênio.

Grandes progressos já foram obtidos com o cultivo *in vitro* de folículos pré-antrais frescos (não criopreservados) em diferentes espécies. Os resultados mais satisfatórios e ambiciosos foram obtidos com folículos pré-antrais de fêmeas de camundongos, demonstrando que é possível a obtenção de crias vivas a partir de oócitos oriundos de folículos primordiais cultivados *in vitro*.[93]

Em animais de produção, como caprinos,[94] ovinos,[95] bubalinos,[96] suínos[97] e primatas não humanos,[98] o cultivo *in vitro* de folículos mais avançados como os secundários resultou na produção de oócitos maturos, os quais foram fecundados *in vitro*, resultando em embriões produzidos *in vitro*. Em humanos,[99] folículos primordiais foram crescidos *in vitro*, fornecendo oócitos maturos (metáfase II – MII), enquanto na espécie canina esses folículos se desenvolveram somente até o estádio antral.[100] Além disso, já se obtiveram oócitos denotando retomada da meiose a partir de folículos secundários isolados, cultivados em sistema 3D, na presença de nanopartículas compostas de ouro, óxido de ferro e poli-L-lisina.[101]

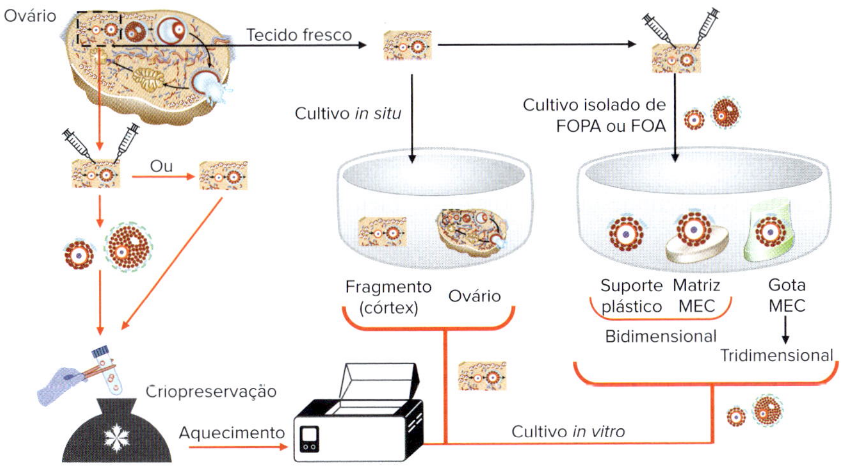

FIGURA 3 Imagem esquemática do cultivo *in vitro* de folículos pré-antrais ou antrais iniciais cultivados inclusos em tecido (*in situ*) ou na forma isolada antes ou após a criopreservação.

FOA: folículos ovarianos antrais iniciais; FOPA: folículos ovarianos pré-antrais; MEC: matriz extracelular.

Fonte: acervo dos autores.

Nos últimos anos, a atenção tem sido dedicada à possibilidade de obtenção de oócitos maturos a partir do cultivo *in vitro* de folículos pré-antrais previamente criopreservados antes de um tratamento gonadotóxico. Na espécie humana, o cultivo folicular tem sido uma excelente alternativa para a restauração da fertilidade, notadamente para pacientes com determinados tipos de câncer, haja vista que tipos tumorais, como a leucemia, apresentam risco médio a alto de metástase ovariana, não sendo, portanto, recomendável o transplante de ovário com o intuito de evitar a possível reintrodução de células malignas.[102] Nesse caso o cultivo do tecido ovariano ou de folículos isolados pós-criopreservação permite o desenvolvimento folicular e oocitário para posterior fertilização *in vitro* e produção de embriões. A transferência embrionária para a mulher após tratamento e remissão da doença elimina as chances de reintrodução de doenças malignas.[103]

Os melhores resultados obtidos com a associação das técnicas de criopreservação e cultivo *in vitro* de folículos ovarianos foram obtidos em camundongos, com produção de embriões,[104] nascimento após transferência embrionária[105,106] ou após cultivo *in vitro* curto (1 ou 2 dias), seguido de transplante.[91] Por outro lado, em humanos,[107] primatas não humanos,[50] bem como em espécies de grande porte (bovinos,[108] ovinos[109]), embora os resultados ainda sejam modestos, são bastante encorajadores.

Em bovinos, elevadas taxas de folículos viáveis com morfologia bem preservada foram observadas após vitrificação, seguida de cultivo *in vitro* por até 6 (87,5%)[108] ou 20 dias (20%).[110] Em bovinos, com o cultivo de tecido ovariano após vitrificação, observou-se a necessidade de utilização de um meio diferente (meio McCoy) do meio normalmente empregado para tecido ovariano fresco ou não criopreservado (TCM199).[111]

Em ovinos, o cultivo *in vitro* bidimensional de folículos pré-antrais isolados vitrificados resultou na maturação *in vitro* de oócitos provenientes desses folículos.[8] Apesar disso, a taxa de oócitos maturos foi baixa (20%), o que pode ser uma ineficiência do próprio sistema de cultivo *in vitro* para folículos pré-antrais, aliado aos danos causados aos folículos durante a criopreservação do tecido ovariano.

Em caprinos, após 6 dias de cultivo *in vitro*, 74% dos folículos secundários obtidos a partir do tecido ovariano vitrificado formaram a cavidade antral.[7] E foi demonstrado que folículos secundários previamente vitrificados e cultivados *in vitro* por até 6 dias mantiveram a morfologia normal e a integridade das projeções transzonais, as quais são fundamentais para a interação entre o oócito e as células da granulosa.[9]

Além desses resultados, os autores mostraram que folículos pré-antrais e antrais iniciais foram capazes de sobreviver e crescer *in vitro* após a criopreservação do tecido ovariano. Na espécie ovina, folículos secundários isolados do córtex ovariano e vitrificados apresentaram alta taxa de sobrevivência (77,3%) e mantiveram a capacidade esteroidogênica e de remodelação da membrana basal após 12 dias de cultivo *in vitro*.[112] Embora os estudos nessa linha de pesquisa ainda sejam muito iniciais, indicam que essa estratégia é uma forma viável de aproveitamento do material genético após a morte de um indivíduo.

CONSIDERAÇÕES FINAIS

Os recentes avanços comprovam que a criopreservação de tecido e de folículo ovariano seguida de cultivo *in vitro* ou transplante é uma abordagem em pleno desenvolvimento e constante aprimoramento para salvaguardar o material genético de animais de alto valor comercial, de espécies e raças ameaçadas de extinção, bem como de mulheres que se submetem a tratamentos antitumorais ou outros tratamentos gonadotóxicos. No entanto, em relação ao cultivo *in vitro* do ovário ou de folículos ovarianos em animais domésticos, de produção ou mesmo em humanos após a criopreservação, os resultados ainda precisam ser otimizados. Acredita-se que isso se deva às necessidades intrínsecas das células e tecidos criopreservados, que mostram ser diferentes dos não criopreservados.

Dessa forma, mais estudos envolvendo a criopreservação e o cultivo *in vitro* de folículos ovarianos criopreservados têm sido necessárias com o objetivo de definir novos protocolos ou de melhorar os já existentes, com o intuito de preservar o potencial reprodutivo a partir do patrimônio genético de fêmeas e de utilizá-lo no futuro como fonte de oócitos fertilizáveis em TRA.

REFERÊNCIAS

1. Pegg DE. Principles of cryopreservation. Methods in Molecular Biology 2007;368:39-57.
2. Paris MC, Snow M, Cox SL, Shaw JM. Xenotransplantation: a tool for reproductive biology and animal conservation? Theriogenology 2004;61:277-91.
3. Comizzoli P. Biotechnologies for wildlife fertility preservation. Animal Frontiers 2015;5(1):73-8.
4. Arav A, Patrizio P. Techniques of cryopreservation for ovarian tissue and whole ovary. Clinical Medicine Insights: Reproductive Health 2019;13:1-5.
5. Liu LJ, Xie XY, Zhang RZ, Xu P, Bujard H, Jun M. Reproduction and fertility in wild-type and transgenic mice after orthotopic transplantation of cryopreserved ovaries from 10-d-old mice. Laboratory Animals 2008;37:353-7.
6. Carvalho AA, Faustino LR, Silva CMG, Castro SV, Lopes CAP, Santos RR, et al. Novelwide-capacity method for vitrification of caprine ovaries: ovarian tissue cryosystem (OTC). Animal Reproduction Science 2013;138:220-7.
7. Leal ESS, Vieira LA, Sá NAR, Silva GM, Lunardi FO, Ferreira ACA, et al. In vitro growth and development of isolated secondary follicles from vitrified caprine ovarian cortex. Reproduction Fertility and Development 2017;30:359-70.
8. Lunardi FO, Aguiar FL, Apolloni LB, Duarte ABG, Sá NAR, Leal ESS, et al. Sheep isolated secondary follicles are able to produce metaphase II oocytes after vitrification and long-term in vitro growth. Biopreservation and Biobanking 2017;15:321-31.
9. Lopes EPF, Rodrigues GQ, Brito DCC, Rocha RMP, Ferreira ACA, Sá NAR, et al. Vitrification of caprine secondary and early antral follicles as a perspective to preserve fertility function. Reproductive Biology 2020;20:371-8.
10. Amorim CA, Shikanov A. The artificial ovary: current status and future perspectives. Future Oncology 2016;12(19):2323-32.
11. Ramos AF, Albuquerque MSM, Mariante AS. Banco Brasileiro de Germoplasma Animal: desafios e perspectivas da conservação de caprinos no Brasil. Revista Brasileira de Reprodução Animal 2011;35(2):104-7.
12. Georges A, Auguste A, Bessière L, Vanet A, Todeschini AL, Veitia RA. FOXL2: a central transcription factor of the ovary. Journal of Molecular Endocrinology 2014;52(1):17-33.
13. Campbell BK, Hernandez-Medrano J, Onions V, Pincott-Allen C, Aljaser F, Fisher J. Restoration of ovarian function and natural fertility following the cryopreservation and autotransplantation of whole adult sheep ovaries. Human Reproduction 2014;29,(8):1749-63.
14. Parkes AS, Smith AU. Regeneration of rat ovarian tissue grafted after exposure to low temperatures. Proceedings of the Royal Society of London. Series B, Biological Sciences 1953;140:455-70.
15. Parrot DMY. The fertility of mice with orthopic ovarian grafts derived from frozen tissue. Journal of Reproduction and Fertility 1960;1:230-41.
16. Gosden RG, Baird DT, Wade JC, Webb R. Restoration of fertility to oophorectomized sheep by ovarian autografts stored at-196 degrees C. Human Reproduction 1994a;9:597-603.
17. Donnez J, Dolmans MM, Demylle D, Jadoul P, Pirard C, Squifflet J, et al. Livebirth after orthotopic transplantation of cryopreserved ovarian tissue. Lancet 2004;364:1405-10.
18. Dolmans MM, Falcone T, Patrizio P. Importance of patient selection to analyze in vitro fertilization outcome with transplanted cryopreserved ovarian tissue. Fertility and Sterility 2020;114:279-80.
19. Anderson RA, Wallace WHB, Telfer EE. Ovarian tissue cryopreservation for fertility preservation: clinical and research perspectives. Human Reproduction Open 2017;2017;1-9.
20. Herraiz S, Novella-Maestre E, Rodriguez B, Diaz C, Sanchezserrano M, Mirabet V, et al. Improving ovarian tissue cryopreservation for oncologic patients: slow freezing versus vitrification, effect of different procedures and devices. Fertility and Sterility 2014;101:775-84.
21. Maffei S, Pennarossa G, Brevini TA, Arav A, Gandolfi F. Beneficial effect of directional freezing on in vitro viability of cryopreserved sheep whole ovaries and ovarian cortical slices. Human Reproduction 2014; 29:114-24.

22. Sanches BV. Uso de propanediol ou DMSO na vitrificação de embriões bovinos produzidos in vitro, cultivados ou não na presença de Forskolin. 2009 49f. Dissertação (Mestrado em Ciências veterinárias). Pós-graduação em Ciência Animal, Escola de Veterinária, Universidade Federal de Goiás, Goiás, 2009.
23. Paynter SJ. Current status of the cryopreservation of human unfertilized oocytes. Human Reproduction 2000;5:449-56.
24. Rodrigues APR, Amorim CA, Costa SHF, Matos MHT, Santos RR, Lucci CM, et al. Cryopreservation of caprine ovarian tissue using glycerol and ethylene glycol. Theriogenology 2004a;61:1009-24.
25. Rodrigues APR, Amorim CA, Costa SHF, Matos MHT, Santos RR, Lucci CM, et al. Cryopreservation of caprine ovarian tissue using dimethylsulphoxide and propanediol. Animal Reproduction Science 2004b;84:211-27.
26. Candy CJ, Wood MJ, Whittingham DG. Effect of cryoprotectants on the survival of follicles in frozen mouse ovaries. Journal of Reproduction and Fertility 1997;110:11-9.
27. Donnez J, Dolmans MM. Fertility preservation in women. Nature Reviews Endocrinology 2013;9:735-49.
28. Silva LM, Mbemya GT, Guerreiro DD, Brito DCC, Donfack NJ, Morais MLGS, et al. Effect of catalase or alpha lipoic acid supplementation in the vitrification solution of ovine ovarian tissue. Biopreserv Biobank 2018;258-69.
29. Fahy GM, MacFarlane DR, Angell CA, Meryman HT. Vitrification as an approach to cryopreservation. Cryobiology 1984;21:407-26.
30. Yavin S, Arav A. Measurement of essential physical properties of vitrification solutions. Theriogenology 2007;67:81-9.
31. Suzuki N, Yoshioka N, Takae S, Sugishita Y, Tamura M, Hashimoto S, et al. Successful fertility preservation following ovarian tissue vitrification in patients with primary ovarian insufficiency. Human Reproduction 2015;30:608-15.
32. Isachenko E, Isachenko V, Ramihi G, Nawroth F. Cryopreservation of human ovarian tissue by direct plunging into liquid nitrogen. European Journal of Obstetrics & Gynecology and Reproductive Biology 2003;108:186-93.
33. Salehnia M, Abbasian ME, Rezazadeh VM. Ultrastructure of follicles after vitrification of mouse ovarian tissue. Fertility and Sterility 2002;l78:644-5.
34. Vajta G. Open pulled straw (OPS) vitrification: a new way to reduce cryoinjuries of bovine ova and embryos. Molecular Reproduction and Development 1998;51: 53-8.
35. Dinnye's A, Dai Y, Jiang S, Yang X. High developmental rates of vitrified bovine oocytes following parthenogenetic activation, in vitro fertilization, and somatic cell nuclear transfer. Biology of Reproduction 2002;63:513-8.
36. Gandolfi F, Paffoni A, Brambilla EP, Bonetti S, Brevini TA, Ragni G. Efficiency of equilibrium cooling and vitrification procedures for the cryopreservation of ovarian tissue: comparative analysis between human and animal models. Fertility and Sterility 2006;85:1150-6.
37. Wang Y, Xiao Z, Li L, Fan W, Li SW. Novel needle immersed vitrification: a practical and convenient method with potential advantages in mouse and human ovarian tissue cryopreservation. Human Reproduction 2008;23:2256-65.
38. Amorim CA, Curaba M, Van Langendonckt A, Dolmans MM, Donnez J. Vitrification as an alternative means of cryopreserving ovarian tissue. Reproductive BioMedicine Online 2011;23:160-86.
39. Xiao Z, Zhang Y, Fan W. Cryopreservation of human ovarian tissue using the silver closed vitrification system. Journal of Assisted Reproduction and Genetics 2017;34:1435-44.
40. Arav A, Natan Y, Kalo D, Komsky-Elbaz A, Roth Z, Levi-Setti PE, et al. A new, simple, automatic vitrification device: preliminary results with murine and bovine oocytes and embryos. Journal of Assisted Reproduction and Genetics 2018;35:1161-68.
41. Santos RR, Tharasanit T, Van Haeften T, Figueiredo JR, Silva JRV, Van den Hurk R. Vitrification of goat preantral follicles enclosed in ovarian tissue by using conventional and solid-surface vitrification methods. Cell Tissue Research 2007;327:167-76.
42. Arav A, Yavin S, Zeron Y, Natan Y, Dekel I, Gacitua H. New trend in gamete's cryopreservation. Molecular and Cellular Endocrinology 2002;187:77-81.
43. Arav A, Revel A, Nathan Y, Bor A, Gacitua H, Yavin S, et al. Oocyte recovery, embryo development and ovarian function after cryopreservation and transplantation of whole sheep ovary. Human Reproduction 2005;20:3554-9.
44. Maffei S, Hanenberg M, Pennarossa G, Silva JRV, Brevini TAL, Arav A, et al. Direct comparative analysis of conventional and directional freezing for the cryopreservation of whole ovaries. Fertility and Sterility 2013a;100:1122-31.
45. Maffei S, Pennarossa G, Brevini TA, Arav A, Gandolfi F. Beneficial effect of directional freezing on in vitro viability of cryopreserved sheep whole ovaries and ovarian cortical slices. Human Reproduction 2013b; 29:114-24.
46. Jain J, Paulson R. Oocyte cryopreservation. Fertility and Sterility 2006;86(4):1037-46.
47. Fuller B, Paynter S. Fundamentals of cryobiology in reproductive medicine. Reproductive BioMedicine Online 2004;9:680-91.
48. Deller RC, Vatish M, Mitchell DA, Gibson MI. Synthetic polymers enable non-vitreous cellular cryopreservation by reducing ice crystal growth during thawing. Nature Communication 2013;5:1-7.

49. Fahy GM, Wowk B, Paynter S. Improved vitrification solutions based on the predictability of vitrification solution toxicity. Cryobiology 2004;48(3):22-35.
50. Ting AY, Yeoman RR, Campos JR, Lawson MS, Mullen SF, Fahy GM, et al. Morphological and functional preservation of pre-antral follicles after vitrification of macaque ovarian tissue in a closed system. Human Reproduction 2013;28(5):1267-79.
51. Shahsavari MH, Moghaddam G, Kia HD, Rodrigues APR. Effects of new synthetic cryoprotectant agents on histological characteristics of various classes of vitrified bovine pre-antral follicles. Veterinary Research Forum 2019;10:9-16.
52. Vizcarra DAM, Silva YP, Bruno JB, Brito DCC, Berrocal DD, Silva LM, et al. Use of synthetic polymers improves the quality of vitrified caprine preantral follicles in the ovarian tissue. Acta Histochemica 2020; 122(2):1-9.
53. Devries AL, Komatsu SK, Feeney RE. Chemical and physical properties of freezing point-depressing glycoproteins from Antarctic fishes. The Journal of Biological Chemistry 1970;245:2901-8.
54. Davies PL, Baardsnes J, Kuiper MJ, Walker VK. Structure and function of antifreeze proteins. Philosophical Transactions of the Royal Society B: Biological Sciences 2002;357:927-35.
55. Lee JR, Youm HW, lLee HJ, Jee BC, Suh CS, Kim SH. Effect of antifreeze protein on mouse ovarian tissue cryopreservation and transplantation. Yonsei Medical Journal 2015;56(3):778-84.
56. Jo JW, Jee BC, Lee JR, Suh CS. Effect of antifreeze protein supplementation in vitrification medium on mouse oocyte developmental competence. Fertility and Sterility 2011;96(96):1239-45.
57. Chaves DF, Corbin E, Alminana-Brines C, Locatelli Y, Souza-Fabjan JMG, Bhat MH, et al. Vitrification of immature and in vitro matured bovine cumulus-oocyte complexes: effects on oocyte structure and embryo development. Livestock Science 2017;199:50-6.
58. Len JS, Koh WSD, Tan SX. The roles of reactive oxygen species and antioxidants in cryopreservation. Biomedical Science 2019;39.
59. Tatone C, Di Emidio G, Vento M, Ciriminna R, Artini PG. Cryopreservation and oxidative stress in reproductive cells. Gynecological Endocrinology 2010; 26(8):563-7.
60. Lampiao F. Free radicals generation in an in vitro fertilization setting and how to minimize them. World Journal Obstetrics and Gynecology 2012;1:29-34.
61. Hatami S, Zavareh S, Salehnia M, Lashkarbolouki T, Ghorbanian MT, Karimi I. Total oxidative status of mouse vitrified pre-antral follicles with pre-treatment of alpha lipoic acid. Iranian Biomedical Journal 2014; 18(3):181-8.
62. Ñaupas LVS, Brito DCC, Souza SS, Brandão FAS, Silva RF, Raposo RS, et al. Alpha lipoic acid supplementation improves ovarian tissue vitrification outcome: an alternative to preserve the ovarian function of Morada Nova ewe. Reproductive Sciences 2021;28:3109-22.
63. Santos I. Criopreservação: potencial e perspectivas para a conservação de germoplasma vegetal. Revista Brasileira de Fisiologia Vegetal 2000;12(ed. especial):70-84.
64. Friedler S, Giudice SC, Lamb EJ. Cryopreservation of embryos and ova. Fertility and Sterility 1988;49:743-64.
65. Leonel ECR, Corral A, Risco R, Camboni A, Taboga SR, Kilbride R, et al. Stepped vitrification technique for human ovarian tissue cryopreservation. Scientific Reports 2019;9.
66. Rall WF, Fahy GM. Ice-free cryopreservation of mouse embryos at –196 degrees C by vitrification. Nature 1985;13(6003):575-5.
67. Faustino LR, Silva CMG, Rossetto R, Rodrigues GQ, Figueiredo JR, Rodrigues APR. Estado atual e desafios da criopreservação de tecido ovariano em mamíferos. Revista Brasileira de Reprodução Animal [Belo Horizonte] 2011;35(1):3-15.
68. Donfack JN, Alves KA, Alves BG, Pedrosa RRM, Bruno JB, Lobo CH, et al. Xenotransplantation of goat ovary as an alternative to analyse follicles after vitrification. Reproduction Domestic Animals 2018;54:216-24.
69. Amorim CA, Donnez J, Dehoux J, Scalercio, Sarah R, Squifflet J, et al. Long-term follow-up of vitrified and autografted baboon (Papio anubis) ovarian tissue. Human Reproduction 2019;34:323-34.
70. Gao J, Huang Y, Li M, Zhao H, Zhao Y, Li R, et al. Effect of local basic fibroblast growth factor and vascular endothelial growth factor on subcutaneously allotransplanted ovarian tissue in ovariectomized mice. PLoS One 2015;10(7).
71. Silber SJ, Lenahan KM, Levine DJ, Pineda JA, Gorman KS, Friez MJ, et al. Ovarian transplantation between monozygotic twins discordant for premature ovarian failure. New England Journal of Medicine 2005;353:58-63
72. Silber SJ, Grudzinskas G, Gosden RG. Successful pregnancy after microsurgical transplantation of an intact ovary. New England Journal of Medicine 2008;359:2617-8.
73. Silber SJ. Ovary cryopreservation and transplantation for fertility preservation. Molecular Human Reproduction 2012;18:59-67.
74. Donnez J, Squifflet J, Pirard C, Demylle D, Delbaere A, Armenio L. Live birth after allografting of ovarian cortex between genetically non-identical sisters. Human Reproduction 2011;26:1384-8.
75. Kawamura K, Cheng Y, Suzuki N, Deguchi M, Sato Y, Takae S, et al. Hippo signaling disruption and Akt stimulation of ovarian follicles for infertility treatment. PNAS 2013;43:17474-9.
76. Soares M, Dolmans MM, Donnez J. Heterotopic ovarian tissue transplantation. In: Suzuki N, Donnez J (eds.). Gonadal tissue cryopreservation in fertility preservation. Japan: Springer; 2016. p.105-23.

77. Oktay K, Türkçüoğlu I, Rodriguez-Wallberg KA. Four spontaneous pregnancies and three live births following subcutaneous transplantation of frozen banked ovarian tissue: what is the explanation? Fertility and Sterility 2011;95:804.e7-804.e10.
78. Van Eyck AS, Jordan B, Gallez B, Heilier JF, Van Langendonckt A, Donnez J. Electron paramagnetic resonance as a tool to evaluate human ovarian tissue reoxygenation after xenografting. Fertility and Sterility 2009;92:374-81.
79. Newton H, Aubard Y, Rutherford A, Sharma V, Gosden RG. Low temperature storage and grafting of human ovarian tissue. Human Reproduction 1996;11:1487-91.
80. Gosden RG, Boulton MI, Grant K, Webb R. Follicular development from ovarian xenografts in SCID mice. Journal of Reproductive Fertility 1994b;101:619-23.
81. Dath C, Van Eyck AS, Dolmans MM, Romeu L, Delle Vigne L, Donnez J, et al. Xenotransplantation of human ovarian tissue to nude mice: comparison between four grafting sites. Human Reproduction 2010;25:1734-43.
82. Lotz L, Liebenthron J, Nichols-Burns S, Montag M, Hoffmann I, Beckmann MW, et al. Spontaneous antral follicle formation and metaphase II oocyte from a non-stimulated prepubertal ovarian tissue xenotransplant. Reproductive Biology and Endocrinology 2014; 1-5.
83. Henry L, Labied S, Fransolet M, Kirschvink N, Blacher S, Noel A, et al. Isoform 165 of vascular endothelial growth factor in collagen matrix improves ovine cryopreserved ovarian tissue revascularisation after xenotransplantation in mice. Reproductive Biology and Endocrinology; 2015.
84. Wakasa M, Hayashi Y, Abe H, Suzuki. Distribution of follicles in canine ovarian tissues and xenotransplantation of cryopreserved ovarian tissues with even distribution of follicles. Reproduction in Domestic Animals 2016;51 (Suppl. 3):1-5.
85. Mürşide AED, Duygu BA, Burcu EF, Topal C, Elikkan KU, Alkan BK, Seckin S, Esra A, Erdemli Sinan O, Zkavukc U, Seda SL, YAR, Halit KA, Bas TAN. The evaluation of xenotransplantation of feline ovarian tissue vitrified by needle immersed vitrification technique into male immunodeficient mice. Cell Tissue Bank, 2017.
86. Lee SJ, Schover LR, Partridge AH, Patrizio P, Wallace WH, Hagerty K. American Society of Clinical Oncology recommendations on fertility preservation in cancer patients. Journal of Clinical Oncology 2006; 24:2917-31.
87. Forman EJ, Anders CK, Behera MA. Pilot survey of oncologists regarding treatment-related infertility and fertility preservation in female cancer patients. Journal of Reproductive Medicine 2009;54:203-7.
88. Souza SS, Brito CD, Alves BG, Gastal MO, Alves KA, Rodrigues APR, et al. Heterotopic autotransplantation of ovarian tissue in a large animal model: effects of cooling and VEGF. PLoS One 2020;15.
89. Souza SS, Aguiar FLN, Alves BG, Alves KA, Brandão FAS, Brito DCCC, et al. Equine ovarian tissue xenografting: impacts of cooling, vitrification, and VEGF. Reproductive Fertility 2021;2:251-66.
90. Laschke MW, Menger MD, Vollmar B. Ovariectomy improves neovascularization and microcirculation of freely transplanted ovarian follicles. Journal of Endocrinoloy 2002;172:535-44.
91. Carroll J, Gosden RG. Transplantation of frozen-thawed mouse primordial follicles. Human Reproduction 1993;8:1163-7.
92. Figueiredo JR, Cadenas J, Lima LF, Santos RR. Advances in in vitro folliculogenesis in domestic ruminants. Animal Reproduction 2019;16:52-65.
93. O'Brien MJ, Pendola JK, Eppig JJ. A revised protocol for in vitro development of mouse oocytes from primordial follicles dramatically improves their developmental competence. Biology of Reproduction 2003;68: 1682-6.
94. Saraiva MV, Rossetto R, Brito IR, Celestino JJ, Silva CM, Faustino LR, et al. Dynamic medium produces caprine embryo from preantral follicles grown in vitro. Reproductive Science 2010;17:1135-43.
95. Arunakumari G, Shanmugasundaram N, Rao VH. Development of morulae from the oocytes of cultured sheep preantral follicles. Theriogenology 2010;74:884-94.
96. Gupta PS, Ramesh HS, Manjunatha BM, Nandi S, Ravindra JP. Production of buffalo embryos using oocytes from in vitro grown preantral follicles. Zygote 2008;16:57-63.
97. Wu J, Tian Q. Role of follicle stimulating hormone and epidermal growth factor in the development of porcine preantral follicle in vitro. Zygote 2007;15:233-40.
98. Xu M, West-Farrell ER, Stouffer RL, Shea LD, Woodruff TK, Zelinski MB. Encapsulated three-dimensional culture supports development of nonhuman primate secondary follicles. Biology of Reproduction 2009; 81:587-94.
99. McLaughlin M, Albertini DF, Wallace WHB, Anderson RA, Telfer EE. Metaphase II oocytes from human unilaminar follicles grown in a multi-step culture system. Molecular Human Reproduction 2018;24:135-42.
100. Serafim MK, Araújo VR, Silva GM, Duarte AB, Almeida AP, Chaves RN, et al. Canine preantral follicles cultured with various concentrations of follicle-stimulating hormone (FSH). Theriogenology 2010;74:749-55.
101. Antonino DC, Soares MM, Júnior JM, de Alvarenga PB, Mohallem RFF, et al. Three-dimensional levitation culture improves in-vitro growth of secondary follicles in bovine model. Reproductive BioMedicine Online 2019;38:300-11.
102. Rosendahl M, Greve T, Andersen CY. The safety of transplanting cryopreserved ovarian tissue in cancer patients: a review of the literature. Journal of Assisted Reproduction and Genetics 2013;30:11-24.

103. De Vos M, Smitz J, Woodruff TK. Fertility preservation in women with cancer. Lancet 2014;384:1302-10.
104. Cortvrindt R, Smitz J, Van Steirteghem AC. A morphological and functional study of the effect of slow freezing followed by complete in-vitro maturation of primary mouse ovarian follicles. Human Reproduction 1996;11:2648-55.
105. Hasegawa A, Mochida N, Ogasawara T, Koyama K. Pup birth from mouse oocytes in preantral follicles derived from vitrified and warmed ovaries followed by in vitro growth, in vitro maturation, and in vitro fertilization. Fertility and Sterility 2006;86:1182-92.
106. Wang X, Catt S, Pangestu M, Temple-Smith P. Successful in vitro culture of pre-antral follicles derived from vitrified murine ovarian tissue: oocyte maturation, fertilization, and live births. Reproduction 2011;141: 183-91.
107. Wang TR, Yan J, Lu CL, Xia X, Yin TL, Zhi X, et al. Human single follicle growth in vitro from cryopreserved ovarian tissue after slow freezing or vitrification. Human Reproduction 2016;31:763-73.
108. Bus A, Van Hoeck V, Langbeen A, Leroy JL, Bols PE. Effects of vitrification on the viability of alginate encapsulated isolated bovine pre-antral follicles. Journal of Assisted Reproduction and Genetics 2018;35:1187-99.
109. Nikiforov D, Russo V, Nardinocchi D, Bernabò N, Mattioli M, Barboni B. Innovative multi-protectoral approach increases survival rate after vitrification of ovarian tissue and isolated follicles with improved results in comparison with conventional method. Journal of Ovarian Research 2018;11.
110. Guedes JS, Rodrigues JK, Campos ALM, Moraes CC, Caetano JPJ, Marinho RM. Follicle viability after vitrification of bovine ovarian tissue [Viabilidade folicular após a vitrificação de tecido ovariano bovino]. Revista Brasileira de Ginecologia e Obstetrícia 2017;39:614-21.
111. Castro SV, Carvalho AA, Silva CM, Santos FW, Campello CC, de Figueiredo JR, et al. Frozen and fresh ovarian tissue require different culture media to promote in vitro development of bovine preantral follicles. Biopreservation and Biobanking 2014;12:317-24.
112. Gomes FDR, de Brito DCC, de Sá NAR, Ñaupas LVS, Palomino GJQ, da Silva RF, et al. Development of sheep secondary follicles and preservation of aromatase and metalloproteinases 2 and 9 after vitrification and in vitro culture. Cell and Tissue Banking 2021;1-13.

CAPÍTULO 15

Importância da transcriptômica na reprodução animal

Marcos Roberto Chiaratti

INTRODUÇÃO

A informação genética, armazenada nos genomas na forma de genes, é expressa por meio da síntese (transcrição) de moléculas de RNA. O RNA pode tanto atuar na tradução de proteínas (*e.g.*, RNA mensageiro ou mRNA) como ser o produto de codificação final (*e.g.*, RNA não codificador ou ncRNA). As características de uma célula são, portanto, o resultado direto dos genes que ela expressa, embora outros fatores possam contribuir. Nesse sentido, a análise do transcriptoma (soma de todos os RNAs de uma célula em um dado momento) de um organismo provê informações relevantes sobre como os genes são regulados e revela detalhes da biologia do organismo. Por serem responsáveis pela codificação proteica, o mRNA está entre os RNAs que mais despertam a atenção na análise transcriptômica. No entanto, é crescente o interesse por ncRNAs, uma vez que estes chegam a responder por 80% da capacidade transcricional dos genomas e podem desempenhar papel estrutural, funcional ou catalítico (Quadro 1).

Dentre os ncRNAs, destacam-se o micro-RNA (miRNA), o RNA interagindo com PIWI (piRNA) e o RNA longo não codificador (lncRNA), os quais desempenham importante papel na regulação da expressão gênica.[1]

HISTÓRICO DA TRANSCRIPTÔMICA

Métodos para mensuração da expressão gênica começaram a ser empregados no final dos anos 1970 e se baseavam na análise individual de RNAs a partir de bibliotecas de DNA complementar (cDNA) e detecção por hibridização.[2] Posteriormente, essa estratégia foi aperfeiçoada por detecção de transcritos a partir de bibliotecas de cDNA utilizando sequenciamento Sanger, estratégia conhecida por etiquetas de sequências expressas (EST), as quais foram muito empregadas nos anos 1990 com o objetivo de determinar o conteúdo gênico de um organismo. Em paralelo, a quantificação individual de transcritos ganhou força por meio de técnicas como o *northern blotting* e a transcrição reversa associada a reação em cadeia da polimerase quantitativa (RT-qPCR).[2]

Apesar do desenvolvimento nos anos 1990 de técnicas mais robustas, como a análise serial da expressão gênica (Sage), a análise transcriptômica só se popularizou com a implementação da tecnologia de microarranjo.[2] Este começou a ser utilizado em 1995 e se baseia na análise de um grupo definido de

QUADRO 1 Classificação dos RNAs não codificadores (ncRNA)

Tipo	Abreviação	Nome	Tamanho
ncRNA de manutenção	rRNA	RNA ribossômico	120-4.500 nts*
	tRNA	RNA transportador	76-90 nts
	snRNA	Pequeno RNA nuclear	100-300 nts
	snoRNA	Pequeno RNA nucleolar	60-400 nts
	TERC	RNA da telomerase	–
	tRF	Fragmentos derivados de tRNA	16-28 nts
	tiRNA	tRNA de interferência na tradução	29-50 nts
ncRNA de regulação	miRNA	Micro-RNA	21-23 nts
	siRNA	Pequeno RNA de interferência	20-25 nts
	piRNA	RNA interagindo com PIWI	26-32 nts
	eRNA	RNA acentuassomo	50-20.000 nts
	lncRNA	RNA longo não codificador	> 200 nts
	circRNA	RNA circular	100-10.000 nts
	Y RNA	RNA Y	–

* Nucleotídeos.

transcritos por meio da hibridização com sondas complementares. Para tanto, as sondas (pequenos fragmentos de DNA fita simples com sequência complementar aos transcritos de interesse) são fixadas a um suporte sólido sobre o qual são depositados os cDNAs (fita simples). Uma vez que o cDNA do organismo de interesse deve ser previamente marcado com uma molécula fluorescente, a hibridização com uma sonda específica pode ser detectada por fluorescência e o transcrito identificado com base na posição da sonda no suporte sólido. Centenas a milhares de sondas são alocadas em posições específicas no suporte sólido, possibilitando a identificação de centenas a milhares de transcritos simultaneamente.

Apesar de muito utilizado até recentemente, o microarranjo vem sendo paulatinamente substituído por uma nova tecnologia, o sequenciamento de RNA (RNA-seq) (Figura 1). O declínio do uso do microarranjo tem ocorrido devido à necessidade do conhecimento prévio do genoma, da preparação de sondas específicas para cada organismo e da elevada quantidade inicial de RNA (*e.g.*, ~1 µg de mRNA), além de possuir baixa cobertura de transcritos e baixa resolução de sequências.[2]

Apesar de o sequenciamento de cDNAs ser utilizado na análise da expressão gênica desde a década de 1990, seu emprego foi muito impulsionado na década seguinte pelo desenvolvimento de uma nova geração de tecnologias de sequenciamento (*next generation sequencing* ou NGS), como o sequenciamento por síntese desenvolvido pela Solexa/Illumina (San Diego, CA, USA) e empregado no RNA-seq.[2] O RNA-seq resultou em um salto bastante significativo na escala de sequenciamento, possibilitando a análise de transcriptomas completos com grande robustez, agilidade, sensibilidade e custo acessível. Ainda, comparado com o microarranjo, o RNA-seq possibilita a identificação de novos transcritos, variantes de edição alternativa e uma grande variedade de polimorfismos de nucleotídeo único (SNP).[2]

O RNA-seq envolve a conversão do RNA em cDNA, seguida da fragmentação do cDNA

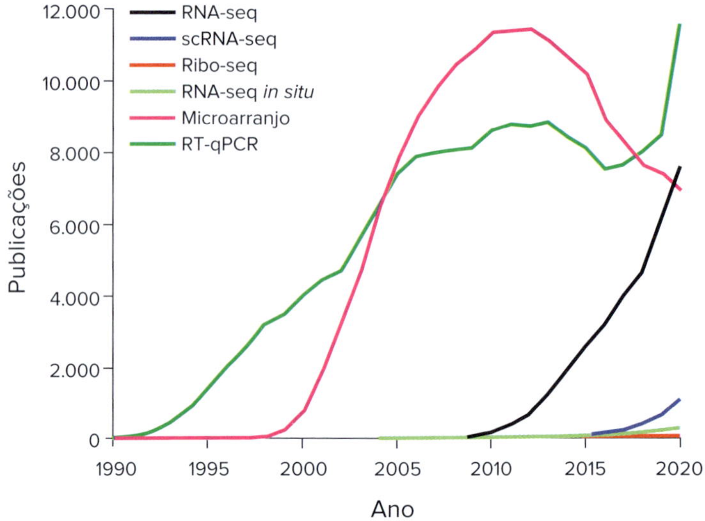

FIGURA 1 Principais métodos utilizados na análise de expressão gênica ao longo do tempo. Trabalhos publicados desde 1990 referindo-se ao sequenciamento de RNA (RNA-seq), RNA-seq de célula única (scRNA), RNA-seq de fragmento de RNA mensageiro (mRNA) protegido por ribossomo (Ribo-seq), RNA-seq com resolução espacial (RNA-seq *in situ*), microarranjo e transcrição reversa associada a reação em cadeia da polimerase quantitativa (RT-qPCR).

Fonte: PubMed (https://pubmed.ncbi.nlm.nih.gov).

em moléculas de ~ 100 pares de bases (bp), podendo variar de 30 bp a > 10.000 bp dependendo da tecnologia de sequenciamento empregada. Posteriormente, adaptadores (oligonucleotídeos com sequências específicas) são ligados às extremidades dos fragmentos, possibilitando sua identificação e o sequenciamento conjunto de cDNAs oriundos de preparações distintas (*e.g.*, diferentes amostras) (Figura 2).[2] A capacidade de sequenciamento varia de acordo com as diferentes tecnologias disponíveis, podendo chegar a 3.000 Gbp. Ainda, a sensibilidade do RNA-seq pode ser significativamente ampliada pelo enriquecimento com RNA contendo cauda poli-A, pela depleção de RNA ribossômico (rRNA) e pelo sequenciamento de fragmentos de mRNAs protegidos por ribossomos (Ribo-seq).[2]

Uma vez que pequenas quantidades de RNA (*e.g.*, 10 ρg) podem ser amplificadas por PCR após conversão em cDNA, a análise transcriptômica de célula única (*e.g.*, scRNA-seq) está bem estabelecida e difundida (Figura 2), podendo atingir a marca de dezenas de milhares de células analisadas simultaneamente.[2] Ademais, recentes avanços têm viabilizado o RNA-seq *in situ* a partir de tecidos fixados, o que possibilita a determinação de variações transcricionais com resolução subcelular em um contexto morfológico (Figura 2).[3]

Com o advento do sequenciamento de terceira geração, a análise transcriptômica passou a ser compatível com o sequenciamento individual e direto do transcrito (sem a necessidade de conversão em cDNA, amplificação por PCR ou fragmentação), possibilitando inclusive a determinação de modificações químicas (*e.g.*, metilação) na molécula de RNA.[2,4]

APLICAÇÕES DA TRANSCRIPTÔMICA NA REPRODUÇÃO ANIMAL

O desenvolvimento de tecnologias ômicas de alto rendimento como o RNA-seq tem

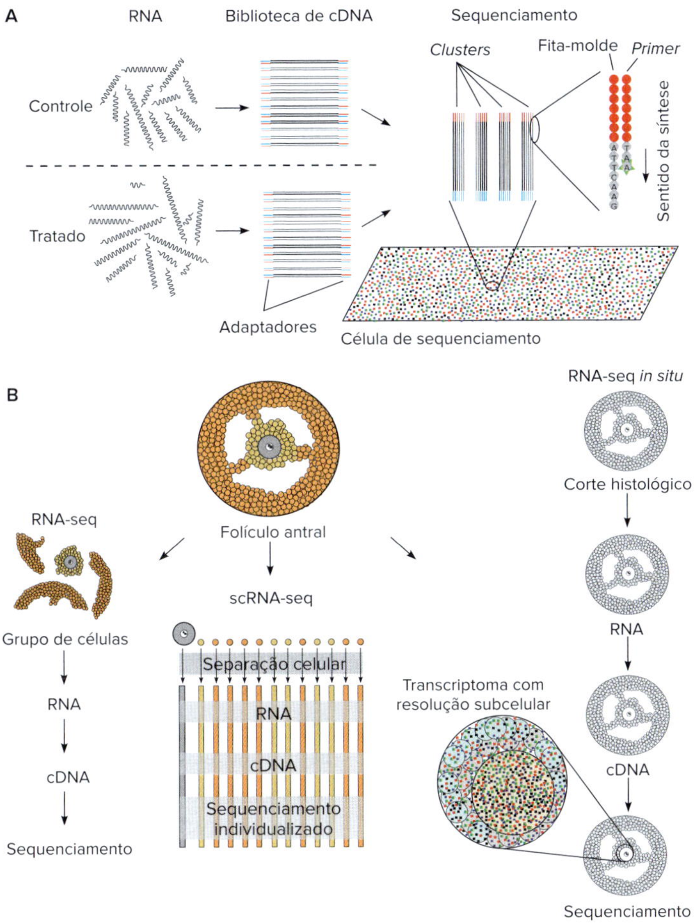

FIGURA 2 Sequenciamento de RNA (RNA-seq). O RNA-seq é frequentemente realizado empregando-se a tecnologia de sequenciamento por síntese (Solexa/Illumina, San Diego, CA, USA), que envolve preparação da amostra, clusterização, sequenciamento e análise de dados (A). A amostra pode ser preparada de várias formas, mas normalmente engloba a extração de RNA, a transcrição reversa para produção de DNA complementar (cDNA) fita dupla e a ligação de adaptadores às extremidades do cDNA. Na célula de sequenciamento, as fitas de cDNA são organizadas em grupos (*clusters*) contendo cópias do mesmo cDNA (fita-molde). No detalhe é ilustrado o sequenciamento de uma fita-molde a partir do *primer*, onde nucleotídeos marcados com uma molécula fluorescente são incorporados à fita em extensão no sentido 5'-3'. Cada um dos quatro nucleotídeos, adenina (A), citosina (C), timina (T) e guanina (G), é marcado com uma molécula fluorescente diferente. Após a incorporação do nucleotídeo, este é identificado por determinação de sua fluorescência. Posteriormente, a molécula fluorescente é removida para não afetar a leitura dos nucleotídeos seguintes. As diferenças entre RNA-seq, RNA-seq de célula única (scRNA-seq) e RNA-seq *in situ* são ilustradas para a análise do transcriptoma de um folículo antral (B). Observe que a metodologia padrão de RNA-seq envolve o processamento conjunto das diferentes células do folículo, portanto o resultado representa a soma dos transcritos de todas as células utilizadas. Já no scRNA-seq, as células são individualizadas (de modo manual ou automatizado) e processadas separadamente, possibilitando a análise do transcriptoma em separado de cada célula. Por fim, no RNA-seq *in situ*, o tecido fixado e seccionado é processado para imobilização dos RNAs sobre um suporte sólido, preservando a distribuição espacial dos transcritos. As etapas seguintes envolvem o processamento padrão do RNA-seq, embora com algumas adaptações e sobre o mesmo suporte sólido, o que viabiliza a determinação do transcriptoma com resolução subcelular.

Fonte: Lowe et. al.[2]

promovido uma verdadeira revolução nas diversas áreas da biologia, medicina e ciências agrárias. Destaca-se sua utilidade para o estudo de gametas e embriões, que careciam de métodos robustos e ao mesmo tempo sensíveis para o desenvolvimento do conhecimento na área. O uso da transcriptômica na reprodução animal tem grande potencial para maximização da eficiência reprodutiva, tanto por meio do aperfeiçoamento de biotecnologias de suporte como pela identificação de biomarcadores de fertilidade. A seguir são descritas algumas aplicações da análise transcriptômica na reprodução animal.

Espermatogênese, sêmen e espermatozoide

A espermatogênese em mamíferos ocorre no testículo e envolve uma série de etapas que transformam uma célula-tronco mitótica, a espermatogônia, em gametas haploides, os espermatozoides.[5] Décadas de estudos morfológicos possibilitaram a descrição detalhada da identidade, número e cinética dos múltiplos tipos e subtipos de células espermatogênicas, bem como o papel do tecido somático testicular.

Já na era da "biologia molecular", importantes avanços no entendimento dos mecanismos biológicos, subjacentes à espermatogênese, foram possíveis. Em particular, destaca-se o uso da transcriptômica na caracterização dos padrões de expressão gênica entre os estágios da espermatogênese.[5] No entanto, o emprego de métodos de separação celular (*e.g.*, ploidia de DNA, repórteres transgênicos, marcação com anticorpos de superfície) pouco robustos restringiu as conclusões obtidas a partir da análise transcriptômica dessas amostras. Tal entrave vem sendo superado com o advento do scRNA-seq, o qual tem revelado a outrora obscura heterogeneidade molecular entre células espermatogênicas, inclusive em um mesmo estágio de desenvolvimento.[5] De fato, o conhecimento obtido a partir de estudos transcriptômicos tem revigorado a investigação da biologia testicular, contribuindo para o surgimento de novas formas de diagnóstico de infertilidade, entendimento de suas etiologias e desenvolvimento de tratamentos.[5]

No que tange à análise transcriptômica do espermatozoide em si, até pouco tempo despertava pouco interesse, já que o gameta masculino era visto como mero veículo do genoma paterno. De acordo com essa visão, dos cerca de 20-30 fentogramas de RNA presentes no espermatozoide, a grande maioria (principalmente representada por rRNA) encontra-se degradada.[6] No entanto, são crescentes as evidências de que RNAs (*e.g.*, mRNAs, lncRNAs, miRNAs e piRNAs) espermáticos podem ser utilizados como indicadores da espermatogênese, função espermática, fertilidade e até mesmo da embriogênese inicial, já que certos transcritos do espermatozoide desempenham importante função após a fecundação. Ainda, RNAs livres no plasma seminal estão intimamente associados à saúde do sistema reprodutor masculino e à qualidade do sêmen, podendo inclusive refletir o potencial de criopreservação do ejaculado.[6]

Assim, métodos como o RNA-seq têm sido empregados na análise de transcritos em sêmen e espermatozoides de humanos e de várias espécies de animais domésticos. Em bovinos, por exemplo, estudos com RNA-seq revelaram a presença no espermatozoide de um total de 6 a 7 mil transcritos (podendo chegar a mais de 13 mil) e a possível associação de alguns desses com a fertilidade de touros.[7] Nessa mesma linha, a análise de RNAs livres no plasma seminal tem possibilitado a identificação de transcritos associados com falhas na espermatogênese.[7]

Ovário, foliculogênese e oócito

O ovário é uma estrutura altamente dinâmica, sendo o folículo sua unidade funcional. Durante a foliculogênese, em particular nas fases finais, as células do folículo sofrem mudanças muito dinâmicas e altamente coordenadas, culminando na ovulação de um ou mais (dependendo da espécie) óvulos competentes e na formação dos corpos lúteos. Essas mudanças são acompanhadas por distintos perfis de expressão gênica, que sofrem a influência de uma variedade de fatores intrínsecos e extrínsecos, e são determinantes para o sucesso da foliculogênese.[8] Assim, o estudo do transcriptoma de células foliculares, em particular de células da granulosa, tem sido crucial no entendimento da fisiologia ovariana e no aprimoramento das biotecnologias associadas. São vários os trabalhos abordando a análise do transcriptoma de células foliculares, principalmente no que se refere à análise da cinética de expressão gênica durante a foliculogênese e sob diferentes condições fisiológicas e hormonais, dentre as quais se destaca a análise do perfil de expressão de folículos dominantes de animais em diferentes estados metabólicos no pós-parto.[8]

Mais recentemente, com o advento do scRNA-seq, esses estudos evoluíram em humanos e animais-modelo de modo a permitir a análise simultânea de dezenas de milhares de células ovarianas. Como resultado, o transcriptoma do ovário passou a ser minuciosamente caracterizado, sendo detalhado célula a célula, desde a formação dos folículos primordiais até os efeitos do envelhecimento.[9,10] Em conjunto, esses estudos têm contribuído para o avanço do conhecimento acerca da foliculogênese em mamíferos, para o aperfeiçoamento de protocolos hormonais utilizados no manejo reprodutivo e para a identificação de biomarcadores de fertilidade.

No que se refere à análise do oócito em si, a transcriptômica tem contribuído para a caracterização dos transcritos acumulados durante a oogênese e essenciais na determinação da qualidade oocitária e na embriogênese inicial. Um oócito totalmente crescido contém cerca de 10 mil transcritos, que variam consideravelmente entre oócitos de um mesmo indivíduo. Essa diferença possivelmente reflete os fatores que afetam o desenvolvimento de cada oócito, enfatizando a importância da análise por scRNA-seq.[9,10] Nesse sentido, a transcriptômica vem sendo empregada para acessar os efeitos de biotecnologias como a maturação *in vitro* (MIV) e a identificação de biomarcadores de qualidade oocitária.

A análise de biópsias citoplasmáticas ou de corpúsculo polar possibilitou conciliar a análise transcriptômica e a produção *in vitro* de embriões (PIVE) a partir de um mesmo oócito.[11] Estudos na área também dão suporte à predição da qualidade oocitária a partir do transcriptoma de células do *cumulus*/granulosa e do fluído folicular, já que o oócito e as células do folículo interagem intimamente, o que inclui a troca de mensagens (*e.g.*, transcritos) por projeções citoplasmáticas e vesículas de secreção.

Portanto, a transcriptômica tem possibilitado a obtenção de informações valiosas acerca da biologia do oócito, com potencial identificação de biomarcadores de qualidade oocitária e aprimoramento de biotecnologias como a PIVE. Além disso, o entendimento molecular das vias pelas quais fatores que interferem na qualidade oocitária (*e.g.*, nutrição, estresse térmico) atuam podem contribuir sobremaneira para a criação de técnicas e manejos visando contornar possíveis efeitos deletérios, tanto na reprodução natural quanto na assistida.[8,12]

Desenvolvimento embrionário e implantação

Durante os primeiros estádios após a fecundação, a grande maioria dos transcritos presentes no embrião advém do óvulo. Com a ativação do genoma embrionário (EGA), no entanto, estes são substituídos por produtos do próprio embrião, em um evento conhecido como transição materno-zigótica (MZT). Com o advento do RNA-seq, a MZT e a EGA vêm sendo revisitadas, o que permite que sejam mais precisamente definidas. Em bovinos, por exemplo, a análise transcriptômica revelou que a EGA é mais precoce do que se pensava, iniciando com uma onda menor no estádio de 4 a 8 células e seguida por uma onda maior no estádio de 8 a 16 células.[12] Dado que o ambiente materno (*e.g.*, oviduto e útero) fornece condições ideais para o embrião, a comparação do transcriptoma entre embriões produzidos *in vitro* e *in vivo* também é bastante empregada. Nesse contexto, estudos com blastocistos bovinos revelaram a existência de algumas dezenas de genes diferencialmente expressos na comparação entre os dois ambientes, evidenciando a provável condição subótima da PIVE e apontando possíveis gargalos para seu aperfeiçoamento.[12]

Mais recentemente, o entendimento da embriogênese tem avançado para um novo estágio com o emprego do scRNA-seq e do RNA-seq *in situ* em embriões na pré ou pós-implantação, revelando detalhes ainda pouco compreendidos sobre a heterogeneidade da expressão gênica entre blastômeros e sobre a especificação celular. Em particular, vale destacar o impacto dessas tecnologias no entendimento da diferenciação celular ao longo da embriogênese, o que inclui a formação das células germinativas primordiais (PGC), contribuindo para viabilizar a produção *in vitro* de gametas e, até mesmo, o acasalamento *in vitro*.[3,11,13]

A análise transcriptômica também vem sendo constantemente utilizada na busca por biomarcadores de qualidade embrionária. Por exemplo, biópsias de embriões de várias espécies já foram submetidas à análise transcriptômica antes da transferência dos embriões para fêmeas receptoras. Posteriormente, o transcriptoma das biópsias foi analisado, considerando o sucesso dos embriões na implantação e estabelecimento da gestação.[14]

Embora essa estratégia tenha levado à identificação de potenciais biomarcadores, abordagens menos invasivas também têm se mostrado promissoras. Por exemplo, várias evidências dão suporte à ideia de que o embrião secreta moléculas, inclusive RNAs, importantes na interação com o endométrio e posterior implantação embrionária. Essas moléculas variam de acordo com a qualidade do embrião, tendo sido detectadas tanto na blastocele quanto no meio de cultivo e podendo ser associadas a diferentes potenciais de desenvolvimento.[12] Em suma, a análise transcriptômica tem subsidiado um conhecimento mais aprofundado da embriogênese, além de contribuir para o aperfeiçoamento das condições de PIVE e a identificação de biomarcadores de qualidade embrionária.[14]

Outro tópico ao qual a transcriptômica tem contribuído é o processo da implantação embrionária. Sabe-se que, de modo espaço-temporal, orquestradas alterações no endométrio são necessárias à secreção do histotrofo, à elongação do concepto, ao reconhecimento materno-fetal e ao subsequente estabelecimento da receptividade uterina durante a implantação.[15] Nesse sentido, a análise transcriptômica tem sido empregada para caracterização das alterações no endométrio em resposta à progesterona e/ou ao interferon-τ. Por exemplo, estudos pioneiros identificaram que genes bovinos de adesão celular e remodelamento do endométrio estão associados ao reconhecimento materno da prenhez e à implantação embrionária. Posteriormente, a análise transcriptômica foi empregada na caracterização da expressão gênica de diferentes regiões do endométrio (*e.g.*, região intercaruncular *versus* caruncular), bem como na resposta do endométrio a diferentes estágios da prenhez e do ciclo estral. Considerando que a maioria das perdas gestacionais é atribuída a problemas na implantação embrionária, esses estudos têm o potencial de contribuir com o aumento da taxa de prenhez que chega a termo, além de fomentar a identificação de biomarcadores de receptividade uterina e de viabilidade do concepto.[15]

CONSIDERAÇÕES FINAIS

Como conclusão, a análise transcriptômica tem prestado importante contribuição para o avanço da reprodução animal, principalmente no que tange ao entendimento aprofundado dos processos biológicos associados, ao aprimoramento das biotecnologias de suporte e ao desenvolvimento de biomarcadores. Ademais, é esperado que a redução dos custos e, consequentemente, a popularização da transcriptômica, somados ao emprego de novas tecnologias, como o scRNA-seq e o RNA-seq *in situ*, alavanquem ainda mais a área.

No entanto, é importante destacar que a análise transcriptômica tem limitações, e seus resultados devem ser interpretados com cautela, uma vez que, por exemplo, a presença de determinados mRNAs em uma célula não implica, necessariamente, a tradução destes em proteínas. Mesmo considerando o sequenciamento de mRNAs ativamente traduzidos (*e.g.*, Ribo-seq), proteínas podem ter sua função, atividade e localização afetados por modificações pós-traducionais. O mesmo vale para os ncRNAs, já que sua função biológica é regulada por uma série de fatores na célula.

Nesse contexto, abordagens mais holísticas, que integrem genômica, transcriptômica, proteômica, metabolômica, epigenômica etc., são cada vez mais adotadas, apesar de algumas delas ainda demandarem aprimoramento técnico, por exemplo, no que se refere ao trabalho com pequenas quantidades de amostra.[2]

REFERÊNCIAS

1. Zhang P, Wu W, Chen Q, Chen M. Non-coding RNAs and their integrated networks. Journal of Integrative Bioinformatics 2019;16(3):20190027.
2. Lowe R, Shirley N, Bleackley M, Dolan S, Shafee T. Transcriptomics technologies. PLoS Computational Biology 2017;13(5):e1005420.
3. Lee JH, Daugharthy ER, Scheiman J, Kalhor R, Yang JL, Ferrante TC, et al. Highly multiplexed subcellular RNA sequencing in situ. Science 2014;343(6177):1360-3.
4. Soneson C, Yao Y, Bratus-Neuenschwander A, Patrignani A, Robinson MD, Hussain S. A comprehensive examination of Nanopore native RNA sequencing for characterization of complex transcriptomes. Nature Communications 2019;10(1):3359.
5. Suzuki S, Diaz VD, Hermann BP. What has single-cell RNA-seq taught us about mammalian spermatogenesis? Biology of Reproduction 2019;101(3):617-34.
6. Long JA. The "omics" revolution: use of genomic, transcriptomic, proteomic and metabolomic tools to predict male reproductive traits that impact fertility in livestock and poultry. Animal Reproduction Science 2020;220: 106354.
7. Selvaraju S, Parthipan S, Somashekar L, Binsila BK, Kolte AP, Arangasamy A, et al. Current status of sperm functional genomics and its diagnostic potential of fertility in bovine (Bos taurus). Systems Biology in Reproductive Medicine 2018;64(6):484-501.
8. Khan DR, Fournier É, Dufort I, Richard FJ, Singh J, Sirard MA. Meta-analysis of gene expression profiles in granulosa cells during folliculogenesis. Reproduction 2016;151(6):R103-10.
9. Wang JJ, Ge W, Zhai QY, Liu JC, Sun XW, Liu WX, et al. Single-cell transcriptomc landscape of ovarian cells during primordial follicle assembly in mice. PLoS Biology 2020;18(12):e3001025.
10. Wagner M, Yoshihara M, Douagi I, Damdimopoulos A, Panula S, Petropoulos S, et al. Single-cell analysis of human ovarian cortex identifies distinct cell populations but no oogonial stem cells. Nature Communications 2020;11(1):1147.

11. Brayboy LM, Wessel GM. The double-edged sword of the mammalian oocyte: advantages, drawbacks and approaches for basic and clinical analysis at the single cell level. Molecular Human Reproduction 2015;22(3): 200-7.
12. Santana PDPB, da Silva AL da C, Ramos RTJ, Gonçalves AA, da Costa NN, Ramos P do CA, et al. Contributions of RNA-seq to improve in vitro embryo production (IVP). Animal Reproduction 2019;16(2): 249-59.
13. Peng G, Suo S, Cui G, Yu F, Wang R, Chen J, et al. Molecular architecture of lineage allocation and tissue organization in early mouse embryo. Nature 2019; 572(7770):528-32.
14. Hernández-Vargas P, Muñoz M, Domínguez F. Identifying biomarkers for predicting successful embryo implantation: applying single to multi-Omics to improve reproductive outcomes. Human Reproduction Update 2020;26(2):264-301.
15. Forde N, Lonergan P. Transcriptomic analysis of the bovine endometrium: what is required to establish uterine receptivity to implantation in cattle? Journal of Reproduction and Development 2012;58(2):189-95.

Índice remissivo

D

E

F

G